# INSTITUT JULES BORDET INSTITUUT

ARCHI 2000
BRUNET SAUNIER ARCHITECTURE
TPF ENGINEERING

HATJE
CANTZ

INSTITUT PALMYRE

# Préface
## *Foreword*

PHILIPPE CLOSE
BOURGMESTRE DE BRUXELLES

La construction
des hôpitaux relève
de la science, et non
de l'imagination.

*The building of*
*hospitals is a matter*
*for science, not*
*imagination.*

PHILIPPE CLOSE
BOURGMESTRE DE BRUXELLES

Tels sont les mots qu'énonçait le professeur Antoine Depage, à l'initiative du « Service des tumeurs » créé en 1924 au sein de l'Hôpital Brugmann. Un propos admirablement entériné par le parallélépipède épuré du nouvel Institut Bordet édifié sur le campus Érasme à Anderlecht. L'élégance et la technicité architecturales de ce bâtiment lumineux génèrent un environnement apaisant, propice aux soins et à la recherche multidisciplinaire. La distance en usage entre le laboratoire et la chambre du patient est en effet abolie. Car on s'occupe ici autant de la maladie que du malade.

À l'étroit dans les anciens murs du site de la porte de Hal, l'Institut Bordet peut désormais accueillir davantage de patients. Notre médecine cultive en effet cette précieuse singularité de s'adresser indifféremment aux riches et aux pauvres. C'est le socle de l'hôpital public. À Bruxelles, chaque patient a le droit d'accéder aux mêmes soins de qualité dispensés par les meilleurs spécialistes. Un patient qui participe d'ailleurs aux soins de plus en plus complexes pour devenir acteur de son bien-être.

La proximité géographique du nouvel Institut Bordet avec la Faculté de médecine de l'ULB resserre, elle aussi, le lien entre la chaire professorale et le laboratoire, dévolu à la recherche translationnelle. Son principe est la transmission rapide des résultats de la recherche fondamentale à l'application clinique. Les médicaments innovants sont fabriqués sur place avant d'arriver à la table de chevet du patient. Le temps long de la recherche en vient ainsi à se conjuguer avec l'immédiateté du traitement. De même, le protocole thérapeutique est individualisé, suivant le profil pathologique de chaque patient, de façon à le rendre plus efficace, plus acceptable psychologiquement et plus confortable physiquement. L'Institut Bordet a pour ambition de s'affirmer comme centre de référence mondial de lutte contre le cancer. L'excellence revendiquée dans la recherche de pointe, les hautes compétences du personnel spécialisé, la mise au point d'autres méthodes de diagnostic ou de nouvelles générations de médicaments, plus performants et moins invasifs, ont déjà permis à l'Institut de recevoir le label de qualité « Centre anticancéreux multidisciplinaire intégré » accordé par l'*Organisation of European Cancer Institutes* (OECI).

Sur le même site, outre l'Hôpital Érasme, les facultés de Médecine et des Sciences de la Motricité de l'ULB, l'École de Santé publique et le département santé de la Haute École Libre de Bruxelles (HELB) côtoient désormais le nouvel Institut Bordet, qui se donne ainsi les moyens de devenir également un centre d'excellence en médecine nucléaire.

On pourrait s'étonner du fait qu'un bourgmestre de la Ville de Bruxelles accepte de voir cet hôpital prestigieux s'éloigner de son territoire pour s'installer sur une autre commune, tant l'Institut Bordet faisait corps avec l'histoire de la ville. Je me réjouis au contraire de l'émergence d'un pôle médical multidisciplinaire qui, dès les prochaines années, fera la réputation de Bruxelles dans les milieux médicaux internationaux.

C'est notre façon de poursuivre l'œuvre du prix Nobel de physiologie ou de médecine Jules Bordet, ce « grand poète de la science », comme le désignait l'écrivain Hubert Krains.

These are the words of Professor Antoine Depage, when the tumor service at the Brugmann Hospital opened in 1924. A statement perfectly endorsed by the refined parallelepiped of the new Bordet Institute built on the Erasmus campus in Anderlecht. The architectural elegance and the technical prowess of this light-filled building generates a calm environment, conducive to healthcare and multidisciplinary research. The distance in use between the laboratory and the patient's room is in fact removed. Here research into illness is as important as patient care. Too cramped in the old building of the Porte de Hal site, the Bordet Institute can now welcome many more patients. Our medicine in effect encapsulates the precious and unique principle of healthcare being made equally available to both rich and poor. This is the bedrock of public healthcare management. In Brussels, each patient has the right to the same quality treatment provided by the best specialists. A patient who in fact receives increasingly complex healthcare, and who becomes a participant in his own well-being.

The geographical proximity of the new Bordet Institute with the ULB Faculty of Medicine also strengthens the links between the professors and the laboratories, devoted to translational research. The main point here being the rapid transformation of fundamental research results into clinical usage. Innovative medicines are made on the spot before being transferred to the patient's bedside. The long research periods are thus closely linked with the immediacy of treatment. In the same way, the therapeutical protocols are customized, matching the pathological profiles of each patient, in order to make them more efficient, more psychologically acceptable and more comfortable physically.

The Bordet Institute aims to confirm its position as an exemplary international model in the fight against cancer. The recognized excellence in cutting-edge research, the high levels of specialist staff expertise, the development of new diagnostic methods or new ranges of medicines, that are more efficient and less invasive, have already led to the accreditation of the Institute as a "Comprehensive Cancer Center" by the Organization of European Cancer Institutes (OECI).

On the same site, the Erasmus Hospital, the Medical and the Motor Systems Science faculties of the ULB, the Public Health School, and the health department of the Haute Ecole Libre de Bruxelles (HELB) are now in close proximity to the new Bordet Institute, which therefore also means it can become a center of excellence for nuclear medicine.

It could be seen as surprising that a mayor of Brussels would agree to a prestigious hospital moving away from his area to be set up in another neighboring municipality, with the history of the Bordet Institute being so closely associated with that of the city. On the contrary, I am delighted about the emergence of a multidisciplinary medical hub which, in the years to come, will embellish and enhance Brussels's standing in the international medical community.

This is our way of continuing the work of the Nobel Prize winner in Physiology or Medicine Jules Bordet, the "great poet of science" as the writer Hubert Krains called him.

JULIA TOURNAIRE
INSTITUT PALMYRE

Le 13 octobre 2021, les participants à la journée d'inauguration du nouvel Institut Jules Bordet ont découvert un bâtiment rutilant, imposant par sa taille et intimidant par les ambitions qu'il incarne. Les éloges, les espoirs, les vœux défilent au pupitre de présentation, dans un mélange de fierté, d'optimisme et de prudence. Avec le nouvel Institut Jules Bordet, la Ville de Bruxelles, la Région de Bruxelles-Capitale et même la Belgique tout entière se dotent d'un nouvel outil pour persévérer dans la lutte – humaine, médicale, technologique mais aussi politique et économique – contre le cancer, cette « prolifération anarchique de cellules anormales » qui, bien que l'on réussisse de mieux en mieux à la soigner, reste la première cause de mortalité prématurée en Belgique.

Si, ce jour-là, certains invités pénètrent pour la première fois au sein du « New Bordet », pour d'autres, cela fait désormais huit ans qu'ils l'arpentent régulièrement depuis la pose de la première pierre en 2014, douze ans qu'ils le projettent et le dessinent, et près de vingt ans qu'ils l'imaginent, le rêvent, l'attendent. Les premières réflexions quant à la reconstruction du nouvel Institut Jules Bordet datent en effet du début des années 2000, sa validation politique de 2005, le concours pour en assurer la maîtrise d'œuvre de 2008. On comprend alors la vive émotion des quelques personnes qui ont porté ce projet de 80 000 m² pendant plusieurs décennies et qui doivent désormais le laisser s'animer, se remplir et s'habiter. Pour ces protagonistes, dont on peut s'étonner qu'ils soient si peu nombreux, le New Bordet n'est pas un projet comme les autres.

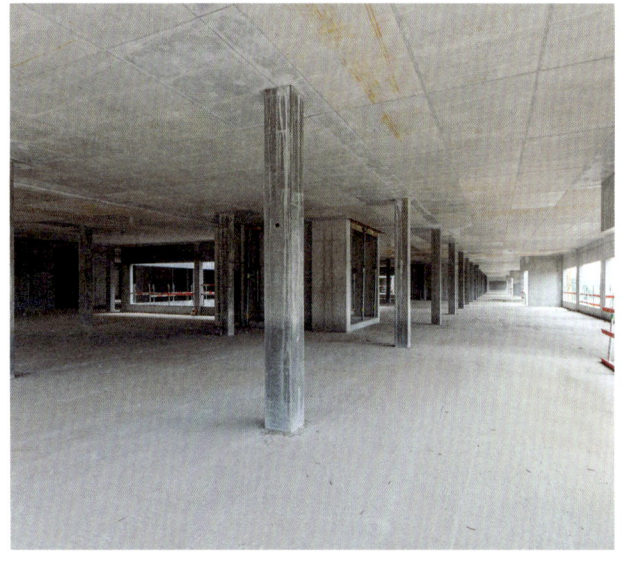

Pour en comprendre la spécificité, il convient tout d'abord d'en retracer la genèse, depuis l'élaboration de la commande jusqu'aux différents événements qui ont rythmé sa conception et sa construction. Il s'agit également de saisir le contexte historique, géographique et politique qui a contribué à le façonner et qu'il a, en retour, modelé. Ce projet est en effet, à bien des égards, emblématique du fonctionnement institutionnel de la Belgique, de son système de santé et d'éducation, et de ses reconfigurations successives comme si tout, dans ce pays, devait être sans cesse renégocié. Le New Bordet n'est pas un projet comme les autres précisément parce qu'il n'est pas simplement une réponse à un besoin à un temps T sur un site donné. Il est, à tous les niveaux, une projection, une mise en perspective... Impossible en effet d'en saisir l'architecture sans décrire au préalable les ambitions

On the 13th of October 2021 the participants of the new Jules Bordet Institute's opening day discovered a sleek new building, impressive in its size and intimidating through the ambition that it embodies. The praise, the hopes, and the wishes succeeded one another in speeches at the opening ceremony's lectern, with a mixture of pride, optimism, and caution. With the new Jules Bordet Institute, the city of Brussels, the Bruxelles-Capitale region, and even the whole of Belgium was provided with a new tool to continue the fight–human, medical, and technological but also political and economic–against cancer, this "anarchic proliferation of abnormal cells" which, even if we are succeeding in improving its treatment, remains the primary cause of premature death in Belgium.

If, that day, certain guests entered the "New Bordet" for the first time, for others it had already been eight years that they had regularly visited it, ever since the foundation stone had been laid in 2014, twelve years that they had planned and designed it, and almost twenty years since they had conceived it, dreamed about it, and waited for it. The first plans concerning the reconstruction of the new Jules Bordet Institute date, in fact, from the early years of the new millennium, its political approval from 2005, the competition to designate the design team from 2008. We therefore understand the strong feelings of the few people who had guided this 80'000 square meters project over several decades and who henceforth must use it, complete it, and work in it. For these protagonists, and it is surprising how few they were, the New Bordet was not just another project.

In order to understand its uniqueness, we need to firstly trace its beginnings, from the preparation of the commission and through to the different stages that punctuated its planning and construction. We also need to understand the historical, geographical, and political context of its conception and how that, in turn, shaped its development. This project is, indeed, in many respects, emblematic of the Belgian institutional process, of its health and education system, and in its successive reconfigurations, as if everything in this country needs to be endlessly renegotiated. The New Bordet is not a project like any other precisely because its not simply a response to a need for a specific time on a given site. It is, at every level, a projection, a plan put into perspective... It is indeed impossible to understand the architecture without explaining beforehand the legitimate ambition that it represented over time and which today gives it its strength.

légitimes qu'il a incarnées au fil du temps et qui lui donnent aujourd'hui son épaisseur.

Le nouvel Institut Jules Bordet est également révélateur des enjeux en matière d'architecture de la santé. Comment un hôpital, programmé et conçu plus de dix ans auparavant, peut-il être adapté et performant le jour de sa livraison ? Comment parvient-il à absorber les changements imposés par une médecine en perpétuelle évolution et une maîtrise d'ouvrage publique elle-même secouée périodiquement par des changements de points de vue, d'agenda ? Pour comprendre comment le New Bordet a su traverser les âges et les inflexions, il est dès lors indispensable d'aller sonder du côté de son architecture et, plus précisément, du côté du « monospace », le modèle à partir duquel elle a été générée. Quelles interprétations le nouvel Institut Jules Bordet fait-il de cet archétype d'un hôpital évolutif « prêt à tout soigner » ? De quelles manières l'incarne-t-il en un lieu de soin et de vie, perpétuant l'identité historique de l'Institut ?

Le New Bordet est en effet un projet de *re*-construction avant d'être une construction. Le déménagement de l'Institut Jules Bordet au sein du campus Érasme à Anderlecht, après huit décennies passées entre les murs désormais trop étroits du bâtiment de la porte de Hal à Bruxelles, marque le début d'une nouvelle ère et le préambule de sa mutation en un cancéropôle d'excellence encore plus intégré, plus équipé et plus accueillant. Cet ouvrage – sobrement intitulé *Institut Jules Bordet Instituut* – retrace l'histoire de ces passations, entre le « Vieux » Bordet et le « New » Bordet, entre la Ville de Bruxelles et la Région de Bruxelles-Capitale, entre des convictions médicales et des ambitions politiques, entre un archétype hospitalier théorique et sa concrétisation architecturale. Il en raconte les différentes étapes et en visite les espaces. Il suit également, à travers quatre regards photographiques, le chantier de ce projet hors norme, depuis les premiers planchers jusqu'aux premières appropriations d'un Institut désormais habité. Il se fait alors le témoin d'une ultime transmission, entre toutes les personnes – concepteurs, architectes, ingénieurs, bureaux d'études, ouvriers, etc. – qui ont donné forme au New Bordet et les nombreux usagers – médecins, personnels hospitaliers, patients, visiteurs, associations – qui vont le faire durablement exister.

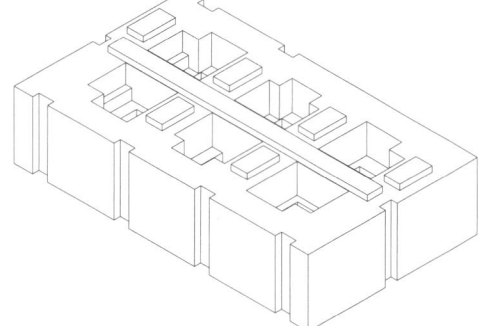

*The new Jules Bordet Institute is also revealing about what is at stake with questions of healthcare architecture. How can a hospital, planned and designed more than a decade previously, be ready and able to function straightaway when it opens? How was it able to adapt to changes imposed by a constantly evolving medical practice and a public project management itself periodically disrupted by changes in policy and schedule? In order to understand how the New Bordet was able to navigate through time and new directions, it is essential to investigate its architectural aspects and, more precisely, its "monospace" elements, the blueprint from which it was conceived. Which elements make the Jules Bordet Institute the archetypal model of an evolutionary hospital "ready to treat anything"? In what ways does it embody a place of healthcare and living while perpetuating the historical legacy and identity of the Institute?*

*The New Bordet is indeed a reconstruction project before being a construction project. The move of the Jules Bordet Institute to the heart of the Erasmus campus in Anderlecht, after eight decades spent in the increasingly cramped building at the Porte de Hal in Brussels, marks the beginning of a new era and the start of its transformation into a center of excellence for cancer treatment and research, even more interconnected, better equipped, and more welcoming. This book–modestly entitled* Institut Jules Bordet Instituut *–traces the history of these transmissions, between the "Old" Bordet and the "New" Bordet, between the city of Brussels and the Bruxelles-Capitale region, between medical policies and political ambitions, between a theoretical archetype of a hospital and its architectural construction. It talks about the different stages and unveils its inner workings. It also follows, through four photographic reports, the construction site of this gigantic project, from the laying of the first stone until its opening as a functioning institute. Finally, it is the result of a profound exchange between those–designers, architects, engineers, project managers, construction workers etc.–who shaped the New Bordet, and the numerous users–doctors, hospital workers, patients, visitors, associations–who will ensure its long-term existence.*

# Cancéropôle intégré
## *Integrated Cancer Center*

Avant son déménagement au sein du New Bordet installé sur le campus Érasme à Anderlecht, le portrait de Jules Bordet décorait fièrement le hall du « Vieux Bordet » à la porte de Hal à Bruxelles. Peint par le surréaliste belge Paul Delvaux à la demande d'Albert Claude, directeur scientifique de l'Institut Jules Bordet de 1950 à 1970, il témoignait, dès l'entrée, de l'empreinte scientifique et symbolique laissée par ce célèbre immunologiste et microbiologiste belge sur l'institut portant son nom.

Né le 13 juin 1870 à Soignies, en Belgique, Jules Bordet est diplômé de l'École de médecine de l'Université Libre de Bruxelles (ULB) en 1892. Il intègre presque aussitôt le laboratoire d'Elie Metchnikoff, père de l'immunité cellulaire, à l'Institut Pasteur à Paris, grâce à une bourse du gouvernement récompensant la qualité de ses travaux universitaires. Il rentre à Bruxelles en 1901 pour diriger l'Institut antirabique et bactériologique du Brabant qu'il choisit de nommer, avec l'autorisation de Madame Pasteur, « Institut Pasteur du Brabant ». Il est nommé en parallèle professeur à l'ULB en 1907, et siège, dès 1920, au conseil d'administration de cette institution dont il restera un membre permanent jusqu'en 1960. En 1924, il intègre la direction scientifique du Centre des Tumeurs de l'Hôpital Brugmann à Bruxelles. De 1934 à 1940, il préside le Conseil scientifique de l'Institut Pasteur de Paris. Il devient, à la même période, membre d'un grand nombre de sociétés scientifiques et docteur *honoris causa* de plus d'une dizaine d'universités à travers le monde. En 1938, la France le fait Grand-Croix de la Légion d'Honneur. Il reçoit également le Grand Cordon de l'Ordre de Léopold[1].

Ces nombreuses nominations et distinctions consacrent des découvertes qui ont eu un impact majeur dans le champ de la recherche expérimentale. Jules Bordet démontrera notamment l'importance du partenariat entre les anticorps et le système du complément – alors nommé alexine – pour lutter contre les agents infectieux. Il montre ainsi que l'alexine se fixe au complexe antigène-anticorps et que cette réaction peut être utilisée pour le diagnostic des maladies infectieuses. Ce principe sera en outre utilisé par August von Wassermann pour le sérodiagnostic de la syphilis. Il met également en évidence que chaque espèce possède

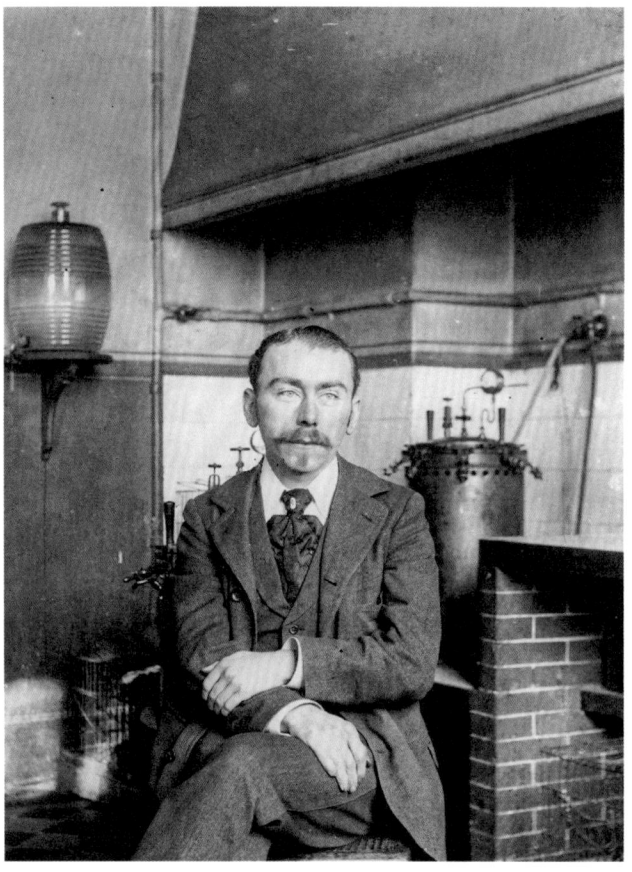

Jules Bordet dans le laboratoire d'E. Metchnikoff, Institut Pasteur, Paris 1898
*Jules Bordet inside E. Metchnikoff's laboratory, Pasteur Institute, Paris 1898*

ses propres globules rouges identifiables par des anticorps, travaux qui amèneront Karl Landsteiner à identifier, en 1901, les groupes sanguins. En coopération avec Octave Gengou, il identifie en 1907 les agents de la diphtérie aviaire, de la péripneumonie bovine et de la coqueluche. De 1901 à 1920, Jules Bordet étudie les mécanismes de la coagulation du sang et démontre le rôle des plaquettes sanguines. De 1925 à 1946, il s'intéresse aux bactériophages, ces virus capables de lyser les bactéries. Il en révèle les mécanismes dont le rôle du calcium dans l'action bactériolytique[2].

Scientifique reconnu, Jules Bordet aurait été proposé 115 fois au prix Nobel de physiologie ou de médecine entre 1902 et 1920, date à laquelle il lui fut attribué pour l'année 1919. Il est le premier Wallon à se voir octroyer un prix Nobel. Par cette reconnaissance internationale, Jules Bordet contribue à consolider la position de la Belgique dans le champ de la recherche expérimentale et facilite le financement, par la fondation Rockefeller, d'une nouvelle faculté de médecine boulevard de Waterloo et de la reconstruction de l'hôpital Saint-Pierre. Il participe ainsi d'une certaine façon à la réorganisation de l'Université Libre de Bruxelles et de ses activités académiques. Il reste aujourd'hui encore le symbole de l'émulation scientifique belge du début du 20e siècle et de l'excellence de la recherche universitaire bruxelloise.

C'est sans doute pour l'importance de ses découvertes scientifiques mais aussi pour son rôle dans le paysage médical et académique bruxellois que son nom a été choisi pour incarner le nouveau centre oncologique spécialisé érigé sur le site de l'Hôpital Saint-Pierre en 1935 en complément du Centre des Tumeurs de l'Hôpital Brugmann devenu trop petit. Depuis, ce nom et son histoire sont à la fois les témoins et les véhicules de l'ambition à l'origine de la fondation du « Vieux Bordet » d'abord, et du « New Bordet » ensuite.

# JULES BORDET
## DE L'HOMME À L'INSTITUT

*B*efore being moved to the New Bordet on the Erasmus campus in Anderlecht, Jules Bordet's portrait was proudly hung in the entrance hall of the "Old Bordet" at the Porte de Hal in Brussels. Painted by the Belgian surrealist Paul Delvaux and commissioned by Albert Claude, who was the scientific director of the Jules Bordet Institute from 1950 to 1970, it was proof, as soon as you entered the building, of the scientific and symbolic impact that this celebrated immunologist and microbiologist had on the institute that was named after him.

Born on the 13th of June 1870 in Soignies, Belgium, Jules Bordet graduated from the Medical School of the Université Libre de Bruxelles *(ULB)* in 1892. Almost immediately, he joined Elie Metchnikoff's laboratory, who was the father of cellular immunity, at the Pasteur Institute in Paris, thanks to a government scholarship rewarding the high standard of his university work. He returned to Brussels in 1901 to direct the antirabies and bacteriological institute in Brabant that he chose to rename, with the approval of Madame Pasteur, the "Brabant Pasteur Institute." In parallel he was appointed Professor at the ULB in 1907, and in 1920 joined the Management Board of this institution, for which he remained a permanent member up until 1960. In 1924, he joined the scientific management team at the Tumor Center of the Brugmann Hospital in Brussels. From 1934 to 1940, he was head of the scientific council of the Pasteur Institute in Paris. During this period, he became a member of a large number of scientific bodies and doctor honoris causa of more than ten different universities from around the world.

In 1938, France decorated him with the Grand-Croix of the Légion d'Honneur. He also received the Grand Cordon of the Ordre de Léopold. [1]

These numerous awards and distinctions recognize discoveries that had a major impact in the field of experimental research. In particular, Jules Bordet would show the importance of the relationship between antibodies and the complement system–since named alexine–in order to fight infection. He thus showed that alexine attaches itself to the antigen-antibody complex and that this reaction can be used in the diagnosis of infectious diseases. This principle would be used, amongst others, by August von Wassermann for theserodiagnosis

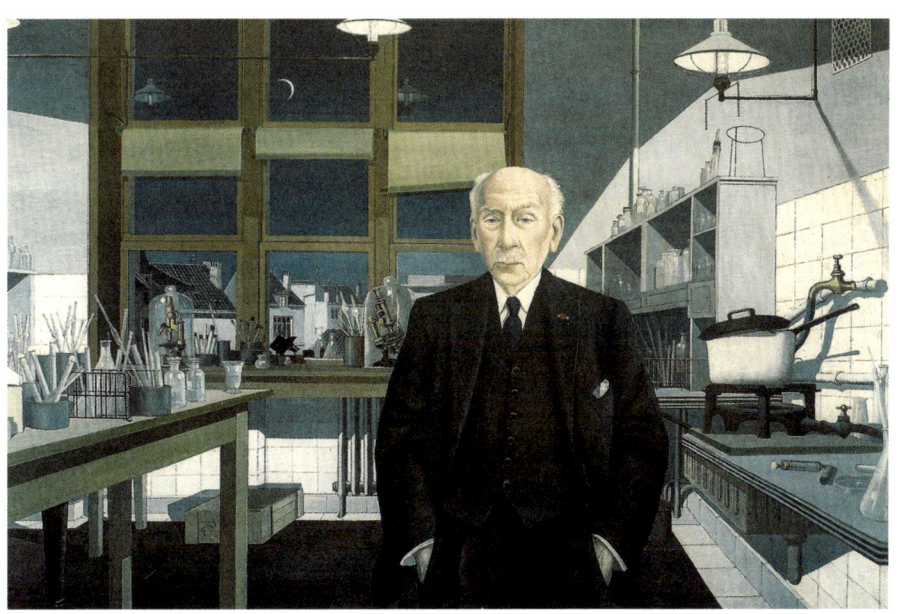

Paul Delvaux, *Portrait de Jules Bordet*, 1952, huile sur bois, 185 x 275 cm
Paul Delvaux, Portrait of Jules Bordet, *1952, oil on wood, 185 x 275 cm*

of syphilis. It also highlights the fact that each species has its own red blood cells that are identifiable by antibodies, work which in 1901, led Karl Landsteiner to identify blood groups. Working with Octave Gengou in 1907 he identified the elements that caused avian flu, bovine respiratory disease, and whooping cough. From 1901 to 1920, Jules Bordet studied the mechanics of blood coagulation and demonstrated the role that blood plate-

lets played. From 1925 to 1946, he became interested in bacteriophages, viruses that were able to infect and replicate within bacteria. He discovered the mechanisms, including the role of calcium in the bacteriolytic process. [2] A recognized scientist, Jules Bordet was nominated for the Nobel Prize in Physiology or Medicine 115 times between 1902 and 1920, the year in which he was awarded the 1919 prize. He was the first Walloon to be given a Nobel Prize. Through this international recognition, Jules Bordet contributed to Belgium consolidating its position in the field of experimental research and enabled the financing, through the Rockefeller Foundation, of a new medical faculty on the Boulevard de Waterloo and the reconstruction of the Saint-Pierre hospital. He was thus part, in a way, of the reorganization of the Université Libre de Bruxelles *and of its academic activities. He still remains today the symbole of the Belgian scientific emulation of the beginning of the 20th century and of the extremely high standards of research at the* Université Libre de Bruxelles .

It is probably for the importance of his scientific discoveries but also for his role in the medical and academic landscape of Brussels that his name was chosen to embody the new specialized oncology center built on the site of the Saint-Pierre Hospital in 1935, supplementing the Tumor Center of the Brugmann Hospital, which had become too small. Since then, this name and its history have been both witnesses and vehicles of the ambition which led firstly to the foundation of the "Old Bordet" and then the "New Bordet."

## JULES BORDET
## FROM MAN TO INSTITUTE

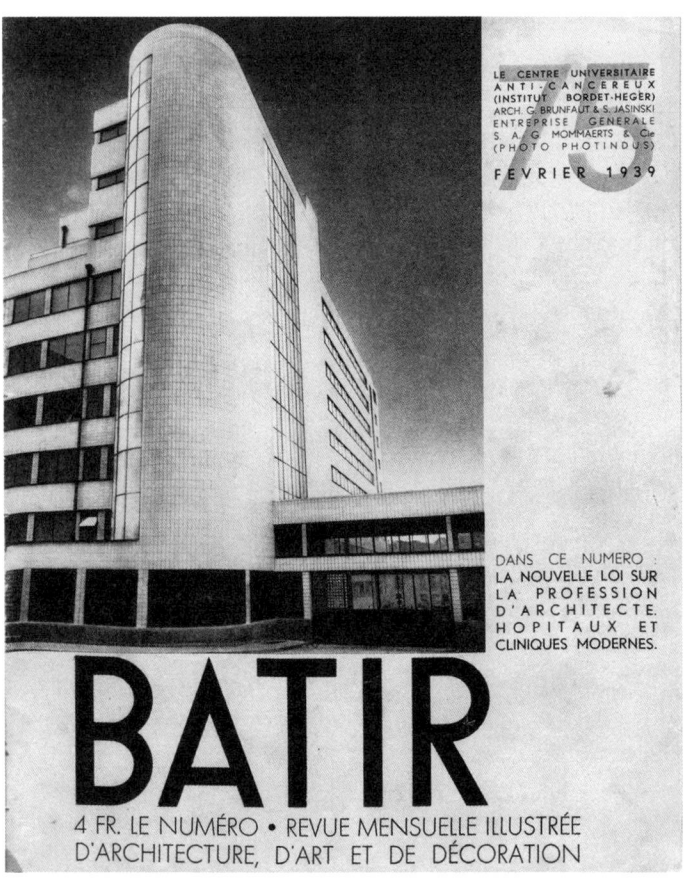

LE CENTRE UNIVERSITAIRE ANTI-CANCEREUX (INSTITUT BORDET-HEGER) ARCH G. BRUNFAUT & S. JASINSKI ENTREPRISE GENERALE S. A. G. MOMMAERTS & C° (PHOTO PHOTINDUS)

FEVRIER 1939

DANS CE NUMERO : LA NOUVELLE LOI SUR LA PROFESSION D'ARCHITECTE. HOPITAUX ET CLINIQUES MODERNES.

BATIR

4 FR. LE NUMÉRO • REVUE MENSUELLE ILLUSTRÉE D'ARCHITECTURE, D'ART ET DE DÉCORATION

## L'INSTITUT JULES BORDET, PORTE DE HAL (1935–1939)

Le « puissant Centre universitaire anti-cancéreux », « centre hospitalier et clinique à l'échelle de notre siècle »[3], comme le présentera Pierre-Louis Flouquet, a été édifié sur la décision de l'Université de Bruxelles et de la Commission d'Assistance publique, deux institutions qui avaient déjà dirigé la construction du pavillon du « Centre des Tumeurs » de l'Hôpital Brugmann. La mission de ce nouvel établissement est triple : prise en charge des patients par une équipe de médecins de disciplines différentes partageant la même approche de la maladie, recherches médicales afin de mieux combattre le cancer et enseignement des méthodes thérapeutiques et de recherche. Le site de la porte de Hal est retenu pour sa proximité avec le centre-ville de Bruxelles, l'Hôpital Saint-Pierre nouvellement recons-truit, l'École d'infirmières et la Faculté de médecine qui date de 1930. Les architectes belges Gaston Brunfaut et Stanislas Jasinski sont conjointement missionnés pour sa conception. Achevé et inauguré en 1939 par le roi Léopold III, le centre, composé des Instituts Jules Bordet (service des Tumeurs) et Paul Héger (quartier pour « malades payants »), ne sera investi pour ses fonctions initiales qu'en 1945. Il a en effet été réquisitionné par l'armée allemande pendant la Seconde Guerre mondiale et utilisé à la libération comme hôpital militaire par l'armée britannique.

« On ne reprochera pas aux architectes Gaston Brunfaut et Stanislas Jasinski de manquer d'audace, encore qu'ils considèrent leur œuvre commune comme normale, c'est-à-dire strictement actuelle et non pas en avance sur notre temps »[4], poursuit Pierre-Louis Flouquet. Les bâtiments de la porte de Hal abriteront pourtant les activités de l'Institut Jules Bordet jusqu'en 2021, 82 ans donc après la fin de leur construc-tion et 77 ans après leur première utilisation en tant que centre de can-cérologie. S'ils peuvent être considérés comme « strictement actuels » en 1935, c'est avant tout qu'ils s'appliquent à répondre aux nou-velles règles d'hygiène et de santé en vigueur et à suivre les préceptes de fonctionnalité du mouvement moderne[5]. Le plan est simple et rationnel, les parcours sont facilités, l'ornementation est proscrite. L'ensemble est aseptisé et équipé des dernières in-ventions en matière d'installations, de technologies et d'appareils médicaux. Les matériaux sont choisis pour leur aspect et leur caractère hygiénique, le mobi-lier est conçu sur mesure pour assurer le maximum de confort aux utilisateurs.

Deux ailes structurent le centre : l'aile H, conçue par Gaston Brunfaut, et l'aile T, conçue par Stanislas Jasinski. Au croise-ment des deux ailes, une rampe à 14 % relie les étages des deux bâtiments entre eux et permet la libre circulation des pa-tients et du personnel soignant. La rotonde extérieure générée par cet enroulement des circulations confère à l'Institut son carac-tère monumental malgré la grande ratio-nalité des façades. L'aile H est l'aile des hospitalisations. Longue de 72 m et large de 13,5 m, elle se développe sur 11 niveaux dont 2 au sous-sol et abrite 180 lits (120 lits pour l'Institut Jules Bordet et 60 pour l'Institut Paul Héger). Les chambres, de cinq personnes maximum, sont toutes orientées au sud et bénéficient de larges balcons continus faisant office de sola-riums. Le 8e étage accueille le restaurant

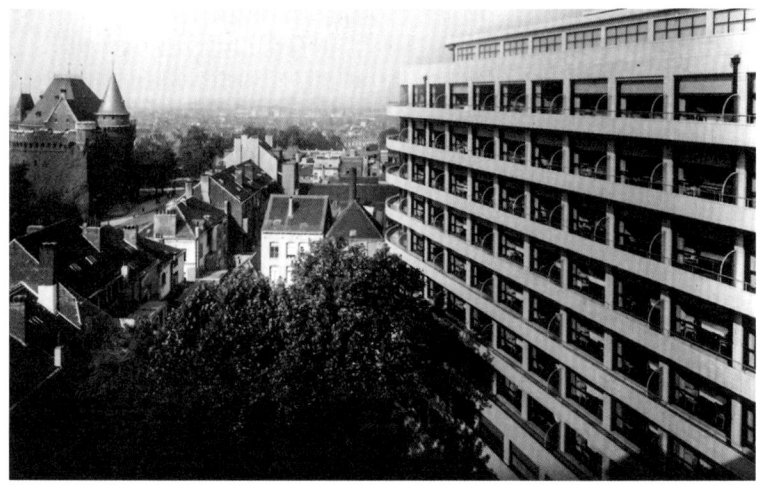

Vue extérieure de l'Institut Jules Bordet, Porte de Hal, 1939
*Exterior view of the Jules Bordet Institute, Porte de Hal, 1939*

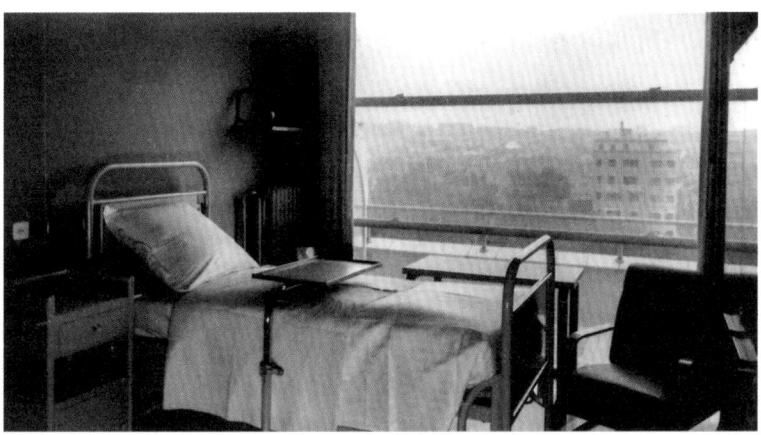

Chambre de malade dans l'Institut Jules Bordet à Porte de Hal, 1939
*Ward bedroom in the Institut Jules Bordet at Porte de Hal, 1939*

## THE JULES BORDET INSTITUTE, PORTE DE HAL (1935-39)

The "powerful University Cancer Center," "a hospital and clinical center that matches the scale of our century,"[3] as Pierre-Louis Flouquet called it, was built following the decision of Brussels University and the Commission d'Assistance publique, two institutions that had already managed the construction of the Tumor Center wing of the Brugmann Hospital. The aim of this new structure was threefold: the treatment of patients by a team of doctors from different disciplines sharing the same approach to the illness, medical research in order to fight cancer more efficiently, and the teaching of therapeutic methods and research. The Porte de Hal site was chosen because it was close to Brussels city center, the recently built Saint-Pierre Hospital, the Nursing School, and the Medical Faculty, which dated from 1930. The Belgian architects Gaston Brunfaut and Stanislas Jasinski were jointly commissioned to design it. Completed and opened in 1939 by King Leopold III, the center, made up of the Jules Bordet Institute (the tumor service) and Paul Heger (the area for "paying patients") would only be used for its intended purposes from 1945. It was indeed requisitioned by the German Army during the World War II and then after the liberation was used as a military hospital by the British Army.

"We shouldn't blame the architects Gaston Brunfaut and Stanislas Jasinski for lacking boldness, although they thought their common work was current, that's to say bang up to date, but not ahead of its time,"[4] continues Pierre-Louis Flouquet. The buildings at the Porte de Hal will, however, continue to house the activities of the Jules Bordet Institute until 2021, eighty-two years after they were built and seventy-seven years after their initial use as a cancer center. If they could be thought of as "up to date" in 1935, it's above all because they conformed to the new health and hygiene standards in place and followed the functionality guidelines of the modern movement.[5] The design was simple and rational, the distances optimized, decoration was forbidden. The whole area was sterilized and equipped with the latest inventions for installations, technology, and medical equipment. Materials were chosen for their appearance and their hygienic qualities and the furniture was specially designed to ensure maximum comfort.

The center is made up of two wings: the H wing designed by Gaston Brunfaut and the T wing designed by Stanislas Jasinski. Where the two wings meet an access ramp at an angle of 14% connects the floors of the two buildings together and allows an easy flow of patients and healthcare workers. The curved exterior created by these winding connections gives the institute its monumental appearance despite the rigorous rationality of the façades. The H Wing is the hospital wing, 72 meters long and 13.5 meters wide it is spread over 11 floors, two of which are below ground level, and hosts 180 beds (120 beds for the Jules Bordet Institute and 60 for the Paul Heger Institute). The bedrooms, containing a maximum of five people, are all south-facing and have large continuous balconies which act as a solarium. The 8th floor contains the restaurant for the doctors, the nurses, and the families of patients. The T Wing is the treatment wing. Shorter and not as high as its counterpart (43 meters long and with 7 floors), it houses the waiting rooms, examination rooms, radiotherapy treatment rooms, the laboratories, the library, the operation block, the nurses' bedrooms, and a laundry. Set back from the street, this wing doesn't have balconies.

Four hundred and twenty Franki piles[6] support the metallic framework of the two wings and allow them to rest on the ancient fortifications of Brussels. Lighter than an entirely concrete structure, this framework frees up the façades, which can therefore open up to the outside, allowing the buildings to be flexible in their internal use. In order to comply with new health standards, and more widely with

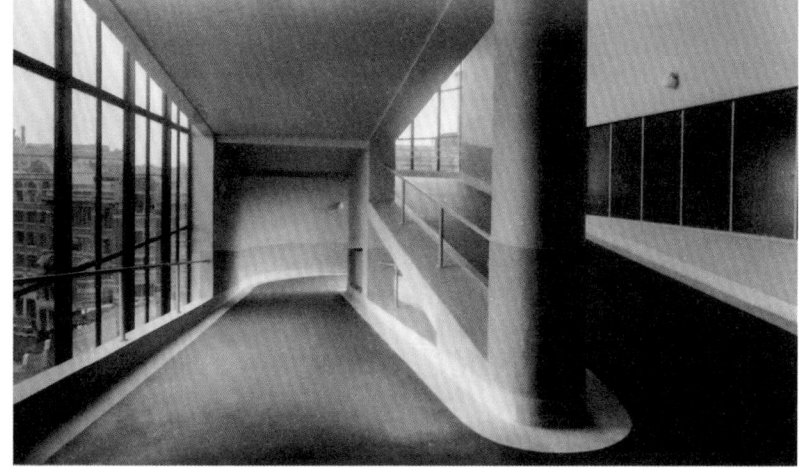

La rampe d'accès pour les véhicules, bâtiment Porte de Hal, 1939
*Access ramp for vehicles, Porte de Hal building, 1939*

pour les médecins, les infirmiers et infirmières et les familles des patients. L'aile T est l'aile de traitement. Moins longue et moins haute que son homologue (43 m pour 7 étages), elle comprend les salles d'attente, d'examens et de radiothérapie, les laboratoires, la bibliothèque, le quartier opératoire, les chambres des infirmières et une lingerie. Positionnée en retrait par rapport à la rue, cette aile n'est pas dotée de balcons. Quatre-cent-vingt pieux Franki[6] soutiennent l'ossature métallique des deux ailes et leur permettent d'enjamber les anciens remparts de Bruxelles. Plus légère qu'une structure pleine en béton, cette ossature libère les façades, qui peuvent ainsi s'ouvrir largement sur l'extérieur, et autorise l'évolution des bâtiments et de leur organisation interne. Pour répondre aux nouvelles normes en matière de santé et plus largement en matière de construction, de premières transformations sont apportées à l'Institut au début des années 1970. Des murs rideaux sont ajoutés au nu extérieur des balcons, agrandissant les chambres mais faisant perdre en partie au bâtiment sa façade caractéristique en carreaux de céramique. Malgré cette mise aux normes, suivie de quelques autres modifications apportées dans les années

1980 et 1990, cet « hôtel de cure »[7], à l'architecture pourtant très appréciée des Bruxellois, s'avère peu à peu incapable de suivre les évolutions rapides de la médecine et de rester à la hauteur de l'ambition portée par l'Institut depuis sa création. Certains services sont morcelés et répartis entre plusieurs niveaux. Il devient en outre impossible d'équiper l'hôpital des dernières technologies de pointe. Après quelques années d'hésitations, la reconstruction d'un nouvel Institut Jules Bordet sur le campus Érasme à Anderlecht est finalement actée par une convention signée en 2005 entre l'IJB, le CPAS de Bruxelles, la Ville de Bruxelles, l'ULB, IRIS et l'Hôpital Érasme. En octobre 2021, le bâtiment conçu par Gaston Brunfaut et Stanislas Jasinski est vidé de ses occupants ; le portrait de Jules Bordet est déménagé ; l'histoire continue, quelques kilomètres plus loin, au sein du « New Bordet ».

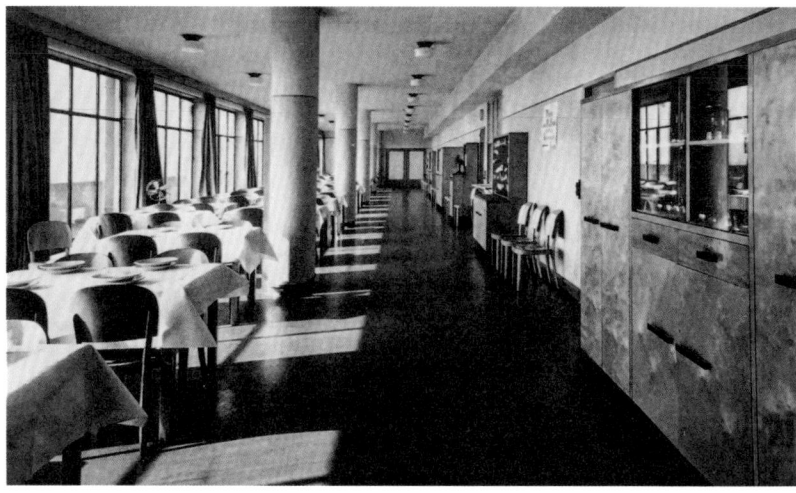

Le restaurant de l'Institut Jules Bordet, Porte de Hal, 1939
*The restaurant of Jules Bordet Institute, Porte de Hal, 1939*

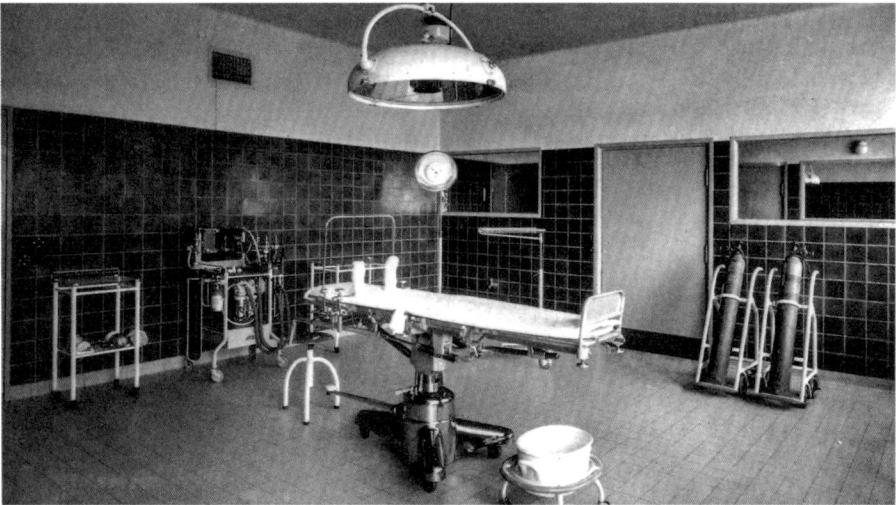

La grande salle d'opération de l'Institut Jules Bordet, Porte de Hal, 1939
*Operating theater in Jules Bordet Institute, Porte de Hal, 1939*

1. Robert Tollet, « De Jules Bordet au New Bordet » dans *Revue médicale de Bruxelles*, vol. 42-6, novembre–décembre 2021, pp. 516-518 (en ligne : www.amub-ulb.be/system/files/rmb/publications/2021-12/2021-RMB%206_TOLLET_P516-518.pdf).

2. Pour de plus amples informations sur les découvertes scientifiques de Jules Bordet voir : Jean-Marc Cavaillon, Philippe Sansonetti et Michel Goldman, « Jules Bordet, un homme de conviction. Centenaire de l'attribution de son Prix Nobel » dans *Médecine/Sciences*, n° 8-9, vol. 36, pp. 803-809, août–septembre 2020 (en ligne : www.medecinesciences.org/en/articles/medsci/abs/2020/07/msc200026/msc200026.html) ; Jean-Louis Vanherweghem (dir.), *Les 100 ans d'un Nobel. Jules Bordet, un pastorien à l'ULB*, catalogue d'exposition, 9 octobre au 21 décembre 2019, Bruxelles, campus du Solbosch, Espace Allende ; Michel-Louis Simonet, « Jules Bordet, l'un des fondateurs de l'immunologie » dans *Revue de Biologie médicale*, n° 360, mai/juin 2021 (en ligne : www.revuebiologiemedicale.fr/biologie-et-histoire/773-jules-bordet-l-un-des-fondateurs-de-l-immunologie.html) ; Thierry Appelboom, *Jules Bordet, homme et génie*, Éditions Mode Est-Ouest (MEO), Collection Musée de la Médecine, 2019.

3. Pierre-Louis Flouquet, « Le Centre Universitaire Anti-Cancéreux. Institut Jules Bordet et Paul Héger » dans *Bâtir. Revue mensuelle illustrée d'Architecture, d'Art et de Décoration*, n° 75, février 1939, pp. 59-62 (en ligne : https://libstore.ugent.be/fulltxt/RUG01/000/134/212/RUG01-000134212-1939-2_2014_0001_A).

4. *Idem*

5. Dont l'historienne de l'architecture Beatriz Colomina démontre d'ailleurs le caractère indissociable dans Beatriz Colomina, *X-Ray Architecture*, Zurich, Lars Müller Publishers, 2019.

6. « Le pieu Franki est un pieu battu en béton, cylindrique, moulé dans le sol et à base (sur)élargie en béton sec, moulée dans le sol » (www.ffgb.be/fr/techniques/pieux/pieux-battus/pieu-franki).

7. P.-L. Flouquet, *op. cit.*, p. 61.

new construction standards, the first changes to the Institute began in the early 1970s. Bare curtain walls were added to the outside of the balconies, enlarging the bedrooms but partly hiding the characteristic ceramic tiles on the façade. Despite these upgrades to standards, followed by a few other modifications carried out between 1980 and 1990, this "treatment hotel,"[7] whose architecture was however much appreciated by the local population, gradually became incapable of keeping pace with the rapid changes in medical practice and of maintaining the high standards represented by the Institute since its foundation. Certain services were separated and spread over several floors. Furthermore, it became impossible to equip the hospital with the latest cutting-edge technology. After a few years of hesitation, the reconstruction of a new Jules Bordet Institute on the Erasmus campus in Anderlecht was finally decided with an agreement signed in 2005 between the IJB, the Brussels CPAS, the city of Brussels, the ULB, IRIS, and the Erasmus Hospital. In October 2021, the building designed by Gaston Brunfaut and Stanislas Jasinski was emptied of its patients; Jules Bordet's portrait was moved; the story continued, a few kilometers away, in the "New Bordet."

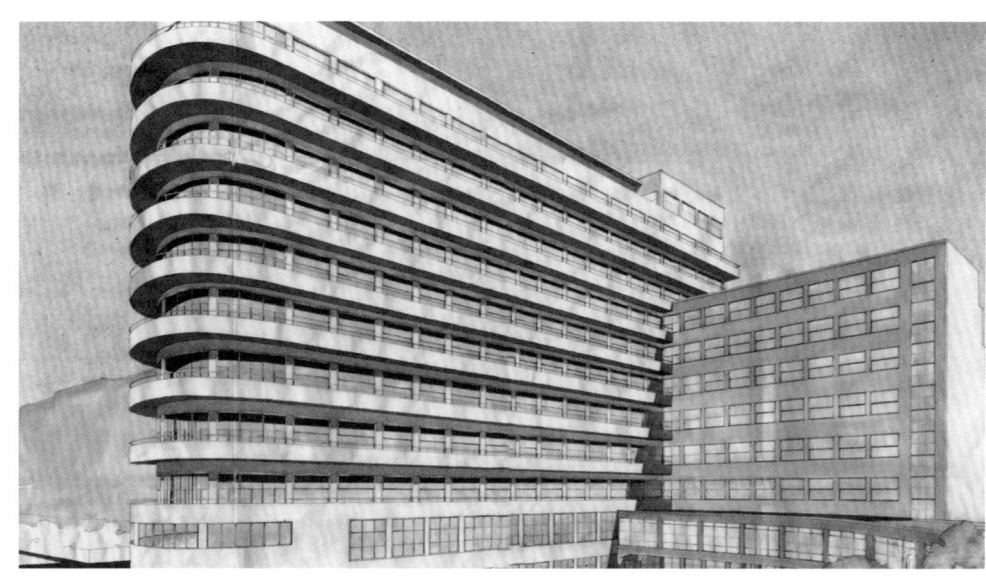

Perspective de l'Institut Jules Bordet, Porte de Hal, (env. 1935)
*Perspective drawing of Jules Bordet Institute, Porte de Hal, (approx. 1935)*

1. Robert Tollet, "De Jules Bordet au New Bordet," Revue médicale de Bruxelles, vol. 42-6 (November–December 2021): 516-518, www.amub-ulb.be/system/files/rmb/publications/2021-12/2021-RMB%206_TOLLET_P516-518.pdf.

2. For more detailed information on the scientific discoveries of Jules Bordet see: Jean-Marc Cavaillon, Philippe Sansonetti, and Michel Goldman, "Jules Bordet, un homme de conviction. Centenaire de l'attribution de son Prix Nobel" in Médecine/Sciences 36, nos. 8-9 (August-September 2020): 803-809, www.medecinesciences.org/en/articles/medsci/abs/2020/07/msc200026/msc200026.html ; Jean-Louis Vanherweghem (dir.), Les 100 ans d'un Nobel: Jules Bordet, un pastorien à l'ULB, exh. cat., Solbosch campus, Espace Allende (Brussels, 2019) ; Michel-Louis Simonet, "Jules Bordet, l'un des fondateurs de l'immunologie" in Revue de Biologie médicale, no. 360 (May/June 2021), www.revuebiologiemedicale.fr/biologie-et-histoire/773-jules-bordet-l-un-des-fondateurs-de-l-immunologie.html ; Thierry Appelboom, Jules Bordet, homme et génie (Éditions Mode Est-Ouest (MEO), Collection Musée de la Médecine, 2019).

3. Pierre-Louis Flouquet, "Le Centre Universitaire Anti-Cancéreux. Institut Jules Bordet et Paul Héger" in Bâtir: Revue mensuelle illustrée d'Architecture, d'Art et de Décoration, no. 75 (February 1939): 59-62, https://libstore.ugent.be/fulltxt/RUG01/000/134/212/RUG01-000134212-1939-2_2014_0001_A.

4. Ibid.

5. The architectural historian Beatriz Colomina showed that they were inextricably linked in Beatriz Colomina, X-Ray Architecture (Zurich, 2019).

6. The Franki pile is a driven, cast-in-situ concrete displacement pile with an enlarged base in dry concrete and a cylindrical shaft, www.ffgb.be/fr/techniques/pieux/pieux-battus/pieu-franki.

7. P.-L. Flouquet, op. cit., 61.

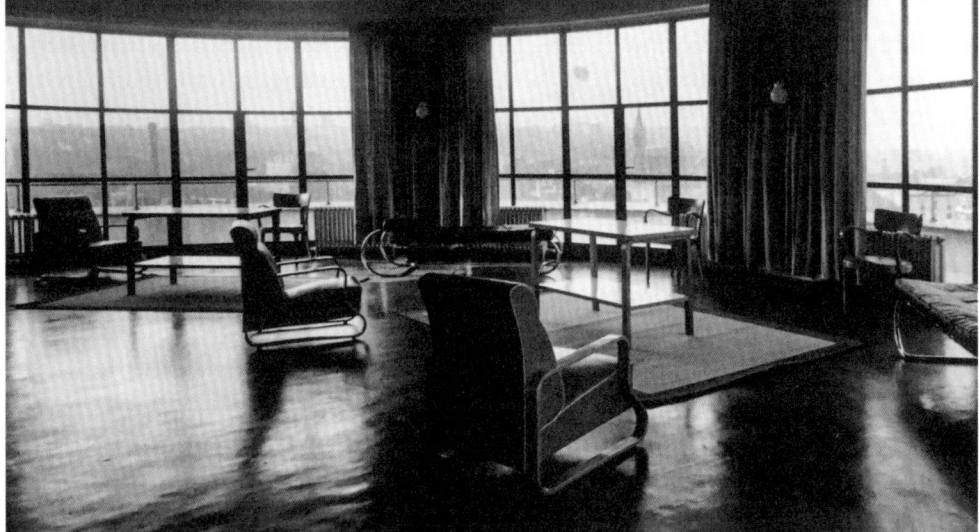

Salon, Institut Jules Bordet, Porte de Hal, 1939
*Lounge area, Jules Bordet Institute, Porte de Hal, 1939*

L'Institut Jules Bordet est aujourd'hui le seul centre intégré de la lutte anticancéreuse consacré entièrement au dépistage, au diagnostic, au traitement et à la recherche contre le cancer en Belgique. Il est accrédité en tant que « centre intégré de lutte contre le cancer » par l'*Organisation of European Cancer Institutes* (OECI) une première fois en 2012 puis en 2018. Il s'agit d'un institut public, géré par la Ville de Bruxelles, son Centre Public d'Aide sociale et l'Université Libre de Bruxelles. Implanté historiquement en plein cœur de Bruxelles, au sein du quartier populaire des Marolles, il agit à la fois comme hôpital de proximité et comme hôpital national, rayonnant par son excellence au-delà des frontières du pays. Aussi, son déménagement à Anderlecht, au-delà du Ring de Bruxelles, n'a pas été une décision politique facile à prendre et à défendre. Il a fallu un projet d'envergure, porté par des personnes visionnaires, autant du côté politique que du côté médical, pour rendre possible la conception et la construction du New Bordet à l'extérieur du Pentagone. Cette vision est celle d'un cancéropôle d'excellence intégré se rapprochant du modèle américain.

Il est de tradition à l'Institut Jules Bordet de voir partir les médecins quelques années aux États-Unis pour se former et se spécialiser en oncologie[1]. Cela a notamment été le cas du professeur Martine Piccart, cheffe du service de Médecine de l'IJB, qui a passé deux ans, de 1983 à 1985, au *New York University Medical Center*, devenu en 2008 le *NYU Langone Medical Center*. Cette institution médicale réputée est un centre de cancérologie intégré, qui rassemble des activités de recherche fondamentale, de recherche translationnelle[2] et de recherche clinique[3]. C'est également sur ce modèle, très développé aux États-Unis, qu'évoluent le Gustave Roussy Cancer Campus Grand Paris à Villejuif, l'Institut Curie de Paris ou encore le *Charité Comprehensive*

*Cancer Center* de Berlin. Les centres anticancéreux intégrés permettent une prise en charge globale et pluridisciplinaire de la pathologie cancéreuse, depuis le laboratoire où de nouveaux traitements sont développés jusqu'au lit des patients sur lesquels ces traitements sont testés, et même au-delà pour l'accompagnement médical et psychologique en phase de rétablissement.

C'est avec ce modèle en tête que le professeur Martine Piccart et le docteur Dominique de Valeriola, directrice générale médicale de l'Institut Jules Bordet depuis 2001, ont envisagé et défendu le projet de reconstruction « hors site » de l'Institut Jules Bordet. Avec l'aide d'un groupe d'experts américains, elles ont réussi à convaincre Philippe Close, alors vice-président du conseil d'administration de l'IJB, puis Yvan Mayeur, président du CPAS, et le bourgmestre de l'époque, Freddy Thielemans, que le projet de restauration des bâtiments de la porte de Hal était complexe, onéreux et dangereux pour les patients à très haut risque et, surtout, qu'il manquait d'ambitions. L'Institut Jules Bordet devait pouvoir poursuivre sa mission et renforcer ses activités afin de devenir un centre d'excellence au niveau européen, voire mondial.

Cette ambition impliquait non seulement de construire plus grand pour pouvoir accueillir davantage de laboratoires, augmenter les capacités de prises en charge de l'hôpital et l'équiper des dernières technologies de pointe, mais aussi de le rapprocher d'un pôle hospitalo-universitaire d'ampleur. Depuis la création de l'hôpital universitaire Érasme dans les années 1970 et le déménagement de la faculté de médecine de l'Université Libre de Bruxelles sur le campus d'Anderlecht en 1991, l'Institut Jules Bordet est en effet privé de sa proximité avec la recherche, notamment fondamentale, et des possibilités de collaboration avec les différents laboratoires facultaires.

Si une dizaine de kilomètres seulement séparent le site de la porte de Hal et le campus Érasme, cette distance est suffisante pour fragiliser la spontanéité des échanges entre chercheurs et médecins, et participer d'une atmosphère concurrentielle entre hôpitaux. L'Hôpital Érasme a en effet développé son propre service d'oncologie médicale, ses propres essais cliniques et programmes de recherche. Le rapprochement entre l'IJB et Érasme est alors perçu comme l'opportunité de créer un pôle oncologique d'excellence capable de traiter tous les types de cancer, d'améliorer la prise en charge du patient par la présence sur le campus de toutes les spécialités médicales, et de renforcer la lutte contre le cancer par des collaborations intenses entre recherche clinique, recherche translationnelle et recherche fondamentale.

## DE LA VISION MÉDICALE À LA VISION POLITIQUE

Les conditions de réunion des deux hôpitaux sur un même campus ont été établies dans le cadre d'un projet médical rédigé par Dominique de Valeriola en collaboration avec les directions médicales de l'Institut Jules Bordet, de l'Hôpital Érasme et du réseau IRIS. La convention-cadre de 2005 entre l'IJB, le CPAS de Bruxelles, la Ville de Bruxelles, l'ULB, IRIS et Érasme, marque la concrétisation administrative et politique d'une vision, initialement médicale.

Le déménagement de l'Institut Jules Bordet sur le campus Érasme a été rapidement perçu comme l'occasion d'un emboîtement partiel des activités respectives de ces deux institutions. Le plan médical initial prévoit ainsi le regroupement, au sein de l'Institut, de l'ensemble de l'activité oncologique développée au sein des deux hôpitaux, la constitution d'un seul programme de soins oncologiques piloté par l'Institut ainsi que la coordination

# GENÈSE DU NEW BORDET

Organization of European Cancer Institutes (OECI)

⊕   OECI Member A&D certified Comprehensive Cancer Center

○   OECI Member in the A&D process

+   OECI Member A&D certified Cancer Center

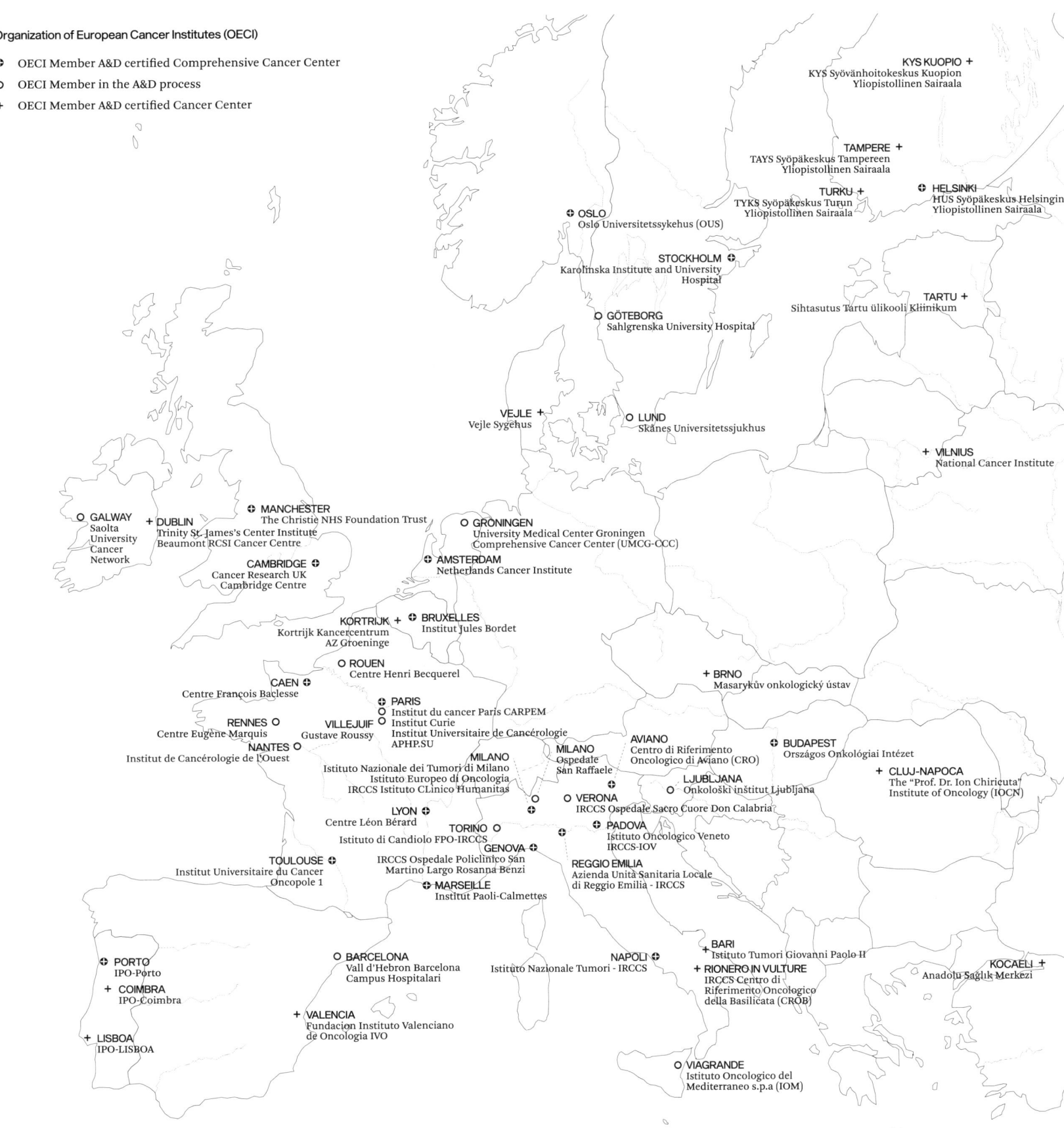

KYS KUOPIO +
KYS Syövänhoitokeskus Kuopion
Yliopistollinen Sairaala

TAMPERE +
TAYS Syöpäkeskus Tampereen
Yliopistollinen Sairaala

TURKU +
TYKS Syöpäkeskus Turun
Yliopistollinen Sairaala

HELSINKI ⊕
HUS Syöpäkeskus Helsingin
Yliopistollinen Sairaala

⊕ OSLO
Oslo Universitetssykehus (OUS)

STOCKHOLM ⊕
Karolinska Institute and University
Hospital

TARTU +
Sihtasutus Tartu ülikooli Kliinikum

○ GÖTEBORG
Sahlgrenska University Hospital

VEJLE +
Vejle Sygehus

○ LUND
Skånes Universitetssjukhus

+ VILNIUS
National Cancer Institute

○ GALWAY
Saolta
University
Cancer
Network

+ DUBLIN
Trinity St. James's Center Institute
Beaumont RCSI Cancer Centre

⊕ MANCHESTER
The Christie NHS Foundation Trust

○ GRONINGEN
University Medical Center Groningen
Comprehensive Cancer Center (UMCG-CCC)

CAMBRIDGE ⊕
Cancer Research UK
Cambridge Centre

⊕ AMSTERDAM
Netherlands Cancer Institute

KORTRIJK +
Kortrijk Kancercentrum
AZ Groeninge

⊕ BRUXELLES
Institut Jules Bordet

+ BRNO
Masarykův onkologický ústav

○ ROUEN
Centre Henri Becquerel

CAEN ⊕
Centre François Baclesse

○ PARIS
○ Institut du cancer Paris CARPEM
○ Institut Curie
Institut Universitaire de Cancérologie
APHP.SU

RENNES ○
Centre Eugène Marquis

VILLEJUIF ○
Gustave Roussy

AVIANO
Centro di Riferimento
Oncologico di Aviano (CRO)

BUDAPEST
Országos Onkológiai Intézet

NANTES ○
Institut de Cancérologie de l'Ouest

MILANO
Istituto Nazionale dei Tumori di Milano
Istituto Europeo di Oncologia
IRCCS Istituto CLinico Humanitas

MILANO
Ospedale
San Raffaele

LJUBLJANA
○ Onkološki inštitut Ljubljana

+ CLUJ-NAPOCA
The "Prof. Dr. Ion Chiricuta"
Institute of Oncology (IOCN)

LYON
Centre Léon Bérard

○

⊕ VERONA
IRCCS Ospedale Sacro Cuore Don Calabria

TORINO ○
Istituto di Candiolo FPO-IRCCS

GENOVA ⊕

⊕ PADOVA
Istituto Oncologico Veneto
IRCCS-IOV

TOULOUSE ⊕
Institut Universitaire du Cancer
Oncopole 1

IRCCS Ospedale Policlinico San
Martino Largo Rosanna Benzi

REGGIO EMILIA
Azienda Unità Sanitaria Locale
di Reggio Emilia - IRCCS

⊕ MARSEILLE
Institut Paoli-Calmettes

⊕ PORTO
IPO-Porto

○ BARCELONA
Vall d'Hebron Barcelona
Campus Hospitalari

NAPOLI ○
Istituto Nazionale Tumori - IRCCS

+ BARI
Istituto Tumori Giovanni Paolo II

KOCAELI +
Anadolu Sağlık Merkezi

+ COIMBRA
IPO-Coimbra

+ RIONERO IN VULTURE
IRCCS Centro di
Riferimento Oncologico
della Basilicata (CROB)

+ LISBOA
IPO-LISBOA

+ VALENCIA
Fundacion Instituto Valenciano
de Oncologia IVO

○ VIAGRANDE
Istituto Oncologico del
Mediterraneo s.p.a (IOM)

Hôpitaux du réseau Iris Région de Bruxelles Capitale, 2022
*Iris Hospitals Network Brussels-Capital Region, 2022*

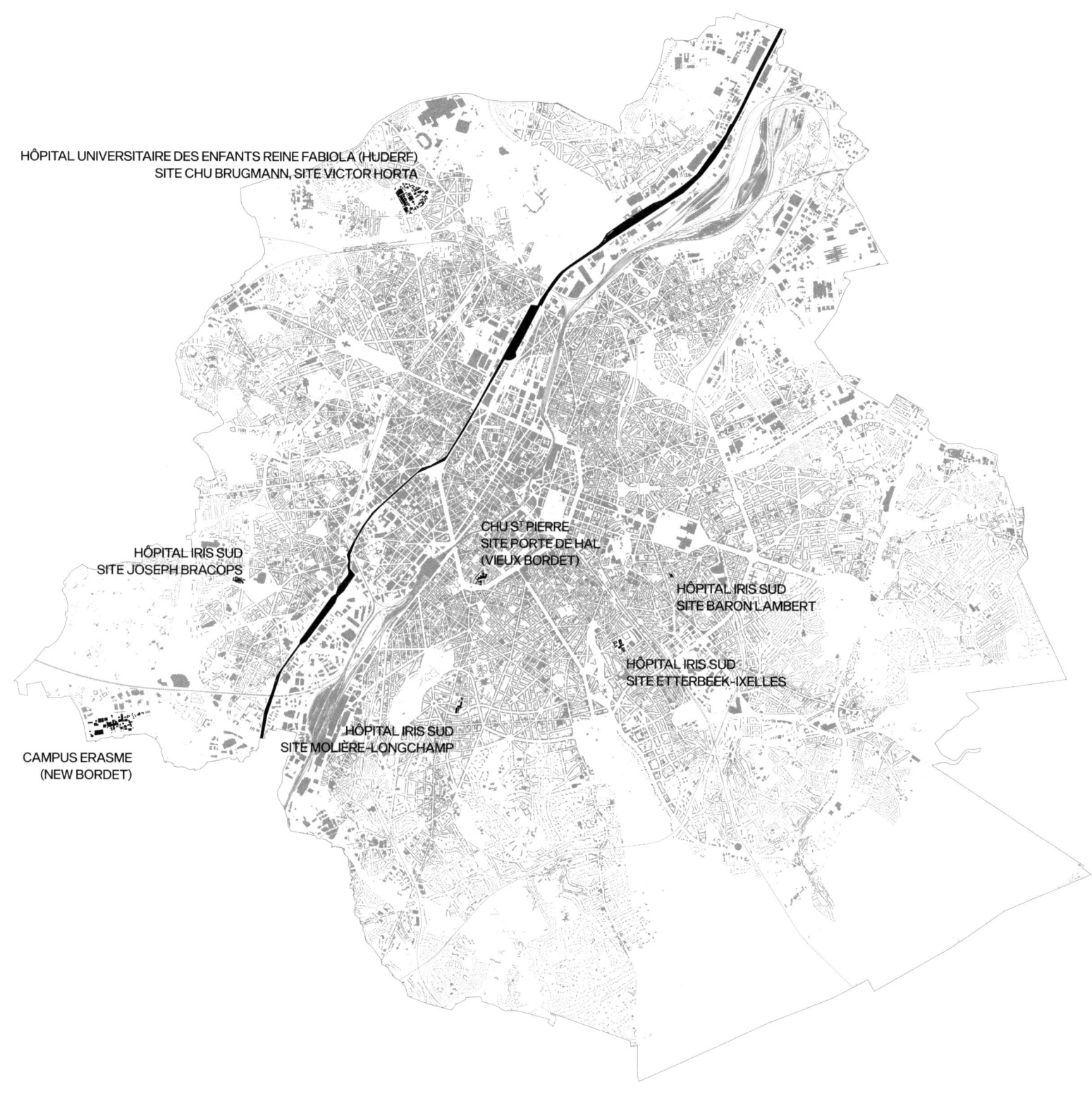

HÔPITAL UNIVERSITAIRE DES ENFANTS REINE FABIOLA (HUDERF)
SITE CHU BRUGMANN, SITE VICTOR HORTA

CHU STPIERRE
SITE PORTE DE HAL
(VIEUX BORDET)

HÔPITAL IRIS SUD
SITE JOSEPH BRACOPS

HÔPITAL IRIS SUD
SITE BARON LAMBERT

HÔPITAL IRIS SUD
SITE ETTERBEEK-IXELLES

HÔPITAL IRIS SUD
SITE MOLIÈRE-LONGCHAMP

CAMPUS ERASME
(NEW BORDET)

*T*oday the Jules Bordet Institute is the only comprehensive cancer center devoted entirely to screening, diagnosis, treatment and research in Belgium. It is accredited as a "Comprehensive Cancer Center" by the Organisation of European Cancer Institutes (OECI) initially in 2012, then again in 2018. It's a publicly owned institute, managed by the city of Brussels, its Public Center for Social Aid, and the Université Libre de Bruxelles. Historically located in the heart of Brussels in the Marolles area, it's simultaneously a local hospital and a national hospital, its reputation for excellence spreading well beyond national boundaries. Also, the move to Anderlecht, outside the Brussels ring road, was not an easy political decision to take and to agree upon. It took an ambitious project, supported by visionary advocates, as much as from the political side as the medical side, to allow the design and construction of the New Bordet outside the Brussels city limits. The vision was of a comprehensive cancer center of excellence similar to the American model.

It's traditional at the Jules Bordet Institute to see doctors leave for the United States for a few years to train and to specialize in oncology.[1] This was particularly true of Professor Martine Piccart, head of the medical service at the IJB, who spent two years from 1983 to 1985 at the New York University Medical Center, which became the NYU Langone Medical Center in 2008. This well-known medical institution is a comprehensive cancerology center that brings together fundamental research, translational research[2] and clinical research.[3] The Gustave Roussy Cancer Campus Grand Paris *in Villejuif, The* Institut Curie *in Paris, and the Charité Comprehensive Cancer Center in Berlin also follow this model, which is very common in the United States. The comprehensive cancer centers allow a global and multidisciplinary management of cancer pathology, from the laboratory where new treatments are developed to the patient's* bedside where the treatments are tested, and even beyond that with medical and psychological support during the healing period.

It was with this model in mind that Professor Martine Piccart and Doctor Dominique de Valeriola, General Medical Director of the Jules Bordet Institute since 2001, thought of and championed the "off-site" Jules Bordet reconstruction project. With the help of a group of American experts, they succeeded in convincing Philippe Close, who was at the time the vice president of the IJB management board, and then Yvan Mayeur, president of CPAS, and the mayor at the time Freddy Thielemans, that the project for the restoration of the Porte de Hal buildings was complicated, expensive, and dangerous for high-risk patients and, above all, that it lacked ambition. The Jules Bordet Institute should be able to continue its mission and strengthen its activities in order to become a European, even a world-beating, cancer center of excellence.

This ambition meant not only building on a larger scale in order to house more laboratories, increase the capacity of the hospital, and equip it with the latest cutting-edge technology, but also to attach it to the large teaching hospital hub. Since the founding of the Erasmus University Hospital in the 1970s and the arrival of the Free University of Brussels Medical Faculty on the Anderlecht campus in 1991, the Jules Bordet Institute in effect lost its proximity to research activity, in particular primary research, and was deprived of the possibility of collaborating with the different faculty laboratories. Even if it was only about ten kilometers between the Porte de Hal site and the Erasmus campus, this distance was sufficient to erode the spontaneity of exchanges between researchers and doctors, and contributed to a feeling of competitiveness between hospitals. The Erasmus Hospital had in effect developed its own medical oncology service, its own clinical trials, and research program. The coming together of the IJB and Erasmus was thus seen as an opportunity to create an oncological center of excellence capable of dealing with all types of cancer, to improve patient care because all medical specialities were present, and to strengthen the fight against cancer through full-on collaboration between clinical research, translational research, and primary research.

### FROM THE MEDICAL PROJECT TO THE POLITICAL PROJECT

The conditions for the bringing together of the two hospitals on the same campus were set out as part of medical plan written by Dominique de Valeriola in collaboration with the medical management teams of the Jules Bordet Institute, the Erasmus Hospital, and the IRIS network. The framework agreement, dating from 2005, between the IJB, the Brussels CPAS, the city of Brussels, the ULB, IRIS, and Erasmus, marked the administrative and political culmination of a project that was initially only medical in scope.

The move of the Jules Bordet Institute to the Erasmus campus was quickly seen as an opportunity for a partial integration of the respective services of these two institutions. The medical project thus envisaged the bringing together, within the Institute, of the complete range of developed oncological activity of the two hospitals, the construction of a single program of oncology healthcare directed by the Institute, as well as the integrated coordination of the oncological activities for patient care, from screening to palliative treatments. These activities included the development of new technologies, clinical research, primary and translational, the management of the tumor bank and the Cancer Register, as well as oncology teaching. In the opposite direction, the medical project directed the nononcological activities for oncological patients to the Erasmus Hospital. It was thus planned that the IJB could benefit from the services already in place at the Erasmus, like palliative treatment, intensive care, geriatrics, operating theaters, surgical day-care,

## NEW BORDET'S GENESIS

de manière intégrée des activités oncologiques de référence en soins aux patients, du dépistage aux traitements palliatifs. Ces activités comprennent le développement de technologies nouvelles, la recherche clinique, fondamentale et translationnelle, la gestion de la banque de tumeurs et du Registre du Cancer, ainsi que l'enseignement de l'oncologie. Le projet médical oriente, à l'inverse, l'activité non oncologique des patients oncologiques vers l'Hôpital Érasme. Il est ainsi prévu que l'IJB puisse bénéficier des services déjà mis en place à Érasme, comme les soins palliatifs, les soins intensifs, la gériatrie, les blocs opératoires, l'hôpital de jour chirurgical, l'anesthésiologie et l'unité de soins post-anesthésie. En matière scientifique, l'ensemble de la recherche clinique en oncologie, et de manière préférentielle les labos de recherche translationnelle dans le domaine oncologique, sont appelés à s'intégrer au nouvel Institut, alors chargé de centraliser et de coordonner ces activités de recherche via un *data center* oncologique situé au sein du nouveau bâtiment.

Ce rapprochement doit en outre permettre la prise en charge multidisciplinaire des patients cancéreux tout en assurant le développement autonome des deux institutions et la conservation de leurs identités. Il s'agit en effet de mutualiser certains services et équipements et de développer des synergies sans

pour autant précariser l'une ou l'autre des institutions. L'identité de l'Institut Jules Bordet est essentielle pour susciter l'intérêt des patients, des médecins, des étudiants en stage et des projets de recherche mais aussi des mécènes. Elle est indispensable au maintien d'un environnement humanisé et parfaitement adapté aux patients cancéreux, à l'efficacité des prises en charge, à l'optimalisation des flux, des circuits et processus, ainsi qu'à la préservation d'un financement

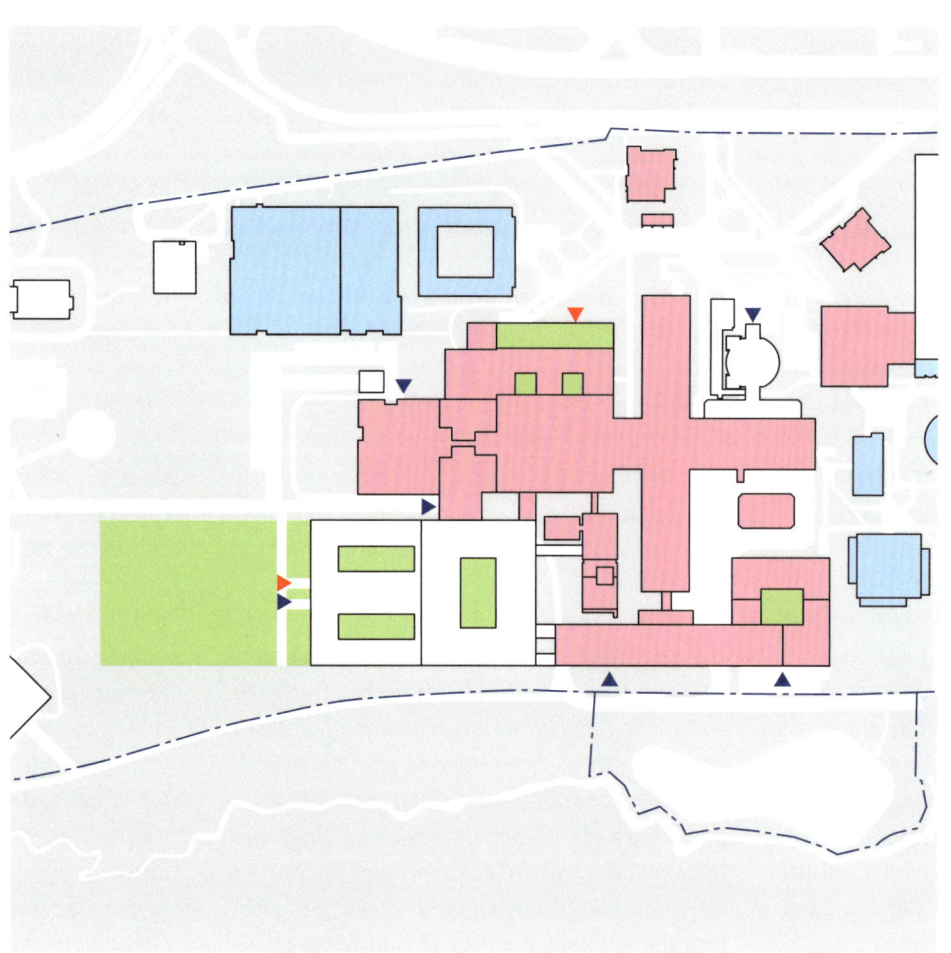

Plan masse de l'étude de faisabilité réalisée par les programmistes de JACOBS en 2007
*Mass plan from the feasibility study carried out by the JACOBS programmers in 2007*

spécifique. La vision médicale prévoit ainsi la construction d'une entité architecturale propre au nouvel Institut Jules Bordet afin d'assurer une individualisation et une identification appropriées aux activités de

soins oncologiques. Cette convergence, davantage urbaine qu'architecturale, doit néanmoins faciliter les échanges et circulations entre les deux institutions.

Un plan directeur est établi par le bureau de programmation JACOBS sur la base de cette vision médicale et de la convention-cadre signée en 2005. Il a pour objet la quantification précise des besoins propres à l'Institut et le positionnement de chaque secteur d'activités entre eux et avec les services d'Érasme. Il conditionne par exemple la hauteur des étages du New Bordet à ceux de l'hôpital afin de fluidifier la circulation d'un bâtiment à l'autre ; il impose la mutualisation du cyclotron et le positionne au milieu du nouveau complexe ; il installe le quartier opératoire du New Bordet en continuité avec celui d'Érasme ; il établit des connexions à l'interface du plateau technique (aile ouest) et de l'hôpital de jour d'Érasme afin de permettre aux patients de New Bordet de se rendre aisément de l'un à l'autre. Les surfaces consacrées aux différentes activités de l'IJB ont, de la même manière, été dimensionnées et organisées en tenant compte des économies de surface générées par les synergies projetées avec Érasme. Le besoin en lits a par exemple été évalué à 250 face aux 154 lits agréés dans l'ancien Institut Jules Bordet. Cette augmentation de la capacité d'accueil devait pouvoir absorber les activités oncologiques

anaesthesiology and the postanaesthetic care unit. On the science side, the whole of the oncological clinical research, in particular the oncological translational research labs, were asked to move to the new Institute, which was responsible for centralizing and coordinating research activity via an oncological data center housed in the heart of the new building.

Furthermore, this coming together should allow a multidisciplinary treatment of cancer patients while at the same time guaranteeing the autonomous development of the two institutions and the conservation of their separate identities. Indeed, it's about sharing certain services and equipment and developing synergies without actually destabilizing either institution. A strong identity for the Jules Bordet Institute is essential in stimulating the interest of patients, doctors, work-experience students, research projects but also benefactors. It's essential in maintaining an environment with a human touch that is perfectly adapted to cancer patients, the efficiency of treatments, the optimization of flows, circuits and processes, as well as the preservation of its specific financing structure. The medical project also imagined the construction of an architectural entity specific to the new Jules Bordet Institute in order to provide an individuality and an identity appropriate for oncological treatment. This convergence which is more about urban planning than architecture, should however facilitate exchange and movement between the two institutions.

A master plan was established by the JACOBS programming office based on this medical project and the framework agreement signed in 2005. Its aim was the precise quantification of the Institute's own needs and the positioning of each area of activity in relation to one another and the services at Erasmus. For example, the ceiling heights of the New Bordet matched those of the hospital in order

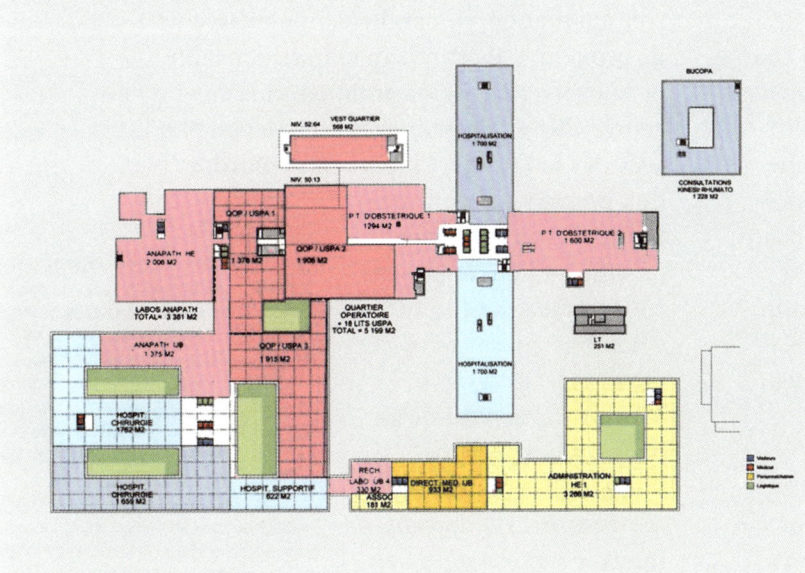

Plan du niveau 2 « État existant - État projeté », extrait de l'étude de faisabilité, JACOBS, 2007
*2nd floor plan "Existing state - Projected state," from the feasibility study, JACOBS, 2007*

to fluidify movement from one building to another; it fixed the sharing of the cyclotron and positioned it at the center of the new complex;

it coordinated the installation of the operating area with that of the Erasmus; it established connections at the interface of the technical facilities (west wing) and the Erasmus day-care center in order to allow patients in the New Bordet to move easily from one to another. The surface areas devoted to the different activities of the IJB were, in the same way, measured and organized by taking into account the savings in surface areas generated by the projected synergies with Erasmus. The bed count, for example, was estimated at 250 compared to 154 beds in the Old Jules Bordet. This increase in capacity was meant to take into account the moving of the oncological activity from Erasmus (one hundred beds), to anticipate the aging of the population, to address the increase in cancer cases, and to anticipate increased demand at the New Bordet. It also envisaged the increase in oncological day-care hospitalization, by planning for the addition of twenty-seven supplementary beds instead of the thirteen that existed in the Porte de Hal building.

The architectural and urban planning implications for such an ambitious medical plan appear in the different documents that formalized the coming together of the two institutions, the planning and the feasibility studies having been carried out by JACOBS. The framework agreement signed in 2005 shows us the administrative and organizational consequences: equal management by the ULB and the IRIS network of the new teaching center made up of the Erasmus teaching hospital and the comprehensive center for

réalisées à Érasme (100 lits), anticiper le vieillissement de la population, faire face à l'accroissement de l'incidence du cancer et répondre aux perspectives de croissance du New Bordet. Elle prévoit également le développement de l'hospitalisation oncologique de jour, en programmant l'ajout de 27 lits supplémentaires par rapport aux 13 qui existaient au sein des bâtiments de la porte de Hal.

L'implication architecturale et urbaine d'une telle ambition médicale apparaît dans les différents documents actant le rapprochement des deux institutions, dont l'étude de programmation et de faisabilité réalisée par JACOBS. La convention-cadre signée en 2005 nous indique pour sa part les conséquences administratives et organisationnelles : gestion paritaire par l'ULB et le réseau IRIS du nouveau pôle académique composé de l'hôpital académique Érasme et du centre intégré de lutte contre le cancer ; directions médicales spécifiques à chaque institution ; directions générale, administrative, logistique et financière de l'Institut Bordet à la charge des services de l'Hôpital Érasme ; convergence de tous les médecins consacrant leur activité à l'oncologie au sein d'une même équipe supervisée par l'IJB ; intégration à l'inverse des médecins réalisant une activité non oncologique dans les structures existantes d'Érasme et, enfin, uniformisation des statuts des médecins hospitaliers des deux institutions.

Ces principes organisationnels, tout comme les répartitions des surfaces et les mises en commun de services, ont néanmoins fait l'objet de négociations jusqu'au démarrage du chantier et même jusqu'à la livraison du New Bordet. La vision politique liée à la constitution d'un « pôle académique » qui aurait pour pièce maîtresse un cancéropôle intégré d'excellence n'allait pas de soi au départ et est restée fragile jusqu'à la construction du New Bordet. L'implication passionnée de quelques personnalités clés – dont Frédéric Coteur, directeur des infrastructures de l'IJB –, ainsi que la progression de la vision médicale et son étude de faisabilité par le biais d'une programmation détaillée, ont fait progresser sa crédibilité. Il faut également noter la tendance européenne à la constitution de ce type de pôle regroupant des centres hospitaliers distincts, plébiscité pour les mutualisations et les économies d'échelle mais aussi pour les coopérations et les synergies qu'il permet de mettre en place. Dans le cas d'un centre de lutte contre le cancer, plus la capacité d'accueil est élevée, plus le personnel soignant est amené à faire l'expérience de complications ou de formes rares de maladie, et plus il va être en capacité de réagir. Les études cliniques vont également pouvoir être démultipliées et aboutir à des découvertes fondamentales. Philippe Close, bourgmestre de la Ville de Bruxelles, soutient la vision d'un polycentrisme médical qui favorise ces regroupements à condition que soit maintenue, en parallèle, une médecine de proximité. Il estime ainsi indispensable de conserver des soins ambulatoires en centre-ville et, de manière générale, au plus près des habitants. Un patient de Bordet doit pouvoir recevoir une partie de son traitement ou effectuer des analyses à l'Hôpital Saint-Pierre s'il habite en centre-ville ou au CHU Brugmann s'il vit dans le nord-ouest de Bruxelles. Des permanences dédiées aux patients de l'IJB doivent pouvoir être assurées de manière quotidienne ou hebdomadaire au sein d'autres hôpitaux, ce qui implique de dématérialiser et de partager plus largement l'information patient entre les hôpitaux d'un même réseau. Selon Annemie Schaus, rectrice de l'ULB depuis 2020, cette vision suppose également de dépasser, au nom de la santé publique et au nom des liens historiques qui existent entre eux, une forme de concurrence qui oppose artificiellement les hôpitaux d'une même région.

L'un des fleurons de la médecine belge a ainsi quitté l'enceinte physique du territoire de la Ville de Bruxelles. Ce déménagement à Anderlecht aura cependant permis à la Région de Bruxelles-Capitale dans son ensemble de renforcer la qualité de son service de santé et de devenir une région encore plus hospitalière. Le projet médical a su s'ancrer dans un projet politique à même de le soutenir puis dans un projet architectural, qui incarne à son tour cette double ambition née il y a une vingtaine d'années.

1. Albert Claude, médecin belge travaillant à l'institut Rockefeller à New York et désigné directeur scientifique de l'IJB en 1950, et Henri Tagnon, médecin affilié au département de médecine du *Memorial Hospital, Sloan Kettering Institute* de New York jusqu'à sa nomination en 1953 à la tête du service de médecine et d'investigation clinique de l'IJB, ont, dès les années 1950, encouragé les jeunes médecins recrutés dans les différents services de l'Institut à se former au sein des institutions américaines pour s'imprégner des méthodes nouvelles, principalement développées aux États-Unis à cette époque. Voir Claude Gompel, « L'Institut Jules Bordet : son histoire et son avenir » dans *Revue Médicale de Bruxelles*, vol. 27, n° 3, juin 2006, pp. 191-197 (en ligne : www.amub-ulb.be/system/files/rmb/old/244).

2. « Comprendre le cancer, rechercher des indicateurs ou des marqueurs qui aideront au diagnostic et au traitement ou encore à l'évaluation du pronostic du patient sont les objectifs principaux de la recherche dite translationnelle. Ce type de recherches se fait le plus souvent sur des échantillons prélevés lors du diagnostic ou du traitement des patients, avec leur accord. Intégrée à la recherche clinique, la recherche translationnelle a pour ambition de concrétiser rapidement les découvertes faites au laboratoire dans les soins proposés aux patients » (www.bordet.be/index.php/fr/recherche).

3. La recherche clinique vise, par exemple, « à comparer plusieurs stratégies thérapeutiques ou à tester de nouvelles molécules dans des cancers où il n'existe pas de traitement suffisamment efficace à ce jour. La recherche clinique n'est possible qu'avec l'engagement des patients. Leur participation aux essais cliniques permet aux chercheurs de répondre à d'importantes questions de recherche qui serviront ensuite à d'autres patients » (www.bordet.be/index.php/fr/recherche).

the fight against cancer; medical management boards for each institution; general, administrative, logistic, and financial management of the Bordet Institute to be handled by the Erasmus Hospital services; grouping together all the doctors devoted to oncological activity at the heart of the same team supervised by the IJB; in reverse the integration of all the doctors with nononcological activity into the existing Erasmus structures, and, finally, the standardization of the status of hospital doctors in both institutions.

These organizational principles, just like the distribution of surface areas and the sharing of services, were, however, the object of negotiations right up until the start of the building work and even up to its completion. The political project for the creation of an "academic cluster," which would have at its heart a comprehensive cancerology center of excellence was not self-evident at first and remained uncertain until the construction of the New Bordet. The enthusiastic intervention of several key figures–including Frédéric Coteur, infrastructure director at the IJB, as well as the advancement of the medical project and its feasibility study, through a detailed program, bolstered its credibility. It must also be noted that there is a trend in Europe for creating this kind of hub, grouping together several medical centers, a popular model because of the sharing of resources and economies of scale, but also because of the cooperation and synergies that it creates. In the case of a cancer center, the higher the patient capacity, the more the healthcare workers are likely to be faced with complicated or rare forms of the illness, and the more they are able to react. The volume of clinical trials can also be increased, leading to significant discoveries. Philippe Close, the mayor of Brussels, supports this vision of a medical hub that encourages these connections on the condition that, in parallel, a qualitative local medicine is maintained. He considers it is essential to keep healthcare available and accessible in the city center and, in a general way, to be as close as possible

to the inhabitants. A Bordet patient must be able to receive some of his treatment, or to have tests carried out at the Saint-Pierre Hospital, if he lives in the city center, or at the Brugmann Hospital if he lives in northeast Brussels. An on-call service for IJB patients must be guaranteed on a daily or weekly basis at other hospitals, which means that digital records must be made available and that patient information must be shared between hospitals using the same network. According to Annemie Schaus, who has been the rector of the ULB since 2020, this project also expects that everyone rises above, in the name of public health and in the name of the historical links that exist between them, a sort of competitive spirit which could artificially set one hospital from the same area against another.

One of the jewels in the crown of Belgian medicine has therefore physically left the Brussels city area. This move to Anderlecht has however allowed the Region de Bruxelles-Capitale as a whole to strengthen and improve the quality of its health services and to become a region even more focused on healthcare. The medical project was able to become integrated with the political project, even supporting it through the architectural phase, which in its turn embodied this joint strategy launched over twenty years earlier.

1. Albert Claude, the Belgian doctor worked at the Rockefeller Institute in New York and was appointed scientific director of the IJB in 1950, and Henri Tagnon, a doctor affiliated to the medical department of the Memorial Hospital, Sloan Kettering Institute of New York until his nomination in 1953 to the head of medicine and clinical investigation at the IJB, encouraged, from the 1950s, young doctors appointed in the different services of the Institute to train at American institutions to learn the new methods that were being developed mainly in the United States during this period. See Claude Gompel, "L'Institut Jules Bordet : son histoire et son avenir" in Revue Médicale de Bruxelles 27, no. 3 (June 2006): 191-197, www.amub-ulb.be/system/files/rmb/old/244.

2. "Understanding cancer, researching the indicators or the signs which help diagnosis and or treatment or even the evaluation of the patient's prognosis, are the main objectives of so-called translational research. This type of research is most often made using samples taken during the diagnosis or the treatment of patients, with their approval. Combined with clinical research, translational research aims to quickly convert the discoveries made in the laboratory into treatment offered to the patients," www.bordet.be/index.php/fr/recherche.

3. Clinical research aims, for example, "to compare various therapeutic strategies or to test new molecules on cancers where no sufficiently effective treatment currently exists. Clinical research is only possible with the agreement of patients. Their participation in clinical trials allows researchers to answer important research questions which will then be useful for other patients," www.bordet.be/index.php/fr/recherche.

Le campus Érasme est situé sur la commune d'Anderlecht, à une dizaine de kilomètres du centre de Bruxelles et à quelques pas de la frontière entre la Région de Bruxelles-Capitale et la Région flamande. Il s'agit d'un des trois campus de l'Université Libre de Bruxelles, avec le Solbosch à Bruxelles-Ville et la Plaine à Ixelles. Siège de l'Université, le Solbosch abrite depuis les années 1920 les services centraux, les facultés des sciences humaines et l'École polytechnique de Bruxelles. Le campus de la Plaine accueille pour sa part la faculté des Sciences et la faculté de Pharmacie. Enfin, le campus Érasme est dédié à la santé. Il concentre l'Hôpital Érasme et le Pôle Santé consti-tué de la faculté de Médecine, de la faculté des Sciences de la Motricité, de l'École de Santé publique et du département santé de la Haute École Libre de Bruxelles (HELB).

Inauguré en 1977 et doté aujourd'hui d'une capacité de 1 048 lits, l'Hôpital Érasme est le premier bâtiment construit sur l'assiette foncière de ce qui deviendra le campus Érasme. La construction d'un hôpital académique de 1 500 lits et l'al-location correspondante d'un fonds du ministère de la Santé publique ont été actées dès 1968. Lors de la scission entre l'Université Libre de Bruxelles (ULB) et la *Vrije Universiteit Brussel* (VUB) dès l'année suivante, la capacité de l'hôpi-tal a été réduite à 900 lits pour l'ULB, les 600 restants devant être administrés

par la VUB sur le site de Jette. Le campus s'est par la suite agrandi par ajouts suc-cessifs de services et de bâtiments, sans réel plan global d'aménagement urbain. Il compte aujourd'hui une trentaine de bâtiments répartis sur environ 30 hec-tares. Un schéma directeur a été entrepris en 2007 afin de repenser l'organisation générale du site et les accès au campus.

Installé sur une parcelle disponible du campus, l'Institut Jules Bordet est l'un des derniers bâtiments à y avoir été construit. Il jouxte d'un côté l'hôpital et fait face, de l'autre, au vallon du Meylemeersch,

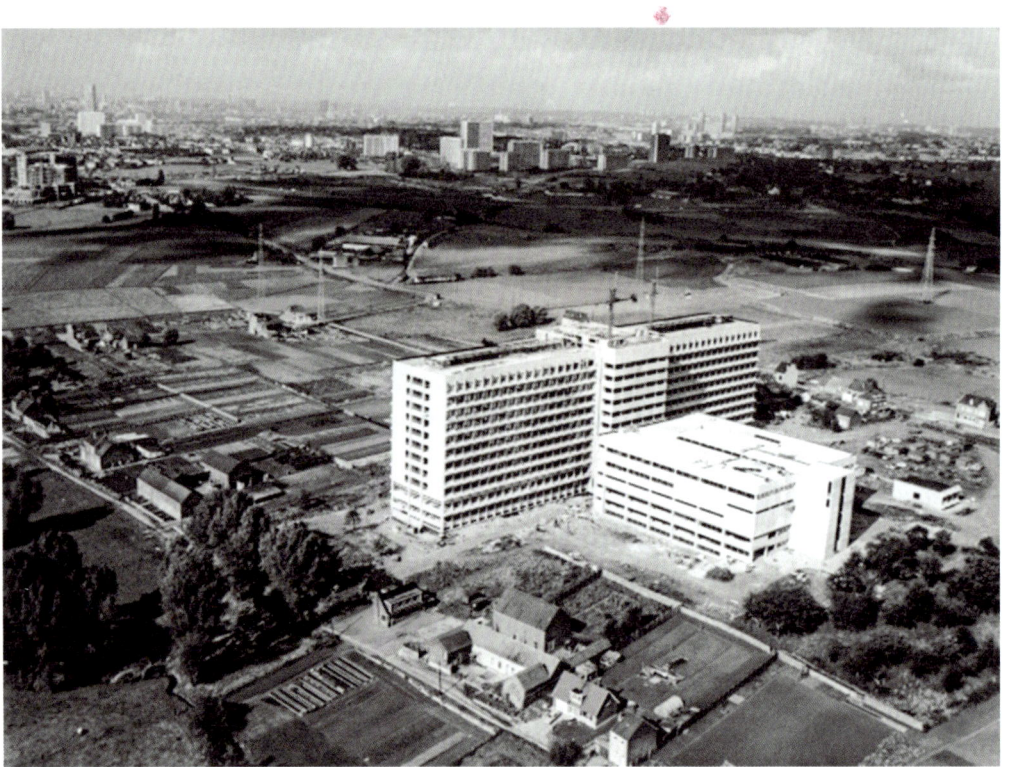

Chantier de l'Hôpital Érasme, 1975
*Construction of Erasmus Hospital, 1975*

un site classé caractéristique des pay-sages du Pajottenland, région agricole très fertile et vallonnée. Le New Bordet perd la proximité avec le centre-ville de Bruxelles mais gagne la vue et l'accès au grand paysage, plus apaisant pour les patients. Il rejoint également un campus de santé pluridisciplinaire ouvrant des

possibilités de collaboration avec l'hôpital académique, mais aussi avec un large panel de professions paramédicales : infirmiers, kinésithérapeutes, psychomotriciens, etc. Cette proximité permettra à terme de renforcer et d'enrichir la prise en charge globale de la maladie déjà pratiquée par l'Institut Jules Bordet pendant ou après le traitement d'un cancer. Son rapproche-ment avec l'ULB laisse en outre envisager le développement de projets ambitieux à la croisée de l'oncologie, de la technologie, du droit et des sciences de l'économie : tout un environnement propice à la consolida-tion d'un cancéropôle intégré d'excellence.

## LE NEW BORDET FACE AU NEW ÉRASME

Au départ des discus-sions, le New Bordet était imaginé au plus près d'Érasme, presqu'accolé, afin de maximiser les connexions et conver-gences entre services. Fournie à titre indicatif en annexe au règle-ment du concours d'architecture lancé en 2007 pour « illus-trer » le programme et « vérifier qu'il existait au moins une solu-tion satisfaisante d'implantation de l'Institut sur le site d'Anderlecht »[1], l'étude de faisabilité schématise un complexe hospitalier unifié composé des nouveaux bâtiments de Bordet encerclant les bâti-ments existants d'Érasme avec, en son centre, l'édifice abritant le cyclotron et le PET scan. Même si ce schéma n'illustre qu'une hypothèse d'implantations par-mi d'autres, il met en évidence l'étroite

*T*he Erasmus campus is located in the municipality of Anderlecht, about ten kilometers from the center of Brussels and close to the border between the Region de Bruxelles-Capitale and the Flemish Region. It's one of the three campuses of the Université Libre de Bruxelles, along with Solbosch in Brussels and La Plaine in Ixelles. Solbosch, the university HQ since 1920, houses the main central services, the human science faculty, and the Brussels polytechnic school. The campus at La Plaine houses the Science faculty, and the Pharmacy faculty. And, finally, the Erasmus campus is dedicated to healthcare. It brings together the Erasmus Hospital and the Health Hub, consisting of the medical faculty, the Science and Mobility faculty, the Public Health School and the health department of the Haute École Libre de Bruxelles (HELB).

Opened in 1977 with a current capacity of 1'048 beds, the Erasmus Hospital was the first building built on the parcel of land which would become the Erasmus Campus. The creation of a teaching hospital with 1'500 beds and a corresponding allocation of funds from the Public Health ministry was approved in 1968. During the split between the Université Libre de Bruxelles (ULB) and the Vrije Universiteit Brussel (VUB) the following year, the hospital capacity was reduced to 900 beds for the ULB. The remaining 600 were managed by the VUB at the Jette site. The campus subsequently expanded with the addition of services and buildings, without an overall urban management plan. Today, there are about thirty different buildings spread over approximately thirty hectares. An overall strategy plan was adopted in 2007 in order to rethink the general organization of the site and the access points to the campus.

Situated on a free parcel of land on the campus, the Jules Bordet Institute is one of the most recent buildings to have been built. On one side it is adjacent to the hospital and on the other it faces the Meylemeersch valley, a protected area typical of Pajottenland countryside, a fertile, rolling agricultural area. The New Bordet loses its closeness to Brussels city center but gains with its views over, and access, to a greater landscape, which is a more quiet environment for the patients.

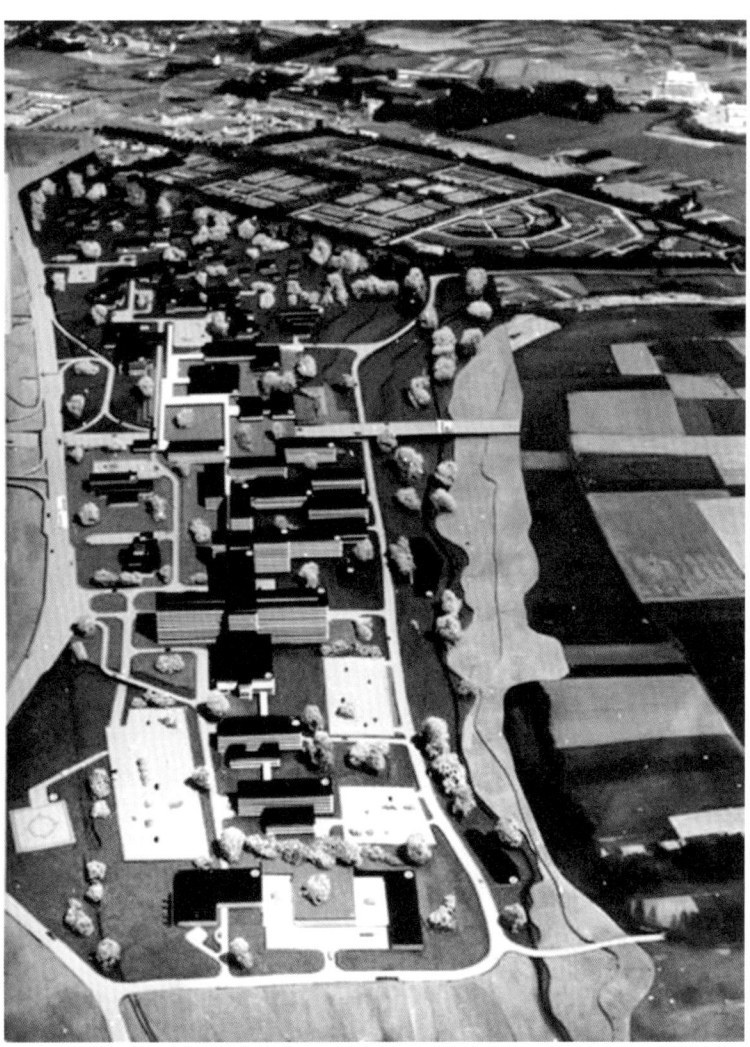

Maquette du campus Érasme à Anderlecht
Model of the Erasmus Campus in Anderlecht

It also links up with a multidisciplinary health campus, which opens up the possibilities of collaboration with the teaching hospital but also with a wide range of paramedical professions: nurses, physiotherapists, psychometricians, etc. This proximity will also eventually strengthen and enhance the comprehensive treatment of patients, already provided by the Jules Bordet Institute, during or after a cancer treatment. Its rapprochement with the ULB furthermore opens up the possibilities of the development of ambitious projects that combine oncology, technology, law, and science economy: a favorable environment for the consolidation of a comprehensive cancer center of excellence.

### THE NEW BORDET FACED WITH THE NEW ERASMUS

At the beginning of the discussions, it was thought that the New Bordet would be closer to the Erasmus, almost contiguous to it, in order to maximize the exchanges and participation between services. Provided for information purposes only, as an annex to the instructions for the architectural competition launched in 2007, in order to "illustrate" the project and to "check that there was at least a satisfactory solution for the establishment of the Institute at the Anderlecht site,"[1] the feasibility study outlined a unified medical center made up of the new Bordet buildings surrounding the existing Erasmus buildings with, at its center, the structure housing the cyclotron and the PET scan. Even if this outline only showed a hypothetical plan amongst others, it underlined the close proximity that was hoped for between the two institutions. On the other hand, the difference between the proposed and the actual site of the Jules Bordet Institute symbolizes the distance that they had to, or had decided to take as the project, and the feasibility studies, technical, logistical, and financial, progressed. Several factors can explain this gradual

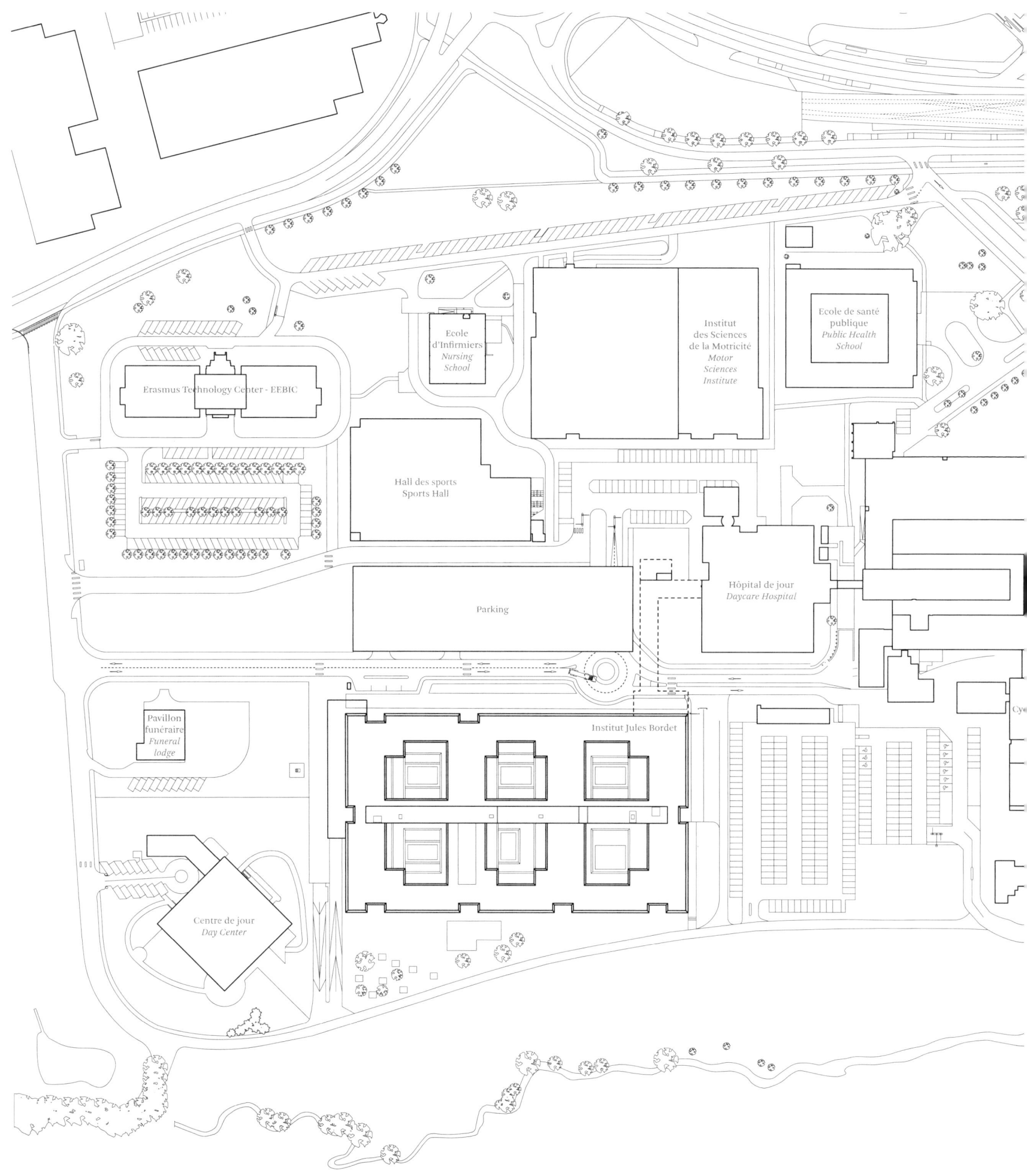

Erasmus Technology Center - EEBIC

Ecole d'Infirmiers
*Nursing School*

Institut
des Sciences
de la Motricité
*Motor
Sciences
Institute*

Ecole de santé
publique
*Public Health
School*

Hall des sports
Sports Hall

Hôpital de jour
*Daycare Hospital*

Parking

Pavillon
funéraire
*Funeral
lodge*

Institut Jules Bordet

Cy

Centre de jour
*Day Center*

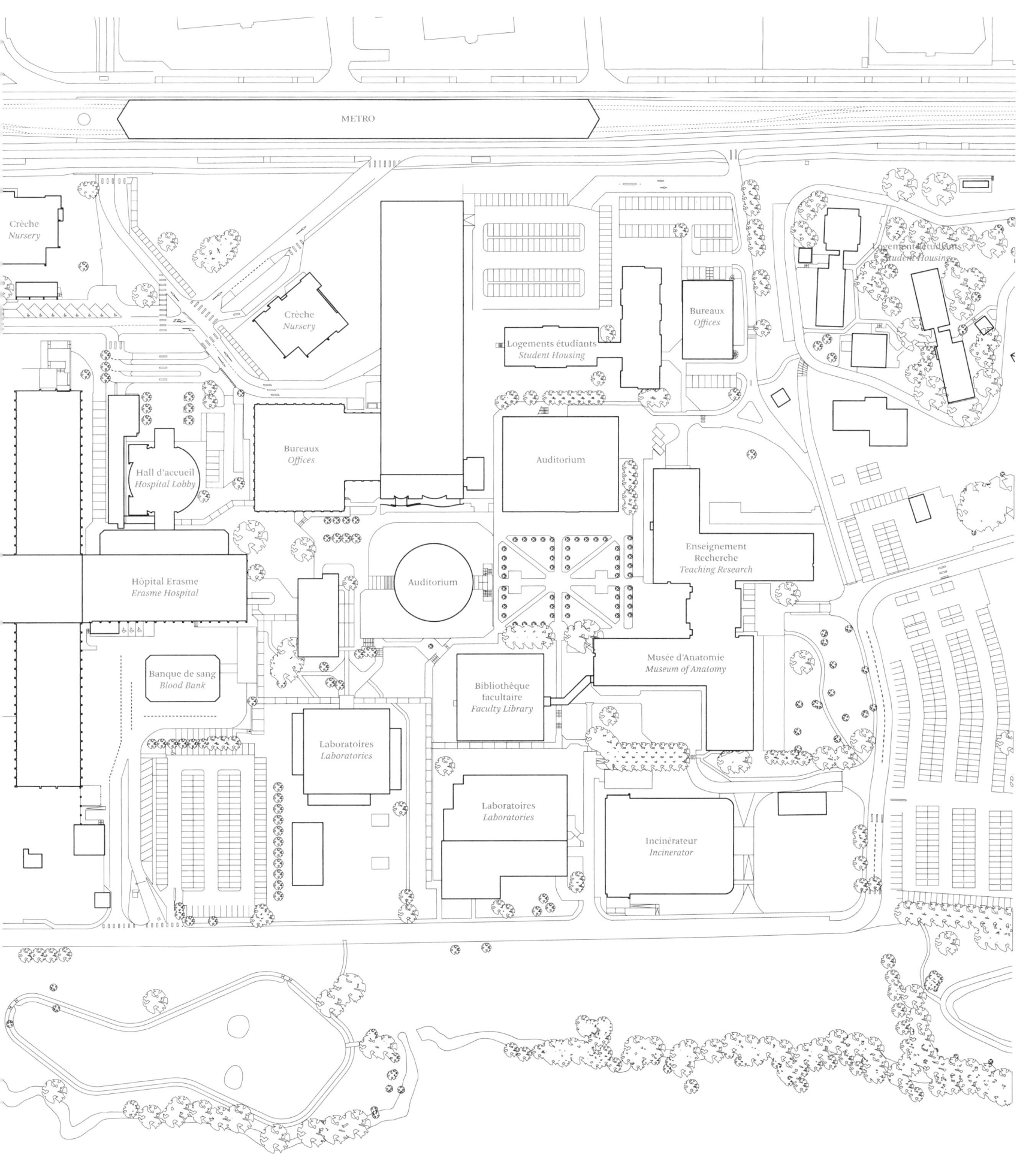

METRO

Crèche
*Nursery*

Crèche
*Nursery*

Logements étudiants
*Student Housing*

Bureaux
*Offices*

Logements étudiants
*Student Housing*

Bureaux
*Offices*

Hall d'accueil
*Hospital Lobby*

Auditorium

Enseignement
Recherche
*Teaching Research*

Hôpital Erasme
*Erasme Hospital*

Auditorium

Banque de sang
*Blood Bank*

Musée d'Anatomie
*Museum of Anatomy*

Bibliothèque
facultaire
*Faculty Library*

Laboratoires
*Laboratories*

Laboratoires
*Laboratories*

Incinérateur
*Incinerator*

proximité alors souhaitée entre les deux institutions. À l'inverse, l'écart de positionnement entre ce qui avait été prévu et la localisation actuelle du nouvel Institut Jules Bordet symbolise les distances qu'elles ont dû ou qu'elles ont décidé de prendre au fur et à mesure de l'avancement du projet et des études de sa faisabilité, à la fois technique, logistique et financière.

Plusieurs éléments peuvent expliquer ce détachement progressif : la vision médicale aurait tardé à se concrétiser sur le plan administratif et politique ; les services d'Érasme n'auraient pas été prêts à mettre autant en commun et, enfin, certaines convergences se seraient révélées non profitables aux activités de l'Institut Jules Bordet… Son déplacement de quatre-vingt mètres vers l'ouest est en réalité essentiellement dû à l'irruption, en cours de conception du New Bordet, d'un projet d'extension pour Érasme, dont la construction remonte alors à trente-cinq ans. Intitulé *New Érasme* et acté en 2013, ce projet implique la réserve d'une assiette foncière assez vaste à proximité de l'hôpital afin de construire à terme 80 000 m² de surfaces d'hospitalisation outre les 30 000 m² de surfaces logistiques déjà planifiés. Le plan directeur élaboré pour le New Érasme prévoit le déplacement de tous les services hospitaliers dans de nouveaux locaux et la reconversion des anciens bâtiments en locaux facultaires, chambres et bureaux. La construction des bâtiments communs à Érasme et Bordet sont reportés et les connexions aux services actuels abandonnées. Le nouvel Institut Jules Bordet doit dès lors reculer mais aussi absorber toute une série de surfaces lui permettant d'être autonome

face au New Érasme, dont la construction demeure incertaine. Cette autonomie est toutefois relative, l'objectif étant à terme de constituer une unité technique et géographique rassemblant le New Bordet et des bâtiments neufs et anciens de l'Hôpital Érasme. Les étages des différents édifices ont par exemple dû rester de niveau et les circulations d'une unité à l'autre être anticipées.

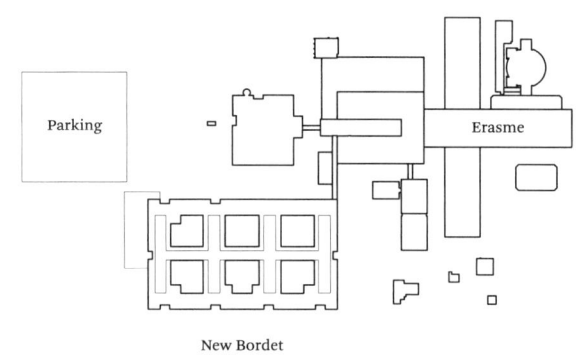

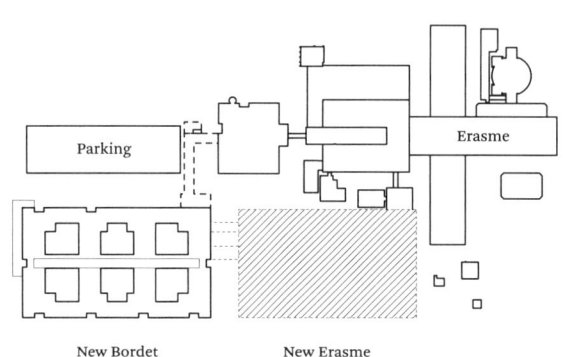

Déplacement de 80 m (30 + 50 m) du bâtiment du nouvel Institut Jules Bordet, 2013
*Relocation 80 m (30 + 50 m) away of the new Jules Bordet Institute building, 2013*

En 2022, le New Bordet est toujours en attente du New Érasme, comme le montrent les réservations visibles sur la façade est. Le projet ne se déployant pas aussi vite que prévu, il a en effet fallu

prévoir la possibilité de futures connexions via des passerelles pouvant être directement reliées aux façades du New Bordet. Un tunnel reliant les sous-sols de chaque hôpital a également été construit, afin de faciliter, pendant le temps de latence avant la concrétisation du New Érasme, les transferts de patients, de matériels et de personnels. Toutes ces modifications, survenues parfois très tardivement, au début voire à la fin du chantier, illustrent les difficultés de coordination entre deux entités qui ont longtemps conservé leur propre agenda malgré la perspective médicale de les unifier. La concrétisation politique de ce rapprochement ne s'est quant à elle produite que début 2022 parallèlement à l'inauguration et à la mise en route du New Bordet.

L'HUB : UNE CONCRÉTISATION POLITIQUE TARDIVE

L'Hôpital universitaire de Bruxelles (HUB) – regroupant l'Institut Jules Bordet, l'Hôpital universitaire Érasme et l'Hôpital universitaire des Enfants Reine Fabiola (HUDERF) – a été officiellement constitué le mardi 28 septembre 2021 devant notaire. Son conseil d'administration, présidé par Renaud Witmeur et composé des autorités de la Ville de Bruxelles et de l'ULB, de représentants d'Érasme, de Bordet et de l'HUDERF ainsi que de deux administrateurs indépendants, a été désigné dans la foulée, le vendredi 1er octobre 2021. L'HUB est l'aboutissement de plus de quinze années d'évolution simultanée de la médecine et des instances politiques bruxelloises. Quinze années aussi de projet et de construction du New Bordet, un bâtiment de 80 000 m² qu'il s'agit désormais de faire fonctionner.

distancing: the medical plan would have been delayed at the administrative and political levels; the Erasmus services would not have been ready to share so much, and, finally, certain convergences would have been shown to be detrimental to the Jules Bordet Institute activities. … Moving it eighty meters to the west was in reality essentially due to the sudden announcement, during the planning of the New Bordet, of an extension plan for Erasmus, whose construction dated back thirty-five years. Called the New Erasmus and approved in 2013, this project involved the reserving of a rather large plot of land next to the hospital in order to eventually build 80'000 square meters of hospital space as well as the 30'000 square meters of logistical space already planned. The master plan prepared for the New Erasmus envisaged moving all the hospital services into a new building and the reconversion of the old buildings into faculty rooms, bedrooms, and offices. The construction of the shared buildings for Erasmus and Bordet were postponed and the link-up with the current services abandoned. The New Jules Bordet Institute had to therefore move but also be able to absorb a whole series of functions which would allow it to be autonomous in relation to the New Erasmus, whose construction remained uncertain. This autonomy was however relative, the end objective being to establish a technical unit bringing together the New Bordet and the old and new buildings of the Erasmus Hospital, in the same area. The ceilings of the different buildings for example

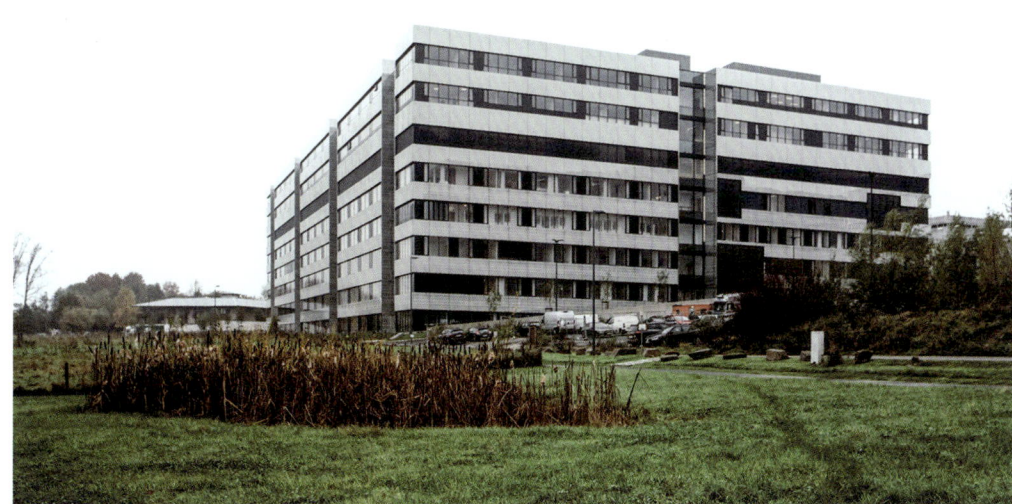

should remain at the same height, anticipating movement from one unit to another.

In 2022 the New Bordet was still waiting for the New Erasmus, as shown by the visible reservations on the eastern façade. As the project was not developing as quickly as anticipated, there was in effect a need to anticipate the possibility of future links between the two buildings via walkways which could be directly connected to the New Bordet façades. A tunnel connecting the basements of each hospital also had to be built, in order to facilitate, during the time while the New Erasmus project was awaiting finaliza-

tion, the transfer of patients, materials, and personnel. All these modifications, sometimes coming late in the day, at the beginning or even at the end of the construction work, illustrate the difficulties of coordination between the two institutions, who for a long time kept to their own agenda despite the prospect of a medical merger. The actual political agreement for this merger was only itself agreed at

the beginning of 2022 at the same time as the New Bordet opened and began functioning.

THE HUB:
A DELAYED POLITICAL MATERIALIZATION

The Brussels University Hospital (HUB)–which includes the Jules Bordet Institute, the Erasmus University Hospital and the Queen Fabiola Children's University Hospital (HUDERF)–was officially legally created on Tuesday September 28th, 2021. Its board of directors, chaired by Renaud Witmeur and made up of representatives from the city of Brussels and the ULB, Erasmus, Bordet, and the HUDERF as well as two independent administrators, was confirmed very soon afterwards on Friday October 1st, 2021. The HUB was the result of more than fifteen years of evolution, both medical and political. Also, the result of fifteen years of the New Bordet construction project, an 80,000-square-meters building that was now ready to be put to work.

The HUB is a medical partnership which conforms to article 8 of the royal decree of January 30th, 1989 which "defined the authorized complementary standards of hospitals and hospital services, defining the object of hospital partnerships and the specific standards that they must respect."[2] It took the legal form of an Hospital Asbi,[3] conforming to article 135/1, ss1st, 3 degree, of the organic law for public centers for social action of July 8th, 1976. It's a private legal form but applies to public services by offering to provide services,

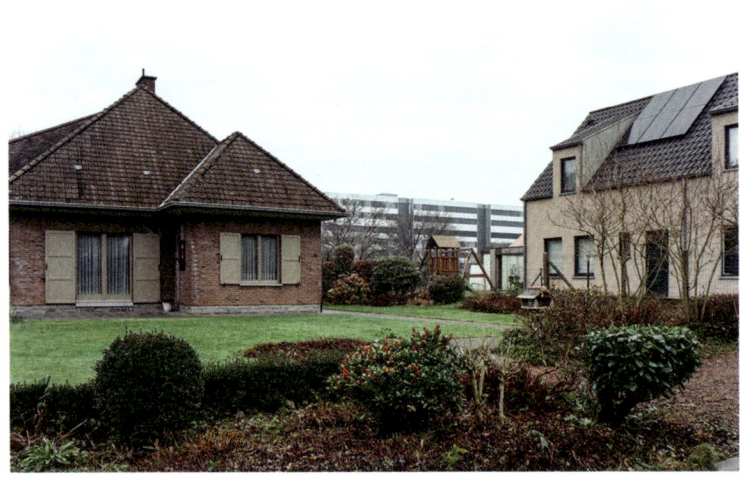

L'HUB est un groupement hospitalier au sens de l'article 8 de l'arrêté royal du 30 janvier 1989 « fixant les normes complémentaires d'agrément des hôpitaux et des services hospitaliers, et précisant l'objet des groupements d'hôpitaux et les normes particulières qu'ils doivent respecter »[2]. Il prend la forme juridique d'une asbl[3] hospitalière, au sens de l'article 135/1, § 1er, 3°, de la loi organique des centres publics d'action sociale du 8 juillet 1976. Il est de droit privé mais exerce une mission de service public en contribuant à offrir des services, disciplines ou équipements pour répondre aux besoins de la population et améliorer la qualité des soins. Cette asbl a pour objet le pilotage stratégique et opérationnel du groupement dans le but de « participer au développement d'une nouvelle référence de soins hospitaliers publics à l'échelle internationale, à même de rencontrer des objectifs de santé publique ambitieux tant sur le plan de la garantie de soins de haute qualité pour tous, que sur celui de l'enseignement et de la recherche »[4].

L'HUB, tel qu'il est actuellement constitué, n'est pas à proprement parler une fusion puisque chaque entité conserve sa personnalité juridique et ses sources de financement. L'Institut Jules Bordet reste

un hôpital public bicommunautaire, rattaché à l'autorité de la Région Bruxelles-Capitale. L'Hôpital Érasme est toujours financé par la Communauté française ou Fédération Wallonie-Bruxelles, sachant qu'en Belgique aucun hôpital universitaire n'est bicommunautaire. Cependant, au niveau du HUB, seuls un comité de direction et un comité scientifique ont été maintenus. Un certain nombre de services de support, comme le service informatique, la pharmacie et la logistique, ont également été mis en commun afin de fluidifier le fonctionnement de ce groupement qui compte désormais 1 420 lits d'hospitalisation et plus de 6 000 membres du personnel.

Chaque hôpital conserve également son nom et la possibilité de communiquer sous sa marque. De l'avis partagé d'une série d'acteurs, comme par exemple l'Association Jules Bordet (anciennement Amis de l'Institut Jules Bordet), et comme cela a déjà été soulevé lors de la signature de la convention-cadre de 2005, il est en effet indispensable de préserver la spécificité de l'Institut Jules Bordet et de ne pas le dissoudre dans un ensemble plus grand, notamment pour continuer à attirer subventions et dons. À la seule différence que, désormais, le nom « Institut Jules Bordet » ne va plus seulement renvoyer à un bâtiment ou à un site – en l'occurrence le nouveau bâtiment situé à Anderlecht – mais plus largement à l'ensemble de l'activité oncologique du HUB répartie entre les trois hôpitaux.

Les Amis de l'Institut Jules Bordet, principal donateur et bras financier de la recherche au sein de l'Institut Jules Bordet, ont ainsi dû modifier leurs statuts pour pouvoir financer de manière plus large la recherche oncologique du HUB. Ils en ont profité pour changer de nom, comme une manière de consolider le lien de l'association à Jules Bordet, la figure, l'homme, quoiqu'il advienne à l'avenir de la marque « Institut Jules Bordet ».

Doté d'une nouvelle architecture, installé au sein d'un nouveau paysage et incorporé à un nouvel organe décisionnaire, l'Institut Jules Bordet va pouvoir travailler à renforcer son envergure aux niveaux européen et international. S'il reste un centre relativement modeste de par sa capacité d'accueil en comparaison avec d'autres cancéropôles européens[5], il est désormais en mesure de peser, grâce à ses nouvelles infrastructures de recherche, ses technologies de pointe et ses synergies avec d'autres services médicaux, sur le dépistage et le traitement des tumeurs rares. Il va notamment pouvoir contribuer de manière encore plus déterminante à la mise au point de techniques et de médicaments spécifiques et ciblés, limitant les effets secondaires et augmentant les chances de rémission. Enfin, il va pouvoir relever certains défis comme le financement et l'accessibilité aux traitements hyper-spécifiques aux faibles débouchés commerciaux.

1. Règlement du Concours n° NIBI 01/0, annexe 5, JACOBS, p. 37.

2. Voir etaamb.openjustice.be/fr/arrete-royal-du-30-janvier-1989_n2018014674.html.

3. Association sans but lucratif au sens du Code des Sociétés et des Associations.

4. L'« Hôpital universitaire de Bruxelles », nouvelle référence en matière de soins hospitaliers publics, 5 octobre 2021, actus.ulb.be/fr/actus/institution-et-engagements/l'«hopital-universitaire-de-bruxelles»-nouvelle-reference-en-matiere-de-soins-hospitaliers-publics.

5. L'Institut Gustave Roussy de Villejuif a par exemple une capacité de 604 lits et places en hospitalisation de jour.

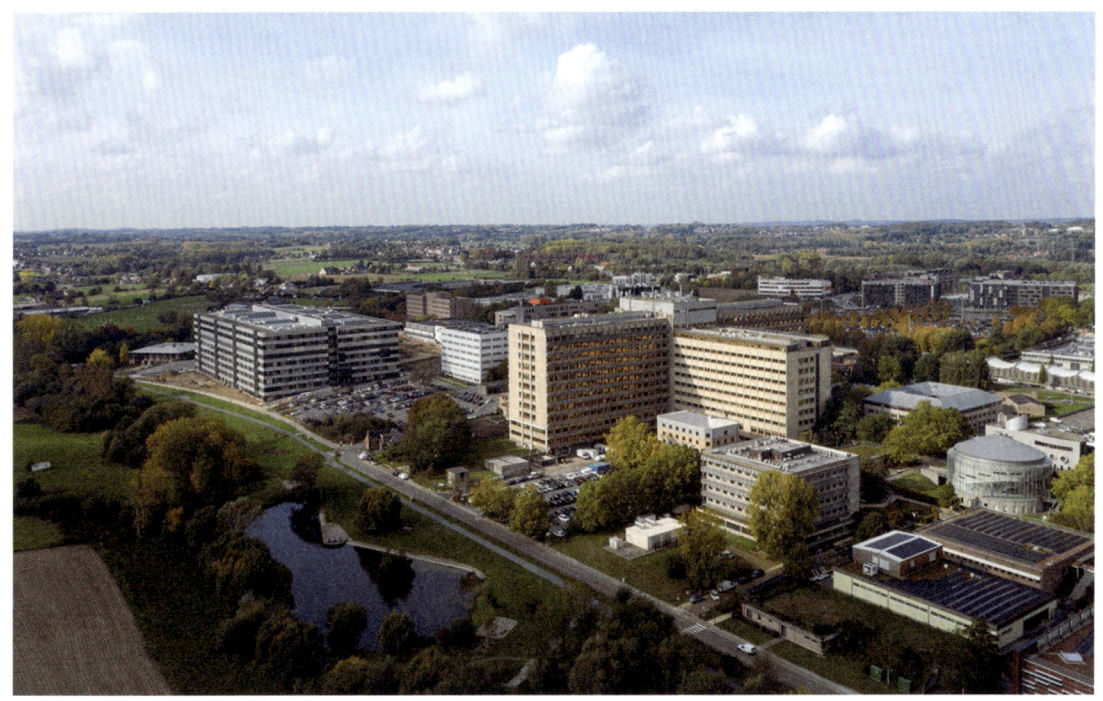

*financial arm for research at the heart of the Jules Bordet Institute, have thus had to adjust their status in order to be able to finance in a broader way the oncological research of the HUB. They used this occasion to change their name as a way of strengthening the associative link to Jules Bordet, the personality, the man, whatever might happen in the future to the "Jules Bordet Institute" brand.*

*Provided with a new building, set up at the heart of a new environment and part of a new decision-making body, the Jules Bordet Institute can now begin work to consolidate its European and international stature. If it remains a relatively small center measured by bed capacity, compared to other European cancer centers,[5] it is now, thanks to its new research infrastructure, its cutting-edge technology and its synergies with other medical services, able to work seriously on the detection and treatment of rare tumors. It will in particular be able to contribute in an even more significant way to the technical development of specific targeted treatments to limit side effects and improve the chances of remission. Finally, it will be able to meet certain challenges, such as the financing and availability of hyperspecific treatments with limited commercial opportunities.*

skills, or equipment to satisfy the needs of the population and to improve healthcare quality. The aim of this Asbi was to guide the strategy and operations of the group with the goal of "contributing to the development of a new model of public hospital healthcare on an international scale, to meet ambitious standards in public healthcare, as much as for the guarantee of high-quality healthcare for all, as for teaching and research."[4]

The HUB, as it is currently structured, is not, strictly speaking, a merger, because each entity retains its own legal status and financial resources. The Jules Bordet Institute remains a public hospital serving the two linguistic communities under the authority of the Region Bruxelles-Capitale. The Erasmus Hospital is still financed by the French speaking community or the Fédération Wallonie-Bruxelles, in the knowledge that no university hospital in Belgium serves both linguistic communities. However, at the HUB level, only a management board and a scientific board have been maintained. A certain number of support services, such as IT, pharmacy, and logistics have also

been set up as shared functions in order to improve work flows for this partnership, which is now made up of 1'420 hospital beds and more than 6'000 staff members.

Each hospital also keeps its own name and the possibility of using its own communications branding. It's the shared opinion of a number of actors, for example the Jules Bordet Association (previously the Friends of the Jules Bordet Institute), and as was already raised during the signing of the framework agreement in 2005, that it is in effect essential to maintain the distinctive character of the Jules Bordet Institute and not to dilute it as part of a larger entity, particularly in order for it to continue to attract grants and donations. The only difference now being that the name "Jules Bordet Institute" will not only refer to a building or a site–namely the new building in Anderlecht– but more widely to the oncological activity of the HUB shared between the three hospitals. The Friends of the Jules Bordet Institute, the main donor and

1. Competition instructions n° NIBI 01/0, annexe 5, JACOBS, p. 37.

2. See etaamb.openjustice.be/fr/arrete-royal-du-30-janvier-1989_n2018014674.html.

3. A nonprofit association conforming to the code for businesses and associations.

4. The "University Hospital of Brussels," a new model in public healthcare, October 5th, 2021, actus.ulb.be/fr/actus/institution-et-engagements/l«hopital-universitaire-de-bruxelles»-nouvelle-reference-en-matiere-de-soins-hospitaliers-publics.

5. The Gustave Roussy Cancer Campus Grand Paris in Villejuif has, for example, a capacity of 604 beds and places in day hospitalization.

# Cinq printemps, quatre hivers
## *Five Springs, Four Winters*

MARC DETIFFE

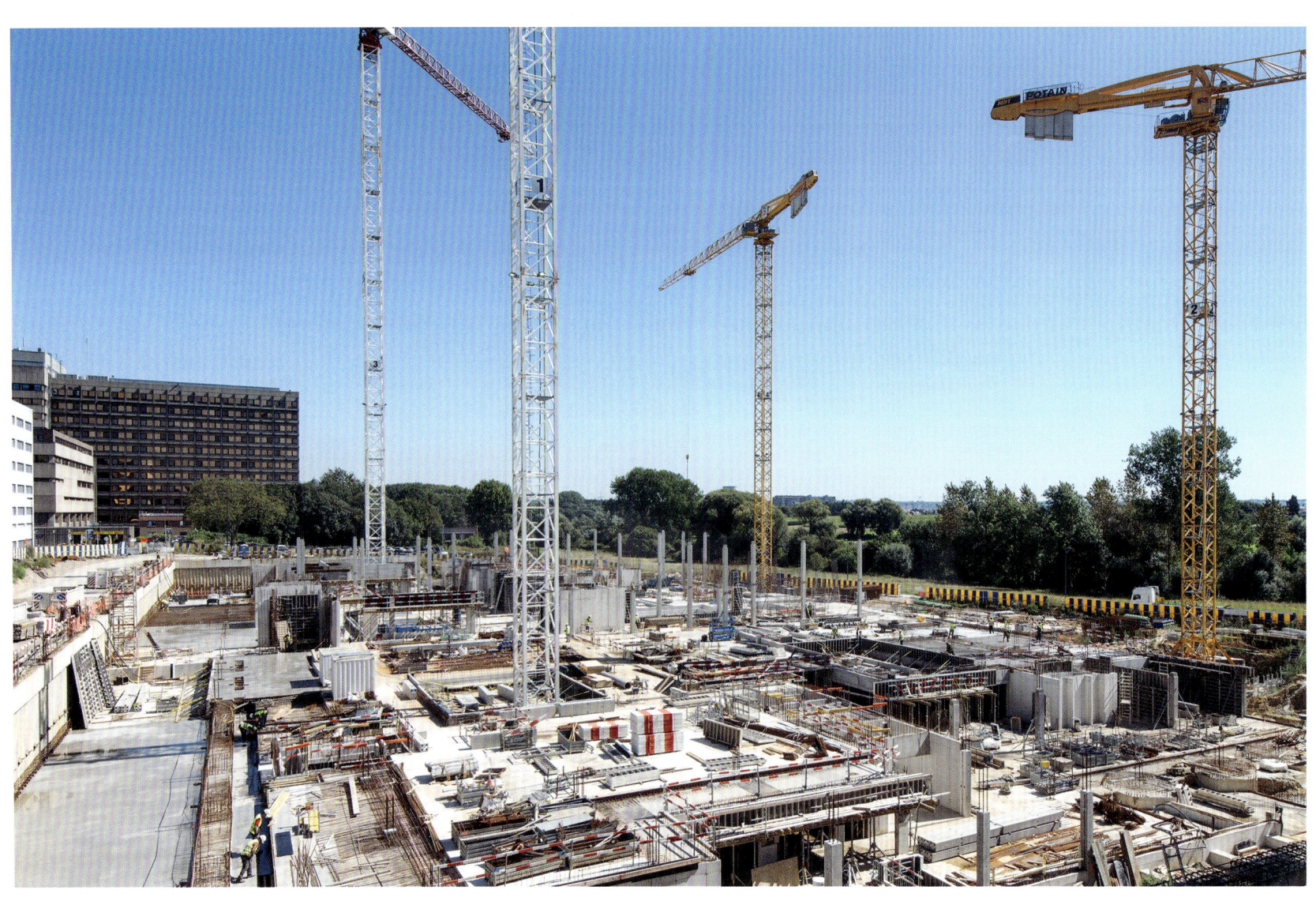

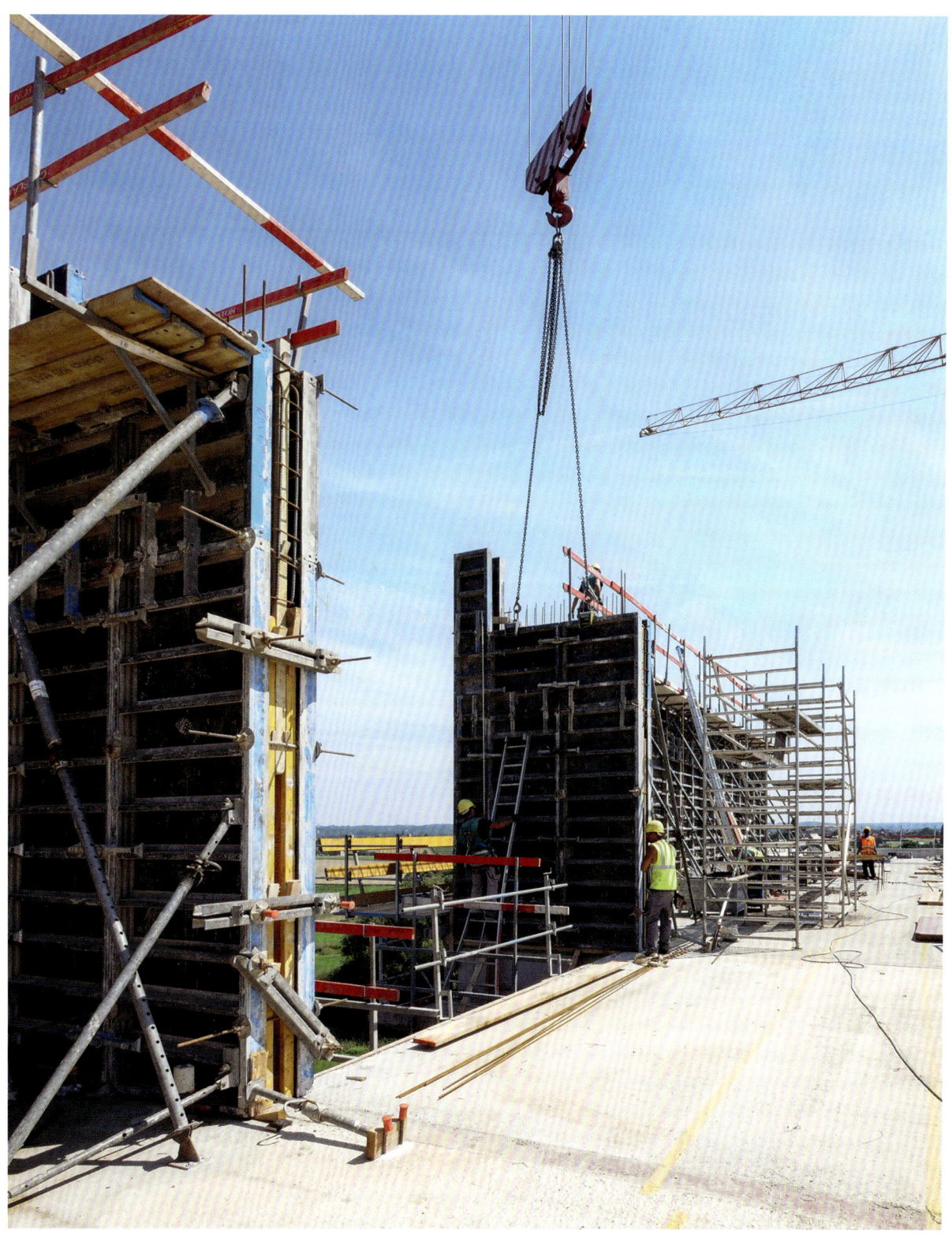

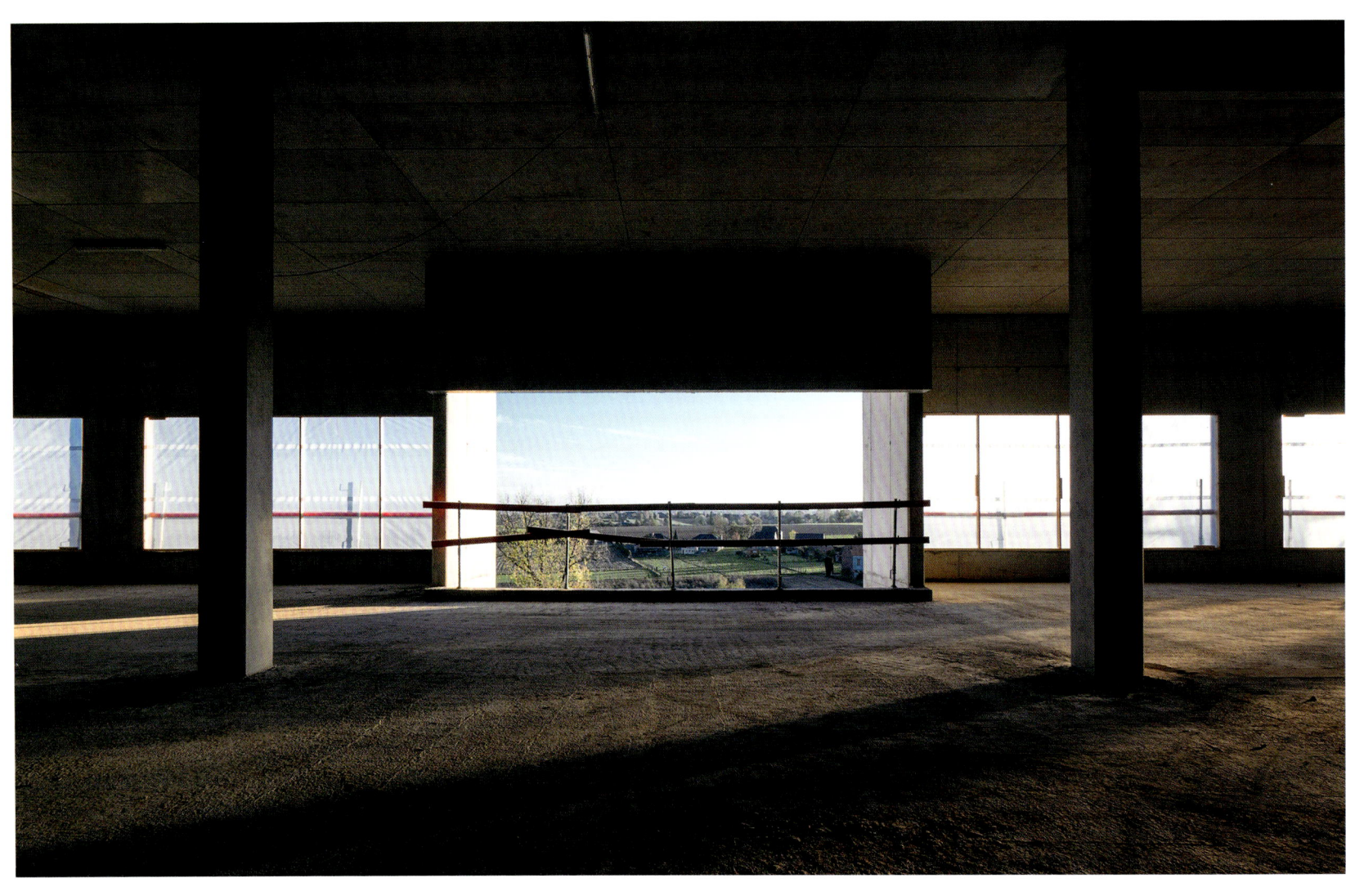

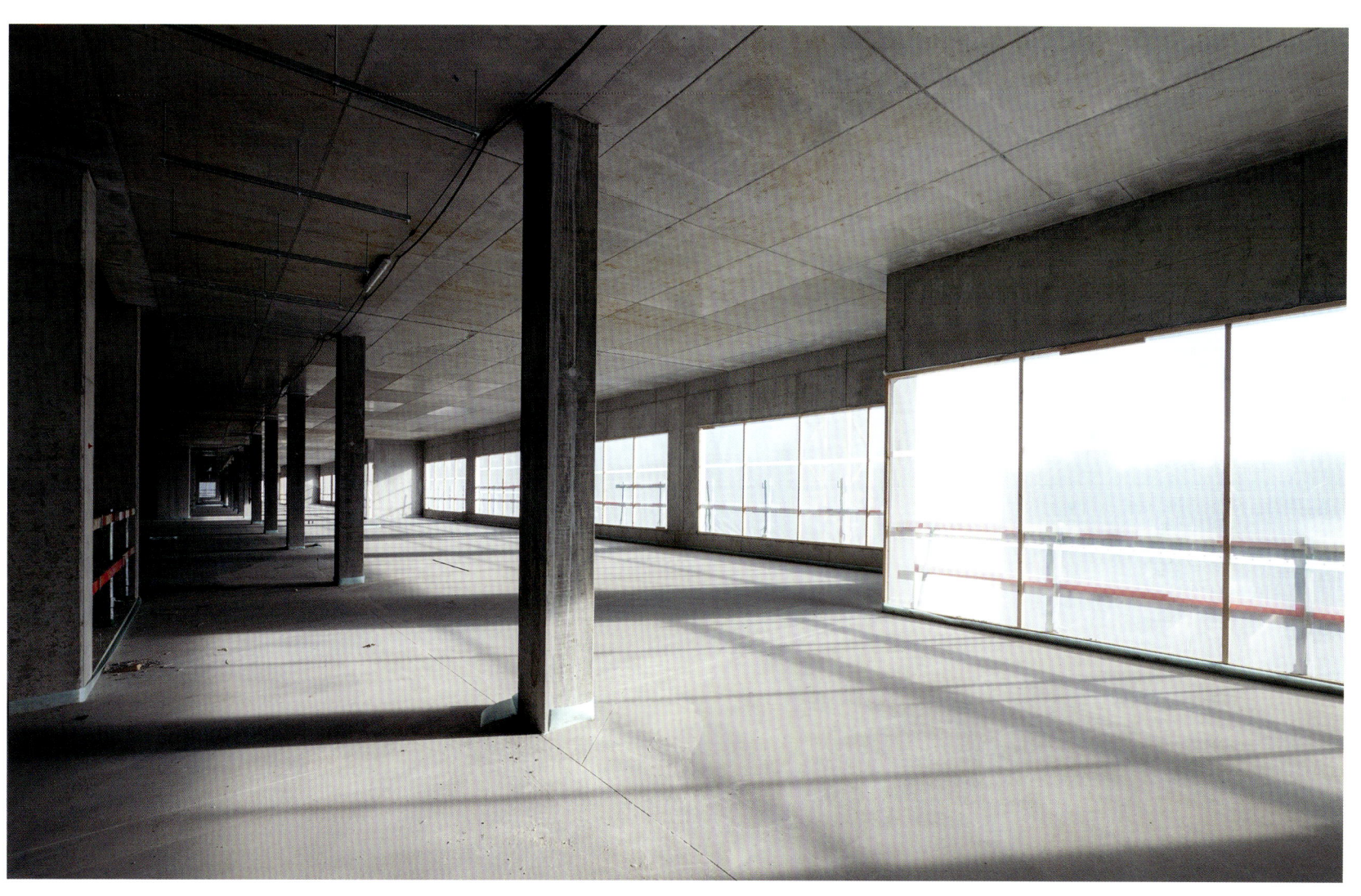

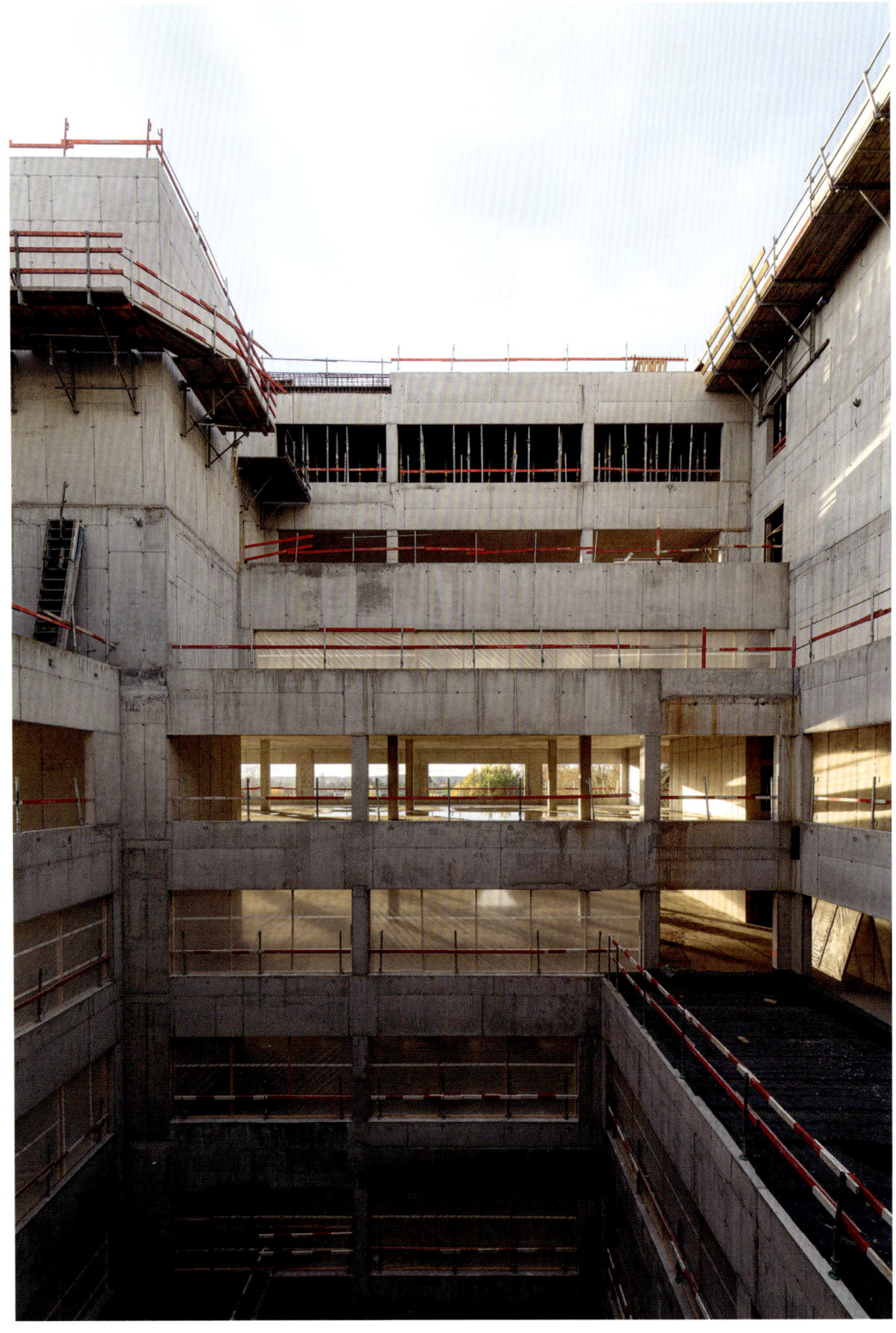

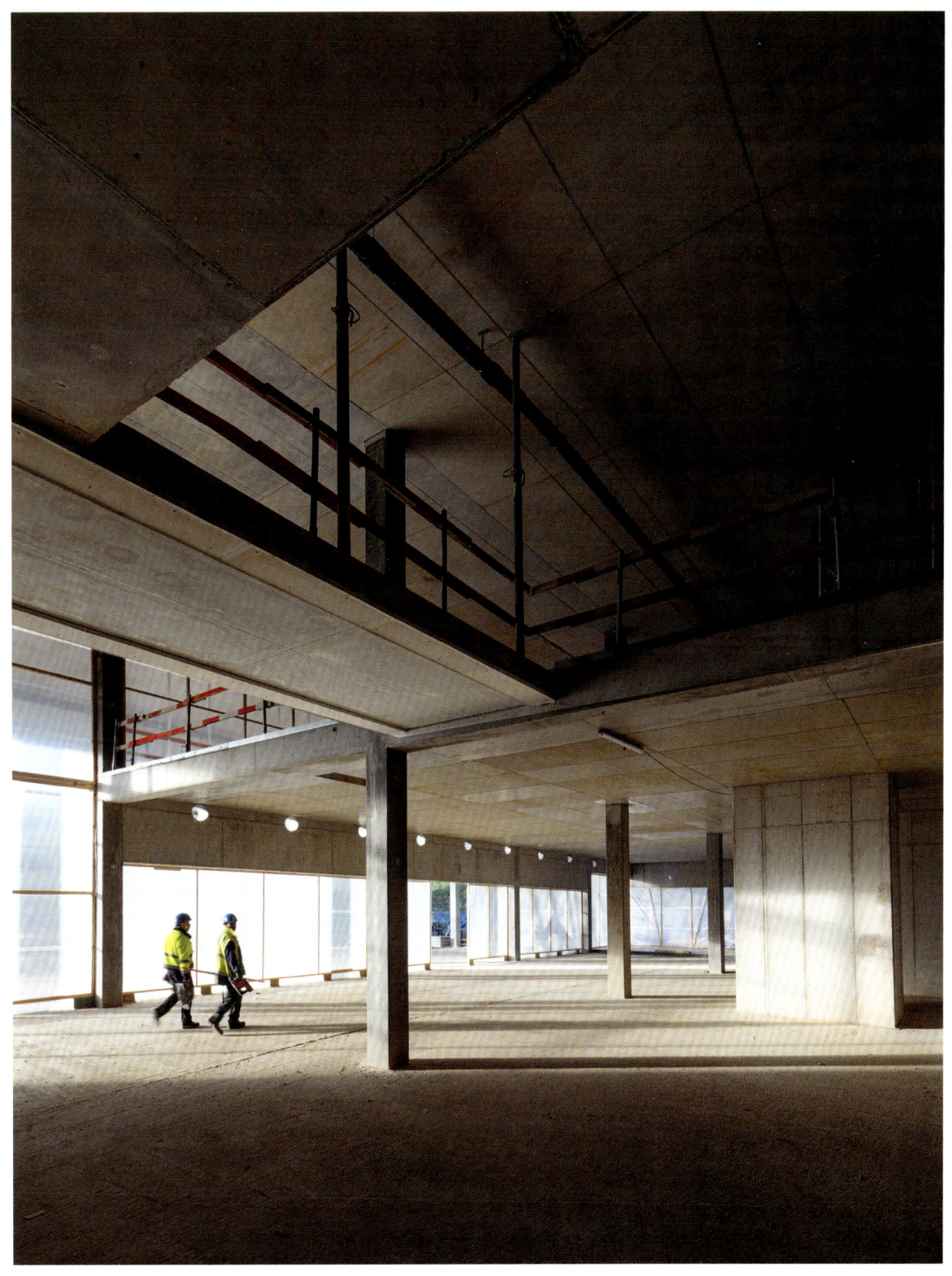

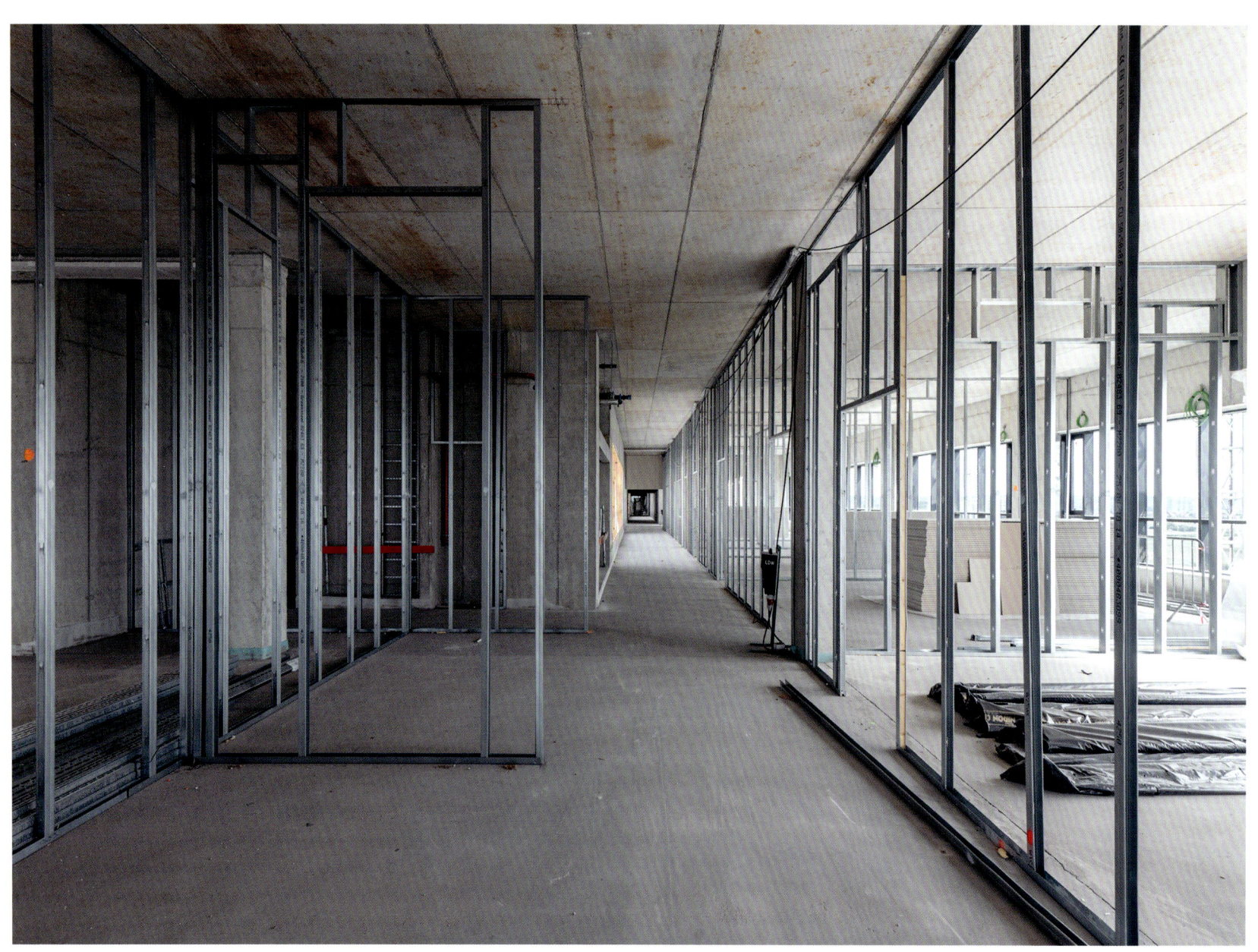

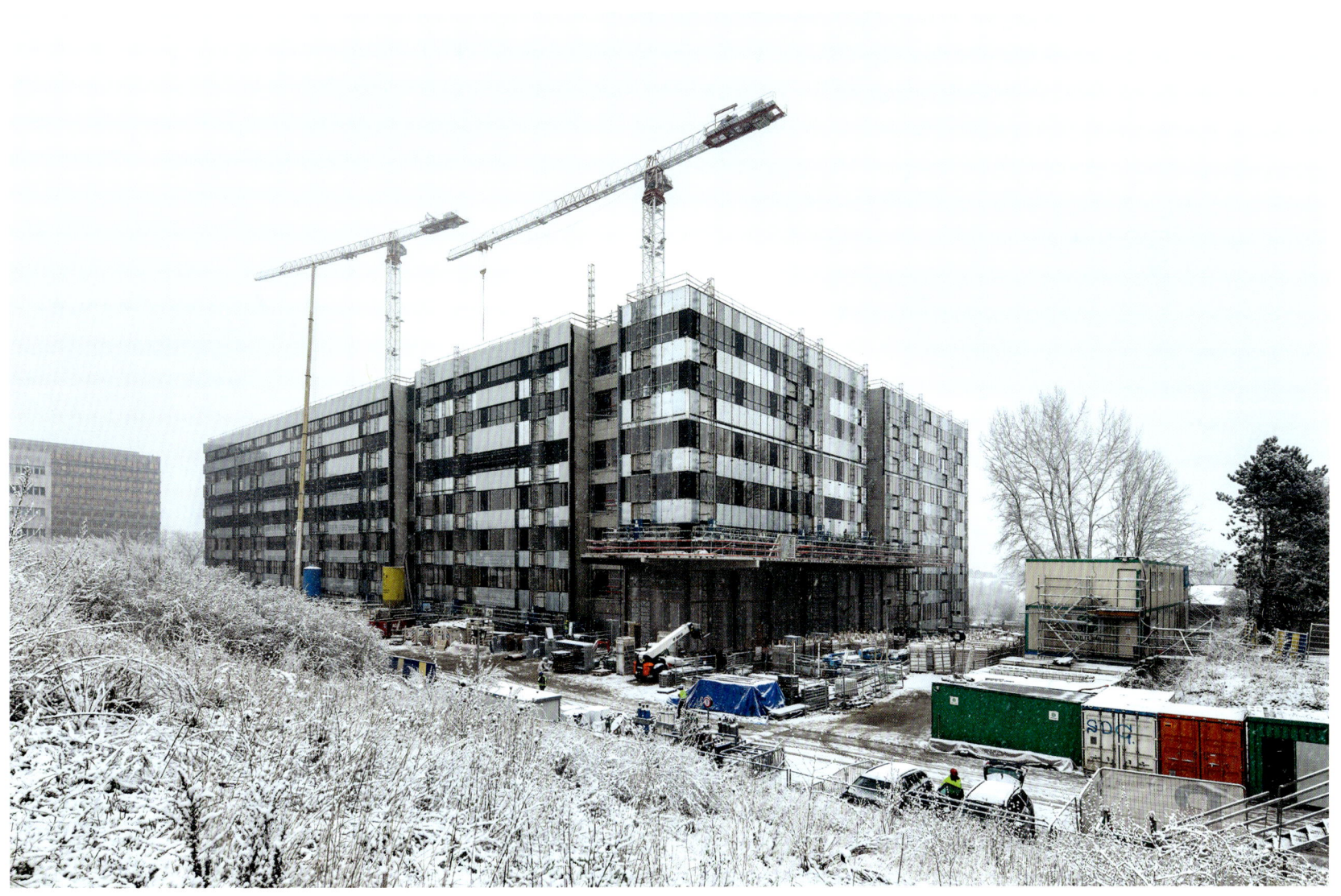

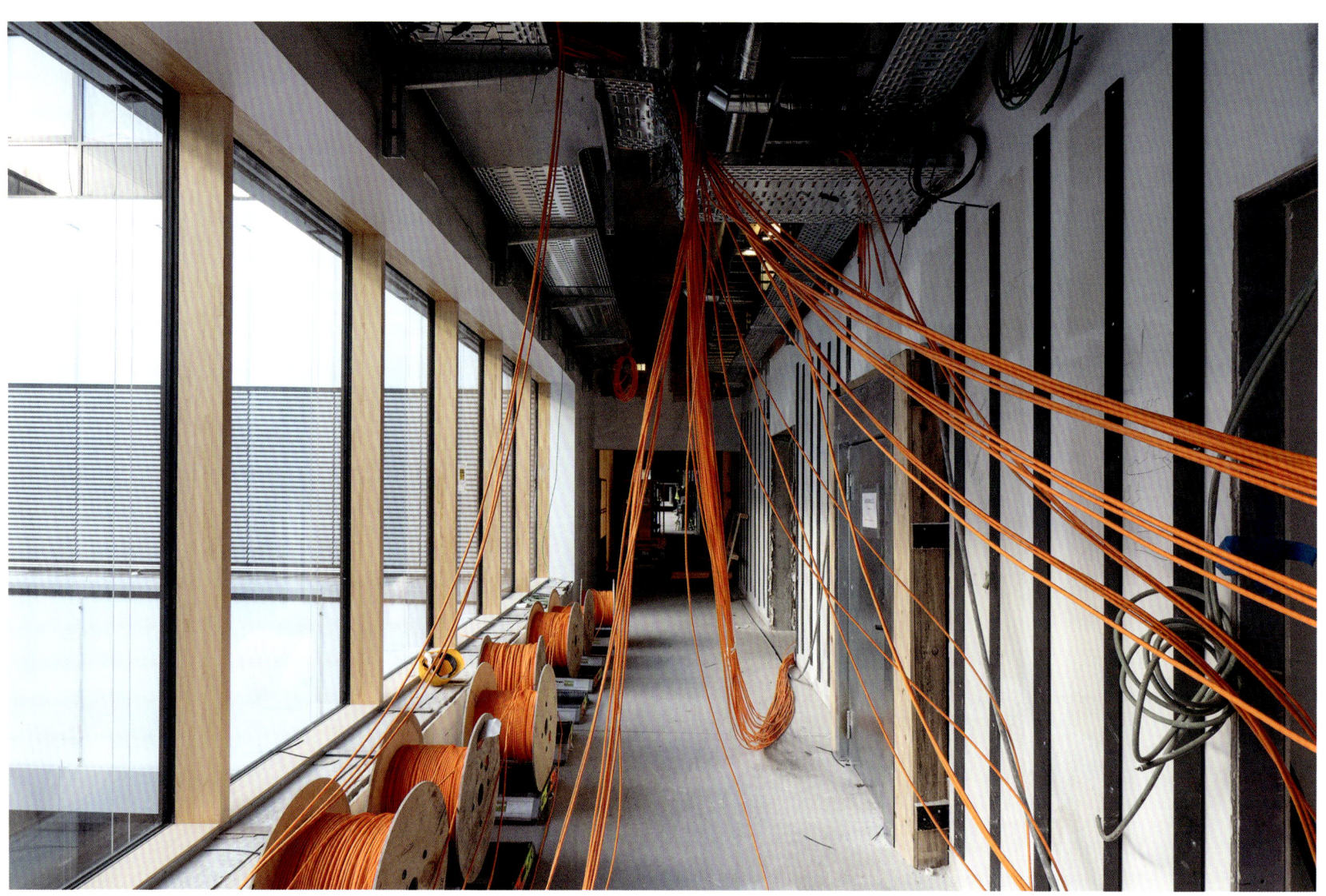

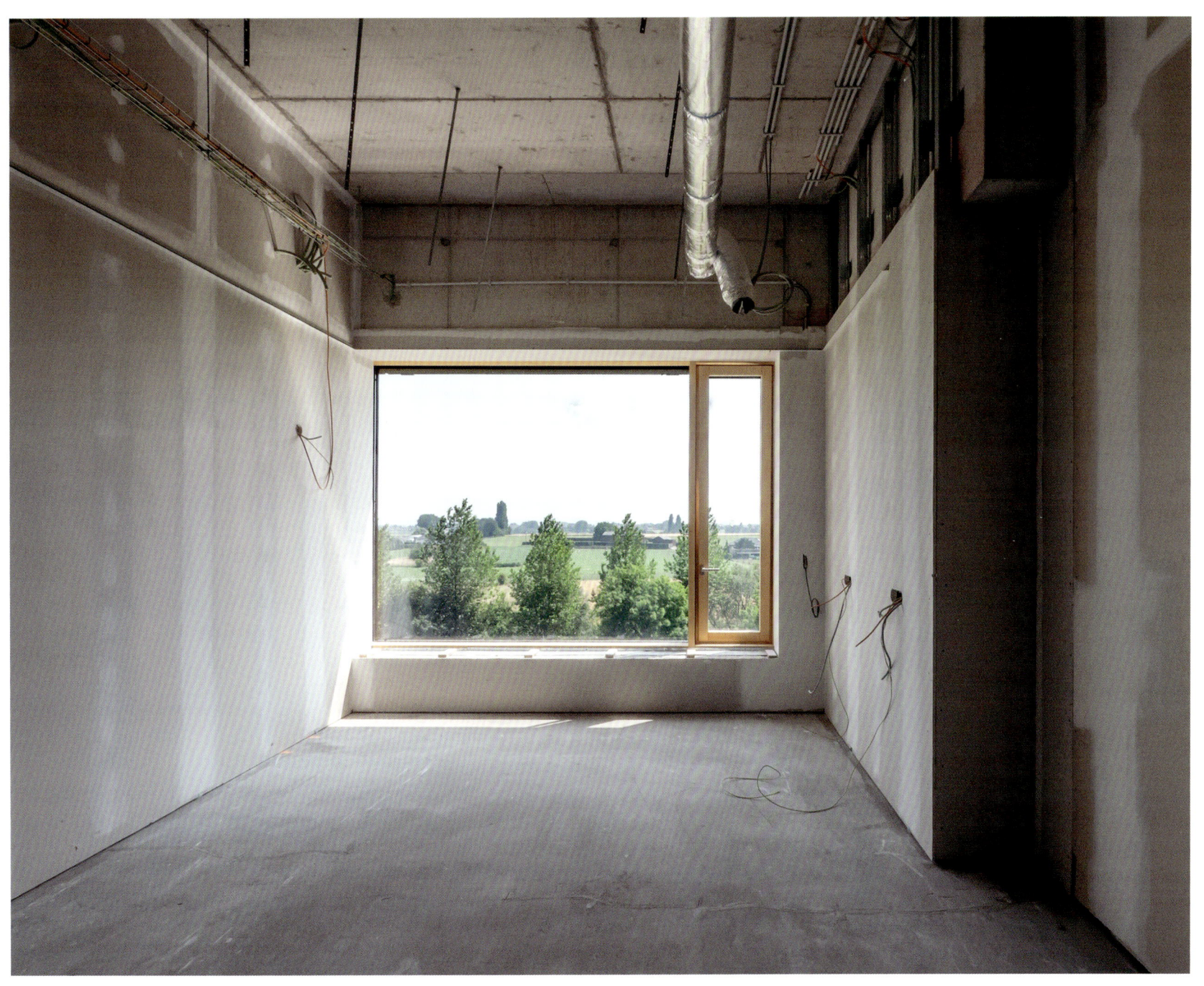

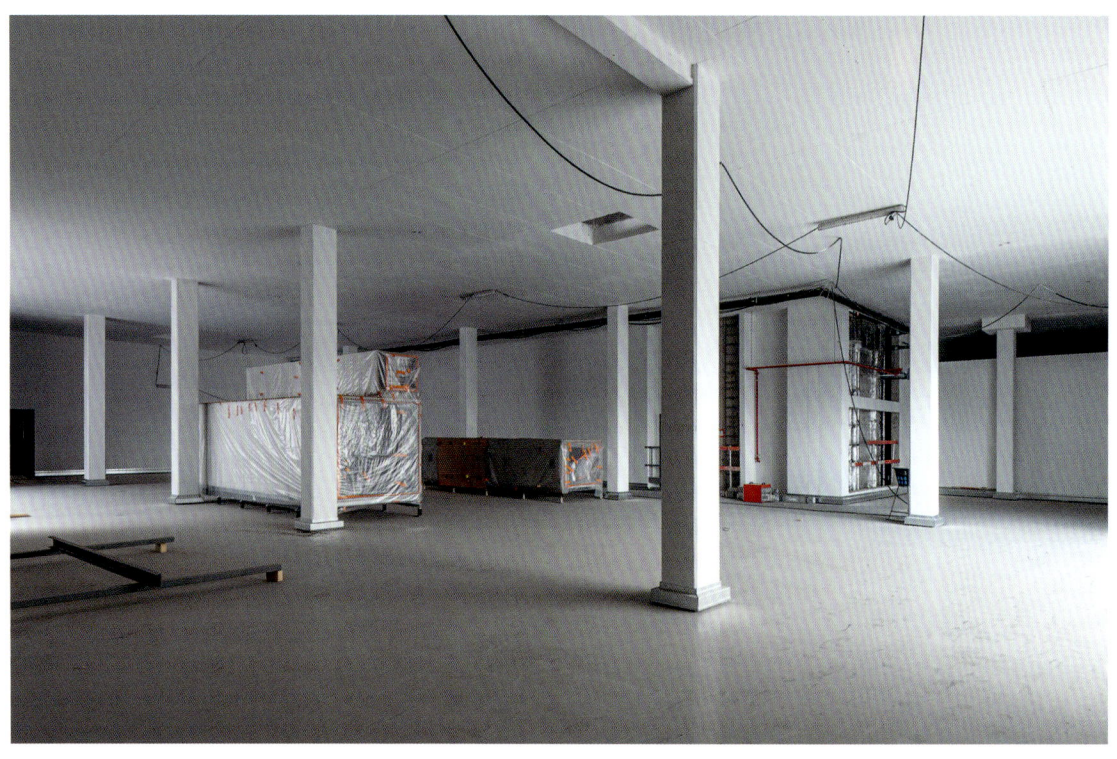

# Infrastructure évolutive
## *Evolving infrastructure*

Le concours pour le nouvel Institut Jules Bordet est lancé en octobre 2007 sur la base de l'étude de faisabilité réalisée par le bureau JACOBS. Sur les dix-sept équipes de maîtrise d'œuvre invitées à répondre, huit sont retenues à concourir et finalement trois désignées lauréates. Après une période de négociations avec ces trois qualifiés, c'est finalement le groupement composé d'Archi 2000, Brunet Saunier Architecture et TPF Engineering qui remporte le marché. S'en suit une longue période d'études et de chantier, rythmée par les échanges avec l'Hôpital Érasme et les ajustements programmatiques qui en découlent, auxquels il faut ajouter les évolutions de la médecine, la mise au point de nouvelles technologies dédiées au traitement du cancer et l'apparition de nouvelles normes en matière de construction en général et d'espaces de soins en particulier.

Traduction en termes quantitatif (surfaces) et qualitatif (fonctionnalités) des ambitions de développement de

*The architectural competition for the new Jules Bordet Institute was launched in October 2007 on the basis of a feasibility study carried out by JACOBS. Of the seventeen design teams invited to submit plans, eight were chosen to compete, from which three submissions were selected. After a period of negotiation with these three finalists, the team made up of Archi 2000, Brunet Saunier Architecture, and TPF Engineering won the contract. There then followed a long period of studies and construction, interspersed with negociations with the Erasmus Hospital and the resulting programmatic adjustments, to which must be added changes in medical practice, the ongoing development of cancer treatment technologies, and the introduction of new general construction standards, in particular those relating to healthcare structures.*

*Translating the ambitions for development of the Jules Bordet Institute in terms of quantity (surface areas) and quality (functionality) as set out in the medical plan and adjusted in relation to the partnership with the Erasmus Hospital, the initial study by JACOBS anticipated the construction of a complex that would have 250 beds over a net usable area (NUA) of 34'304 square meters, divided between a technical medical area (PMT) of about 11'206 square meters, a research hub of 4'850 square meters, a hospitalization service of 6'448 square meters, an administrative and logistical hub of 7'200 square meters and finally technical areas over 4'600 square meters. This estimate was firstly revised upwards to approach 50'000 square meters before studies were began, then again during the planning period. Finally, it would be a building of nearly 70'000 square meters (NUA) that would be opened in October 2021, more than double the initial estimate. These supplementary 35,000 square meters were the result of an increased confidence in the cancer center's perspectives of development and in the medical strategy embraced by the doctors, which literally involved thinking big. The contracting authority indeed realized that the 50'000 square meters (NUA) stipulated in the 2008 strategy plan did not allow for any room for expansion. The building was already at saturation point even before it was built. If it did include a significantly increased number of beds compared to the Porte de Hal, the space devoted to research was very restricted and no spare space was allocated to allow expansion of activities. The decision was therefore taken to increase the capacity of the building by the addition of two supplementary floors. The technical area—which was originally located on the roof above the operating area and which was therefore not included in the initial calculation of the surface area—was brought inside the building, so that the operating area of Jules Bordet Institute remains at the same level as Erasmus'. In the end three entire floors—each one about 10'000 square*

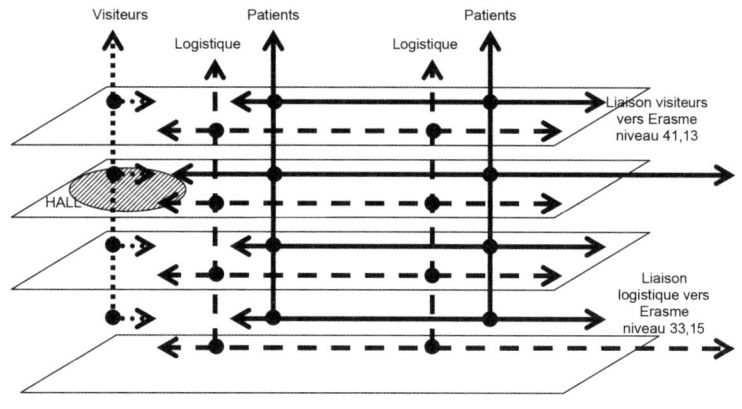

Extraits de l'étude de programmation du bureau JACOBS, 2007
*Samples from programmation study carried out by JACOBS office, 2007*

# 14 ANS D'ÉVOLUTIONS PROGRAMMATIQUES, DU CONCOURS À LA LIVRAISON

l'Institut Jules Bordet formulées dans le projet médical et calibrées en fonction du rapprochement avec l'Hôpital Érasme, l'étude initiale de JACOBS prévoyait la construction d'un complexe de 250 lits sur une surface utile (SU) de 34 304 m², répartie entre un plateau médico-technique (PMT) d'environ 11 206 m², un pôle recherche de 4 850 m², un service d'hospitalisation de 6 448 m², un pôle administratif et logistique de 7 200 m² et enfin des locaux techniques sur quelques 4 600 m². Cette estimation est revue une première fois à la hausse pour approcher les 50 000 m² avant même le début des études, puis une deuxième fois au cours des études. C'est finalement un bâtiment de près de 70 000 m² (SU) qui sera inauguré en octobre 2021, soit près du double du projet initial. Ces 35 000 m² de surfaces supplémentaires sont le résultat d'une confiance accrue dans les perspectives d'évolution du cancéropôle et dans la vision médicale défendue par les médecins, qui impliquait littéralement de voir plus grand. La maîtrise d'ouvrage réalise en effet que les 50 000 m² (SU) prévus par le plan directeur de 2008 ne prévoient aucune marge d'extension. Le bâtiment est déjà à saturation avant même sa construction. S'il intègre bien un nombre de lits largement supérieur à celui de la porte de Hal, les espaces dédiés à la recherche sont très contraints et aucun espace non programmé n'est envisagé pour permettre un développement

d'activités. La décision est ainsi prise d'augmenter la capacité du bâtiment par l'adjonction de deux plateaux supplémentaires. Les locaux techniques – qui se trouvaient originellement en toiture au-dessus du quartier opératoire et qui n'étaient donc pas comptabilisés dans la surface totale – sont internalisés, l'étage du bloc devant en effet rester au même niveau que celui d'Érasme. Ce sont donc finalement trois niveaux entiers de programmes – d'environ 10 000 m² chacun – qui ont dû être ajoutés. Le déplacement de l'IJB d'une trentaine de mètres d'abord puis d'une cinquantaine de mètres, dans le but d'octroyer à l'Hôpital Érasme des possibilités d'extension a également engendré le rapatriement de toutes les fonctions logistiques au sein même de l'Institut Bordet. Il n'y a pas eu à ce moment-là d'extension mais 30 % des surfaces ont dû être reprogrammées. Enfin, une connexion avec le sous-sol de l'Hôpital Érasme a été ajoutée, en milieu de chantier, lorsqu'il est apparu que le New Érasme ne serait pas construit parallèlement au New Bordet.

Le New Bordet a ainsi dû absorber au fil du temps, même parfois au cours du chantier, un certain nombre de nouvelles fonctions et services, dont :

• les laboratoires de recherche sur une surface d'environ 10 000 m² ;

• l'Unité de Thérapie cellulaire (Hématologie)[1] d'environ

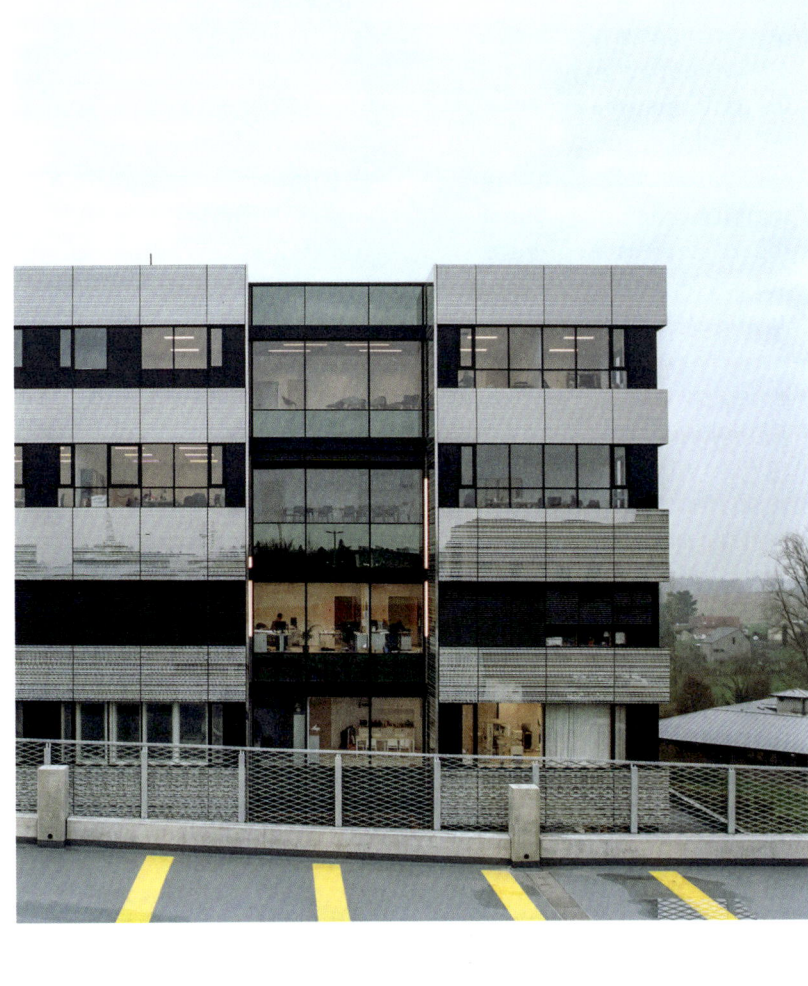

meters–were added.
The fact that the IJB was first moved thirty meters away and then fifty meters away, the aim being to allow the Erasmus Hospital space for expansion, also meant that all the logistical functions had to be moved into the Bordet Institute itself. There were no plans at that moment for an extension, but 30 percent of the surface area had to be reallocated. Finally, an underground link with the Erasmus Hospital was added, in the middle of the construction work, when it became apparent that the New Erasmus and the New Bordet would not be built at the same time.

The New Bordet had thus to absorb over time, even sometimes during the construction process, a certain number of new functions and services:

• the research laboratories over an approximate surface area of 10'000 square meters;

• the cellular therapy unit (haematology)[1] over approximately 2'000 square meters, following GMP standards (Good Manufacturing Practices), to accompany immunotherapy development and to allow the Institute to tackle the challenge of new cellular immunotherapies for its own services but

2 000 m², aux normes GMP (*Good Manufacturing Practices*), pour accompagner l'essor de l'immunothérapie et permettre à l'Institut de relever le défi de nouvelles immuno- thérapies cellulaires pour ses propres services mais aussi pour ses potentiels collabora- teurs académiques et privés ;

• le Service d'Anatomie pathologique, assurant l'ana- lyse des tumeurs prélevées lors des interventions chirurgi- cales, qui collabore activement avec les équipes de recherche de l'IJB dans le cadre de recherches translationnelles, justifiant ainsi son intégra- tion au cœur de l'Institut, rendue de toute façon obliga- toire dans le cadre du respect de la norme internationale ISO 15189, publiée en 2012 ;

• la Radiopharmacie, d'envi- ron 2 000 m², aux normes de qualité GMP. Son implantation sur le même plateau que les services de Radiothérapie et de Médecine nucléaire per- met la parfaite intégration des différentes modalités diagnos- tiques et thérapeutiques grâce à la collaboration étroite entre services et à la possibilité de transférer aisément le patient d'un appareil à l'autre.

Outre ces évolutions program- matiques dictées à la fois par l'apparition de nouvelles normes et par des reconfigu- rations des services oncolo- giques entre Bordet et Érasme, il a fallu insérer une série de nouvelles technologies de traitements et de diagnos- tics de pointe, mises au point après le début des études pour la construction du New Bordet. Grâce au soutien des Amis de l'Institut Jules Bordet, le New Bordet a notamment pu se doter de deux nouveaux accé- lérateurs linéaires de dernière génération et d'un *Elekta Unity MRI-Linac*, un équipement totalement innovant qui com- bine l'imagerie par résonance magnétique (IRM de 1.5 Tesla) de haute précision et l'irradia- tion adaptative des tumeurs par accélérateur linéaire (LINAC). Ainsi, malgré les qua- torze ans d'études et de chan- tier, sans compter les années de mise en forme du projet médical, l'Institut Jules Bordet est équipé aujourd'hui des technologies les plus avan- cées et d'espaces aux normes les plus exigeantes.

*also for potential collabora- tors both public and private; the pathological anatomy service, which looks after the analysis of tumor samples from surgical operations, which actively col- laborates with the IJB research teams for translational research, which therefore justifies its inclu- sion at the heart of the Institute, which in any case is obligato- ry in the context of respecting the international ISO standard 15189, published in 2012;*

*• the Radiopharmacy, covering around 2'000 square meters, following GMP quality standards. Its inclusion in the same area as the Radiotheraphy services and Nuclear Medicine allows a perfect integration of the dif- ferent diagnostical and thera- peutical mechanisms, thanks to the close collaboration between the services and the possibil- ity of easily moving a patient from one machine to another.*

*Apart from these changes to the program, imposed both by new standards and by the reorganization of the oncolog- ical services at the Bordet and Erasmus, it was also necessary to incorporate a range of new treatment technologies and*

*leading-edge diagnostics, devel- oped after the initial plans for the New Bordet had been made. Thanks to the support of Friends of the Jules Bordet Institute, the New Bordet was able to equip itself with the latest models of two new linear accelerators and an Elekta Unity MRI-Linac, a completely groundbreak- ing machine that combines high precision magnetic reso- nance imaging (with an IRM of 1.5 Tesla) and adaptive irradi- ation of tumors using a linear accelerator (LINAC). In this way, despite fourteen years of plans and construction work, not even taking into account the years it took to define the medical plan, the Jules Bordet Institute is today equipped with the most advanced technologies and satisfies the strictest required standards.*

1. « L'Unité de Thérapie cellulaire hématologique (UTCH) est une plateforme dédiée au transfert des nouvelles thérapies cellulaires en traitements fiables et effectifs afin d'augmenter le taux de survie des patients atteints de cancer grâce à des approches innovantes. Le fonctionnement de l'unité est étroitement intégré à l'unité d'aphérèse en amont et au service clinique de transplantation en aval. Elle collabore également avec les unités de recherches translationnelles afin de développer de nouveaux produits cellulaires pour l'usage clinique » (www.bordet.be/fr/therapie-cellulaire-hematologie).

1. *The haematological cellular therapy unit (UTCH) is a platform devoted to the transfer of new cellular therapies into reliable and effective treatments in order to increase the survival rate of cancer patients through innovative means. The work of the unit is closely linked to the apheresis unit in early stages and the clinical transplantation unit at later stages. It also interacts with the translational research units in order to develop new cellular products for clinical use." (www.bordet. be/fr/therapie-cellulaire-hematologie).*

Évolution du programme du New Bordet (surfaces utiles)
*New Bordet program evolution (net usable areas)*

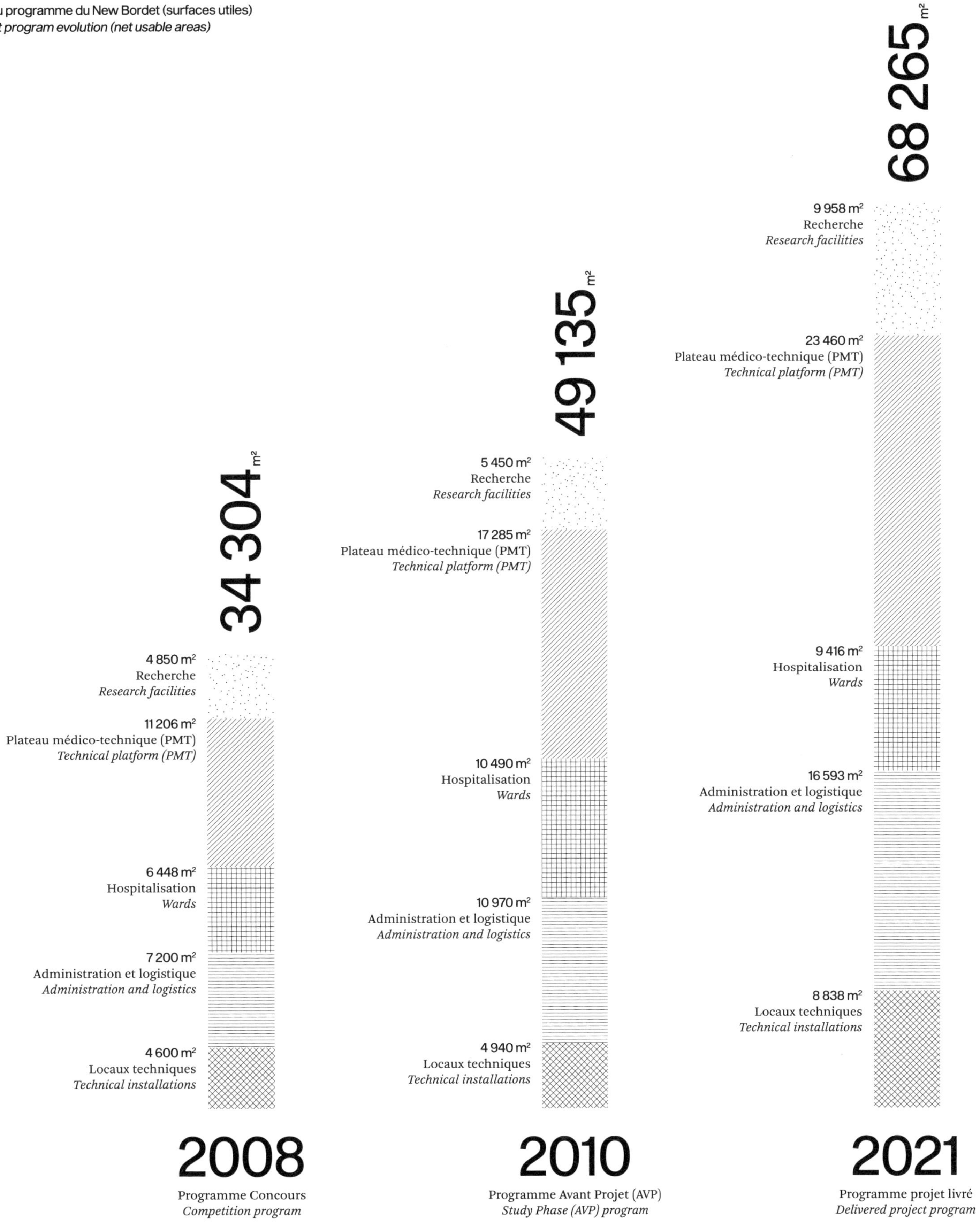

**34 304** m²

4 850 m²
Recherche
*Research facilities*

11 206 m²
Plateau médico-technique (PMT)
*Technical platform (PMT)*

6 448 m²
Hospitalisation
*Wards*

7 200 m²
Administration et logistique
*Administration and logistics*

4 600 m²
Locaux techniques
*Technical installations*

**2008**

Programme Concours
*Competition program*

**49 135** m²

5 450 m²
Recherche
*Research facilities*

17 285 m²
Plateau médico-technique (PMT)
*Technical platform (PMT)*

10 490 m²
Hospitalisation
*Wards*

10 970 m²
Administration et logistique
*Administration and logistics*

4 940 m²
Locaux techniques
*Technical installations*

**2010**

Programme Avant Projet (AVP)
*Study Phase (AVP) program*

**68 265** m²

9 958 m²
Recherche
*Research facilities*

23 460 m²
Plateau médico-technique (PMT)
*Technical platform (PMT)*

9 416 m²
Hospitalisation
*Wards*

16 593 m²
Administration et logistique
*Administration and logistics*

8 838 m²
Locaux techniques
*Technical installations*

**2021**

Programme projet livré
*Delivered project program*

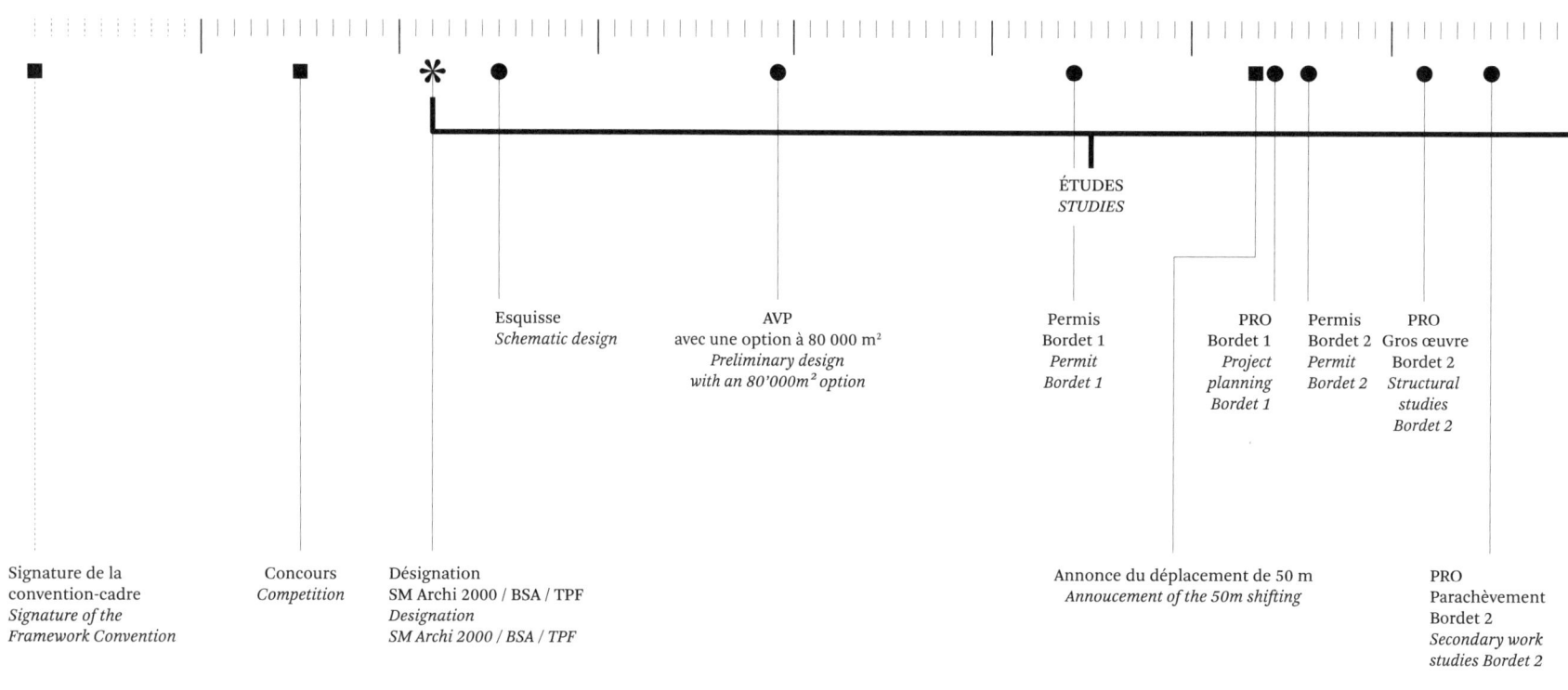

Pose de la 1ère pierre
*Laying of the cornerstone*

Début Lot 0
Enceinte et pieux
*Start of Batch 0*
*Enclosure and piles*

Fin
Lot 0
*End of*
*Batch 0*

Préparation et démolition
*Site preparation and demolition*

**2005** **2008** **2009** **2010** **2011** **2012** **2013** **2014**

ÉTUDES
*STUDIES*

Esquisse
*Schematic design*

AVP
avec une option à 80 000 m²
*Preliminary design*
*with an 80'000m² option*

Permis
Bordet 1
*Permit*
*Bordet 1*

PRO
Bordet 1
*Project*
*planning*
*Bordet 1*

Permis
Bordet 2
*Permit*
*Bordet 2*

PRO
Gros œuvre
Bordet 2
*Structural*
*studies*
*Bordet 2*

Signature de la
convention-cadre
*Signature of the*
*Framework Convention*

Concours
*Competition*

Désignation
SM Archi 2000 / BSA / TPF
*Designation*
*SM Archi 2000 / BSA / TPF*

Annonce du déplacement de 50 m
*Annoucement of the 50m shifting*

PRO
Parachèvement
Bordet 2
*Secondary work*
*studies Bordet 2*

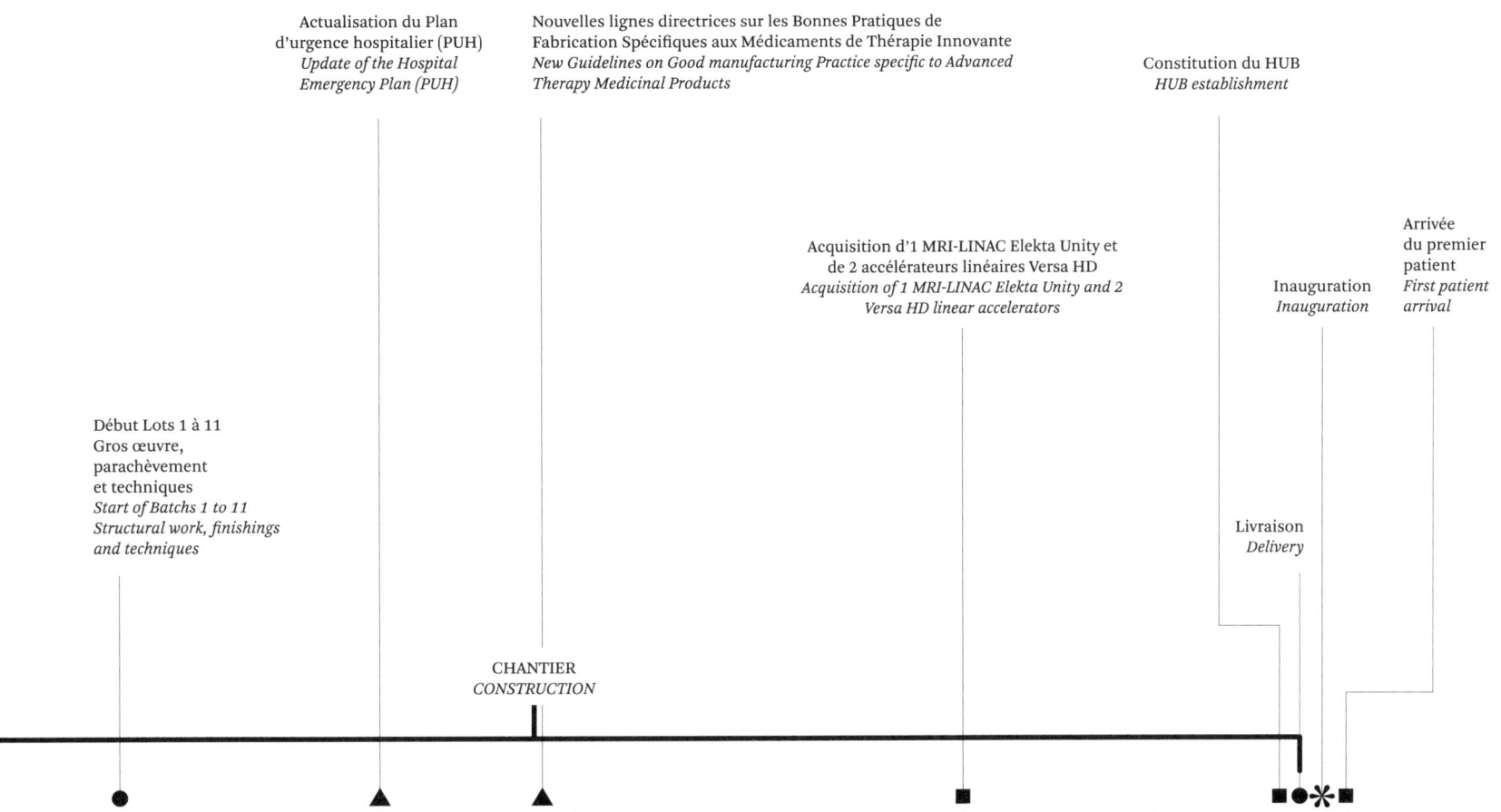

Actualisation du Plan
d'urgence hospitalier (PUH)
*Update of the Hospital
Emergency Plan (PUH)*

Nouvelles lignes directrices sur les Bonnes Pratiques de
Fabrication Spécifiques aux Médicaments de Thérapie Innovante
*New Guidelines on Good manufacturing Practice specific to Advanced
Therapy Medicinal Products*

Constitution du HUB
*HUB establishment*

Acquisition d'1 MRI-LINAC Elekta Unity et
de 2 accélérateurs linéaires Versa HD
*Acquisition of 1 MRI-LINAC Elekta Unity and 2
Versa HD linear accelerators*

Arrivée
du premier
patient
*First patient
arrival*

Inauguration
*Inauguration*

Début Lots 1 à 11
Gros œuvre,
parachèvement
et techniques
*Start of Batchs 1 to 11
Structural work, finishings
and techniques*

Livraison
*Delivery*

CHANTIER
*CONSTRUCTION*

2015    2016    2017    2018    2019    2020    2021    2022

PRO lot 2
version finale
*Secondary work studies
final version*

La médecine évolue beaucoup plus vite que l'architecture. Les projets d'hôpitaux s'étalent sur de nombreuses années, dix ans voire davantage, comme dans le cas de l'Institut Jules Bordet. C'est pour éviter que les hôpitaux ne se révèlent obsolètes dès leur livraison que l'agence Brunet Saunier Architecture a mis au point, dans les années 2000, le « monospace », une typologie simple et rationnelle qui permet une grande flexibilité en matière d'organisation des fonctions hospitalières. Après l'avoir développée à Marne-la-Vallée pour le Grand Hôpital de l'Est Francilien livré en 2012 ou à Trévenans pour l'Hôpital Nord Franche-Comté livré en 2016, les architectes de BSA, associés à l'agence bruxelloise Archi 2000 et à TPF Engineering, choisissent de l'appliquer une nouvelle fois à Anderlecht. L'extrême modularité et la grande polyvalence de leur proposition, ainsi que sa compacité, ont retenu l'attention du jury. Si l'ampleur des modifications subies ensuite par le projet du New Bordet ne pouvait être anticipé, le paysage politique et opérationnel de ce cancéropôle intégré d'excellence laissait entrevoir, dès 2008, la nécessité de ne figer ni sa programmation ni son organisation dans un projet d'architecture trop ajusté au programme énoncé dans le cadre du concours. Et, effectivement, les bouleversements, additions et autres reconfigurations survenus lors des études ou même au cours du chantier n'ont eu de cesse de mettre à l'épreuve ce concept de « monospace ». Le projet de l'Institut Jules Bordet constitue en outre un contexte privilégié pour en analyser la pertinence et l'efficacité.

LE MONOSPACE :
ARCHÉTYPE, MODÈLE
ET SPÉCIMEN

L'histoire de l'architecture hospitalière se résume à un nombre restreint d'archétypes. Ces archétypes hospitaliers incarnent les idéaux en matière de santé et d'hygiène d'une époque précise. Le « plan en double peigne » fournit, par son système de ventilation, un premier modèle à l'hygiénisme du 19ᵉ siècle. L'« hôpital pavillonnaire » ou « cités-jardins pour malades » sont pour leur part une réponse à la doctrine aériste des années 1860 à 1930, alors que l'« hôpital monobloc », inspiré du modèle américain, répond à la rationalité des années 1930 à 1960. Avec l'« hôpital tour sur socle » et l'« hôpital polybloc », ce fonctionnalisme est poussé à son paroxysme avec la démultiplication d'espaces ajustés précisément à une fonction. À chaque vision du soin et de la santé correspond ainsi un type architectural ayant servi de base à la construction de nombreux hôpitaux, reflets plus ou moins fidèles de l'archétype originel.

*Medicine evolves much more quickly than architecture. Hospital projects are spread over many years, ten years, maybe more, as was the case with the Jules Bordet Institute. It was in order to prevent hospitals being obsolete when they opened that in the early 2000s the Brunet Saunier Architecture office developed the "monospace" concept, a simple, rational typology that allowed greater flexibility in the organization of hospital functions. After having developed this idea for the* Grand Hôpital de l'Est Francilien *in Marne-la-Vallée, completed in 2012, and the* Hôpital Nord Franche-Comté *in Trévenans, completed in 2016, the BSA architects, in association with the Brussels office Archi 2000 and with TPF Engineering, chose to apply it again in Anderlecht. The extreme modularity and great flexibility of their proposal, as well as its compacity, caught the eye of the jury. If the scale of the subsequent changes that the New Bordet project encountered couldn't have been predicted, the political and operational background for this comprehensive cancerology center of excellence project led everyone to understand, even from 2008, the need not to freeze either its programming or its organization in an architectural project too adjusted to the program stated in the competition. And in fact, the disruptions, additions, and other adjustments experienced during the planning stage, or even during the actual construction, never ceased to put the "monospace" concept to the test.*

*The Jules Bordet Institute project does, moreover, provide an ideal context in which to analyse its relevance and effectiveness.*

*MONOSPACE:
ARCHETYPE, MODEL,
AND SPECIMEN*

*The history of hospital architecture can be summarized using a limited number of archetypes. These hospital archetypes represent the ideal in terms of health and hygiene for a particular period. The "double comb plan" provided, with its ventilation system, an initial model for the hygienism of the nineteenth-century. The "cottage style" hospital or the "garden cities for patients" were in their turn a response to the theory of free circulation of air from the 1860s to 1930s. The "monoblock hospital" inspired by American model was the response to the rational ideas of the 1930s to the 1960s. With the "tower stand hospital" and the "polyblock hospital" this functionality was pushed to the extreme with the multiplication of spaces designed for a specific function. Each version of healthcare thus corresponds to an architectural type which then served as the basis for the construction of many hospitals, reflecting more or less faithfully the style of the original archetype.*

*The most noteworthy historical example is without doubt the Lariboisière Hospital, designed by the French architect Martin-Pierre Gauthier and built in 1854 in Paris. The design of this building originated*

L'ARCHÉTYPE DU MONOSPACE
À L'ÉPREUVE

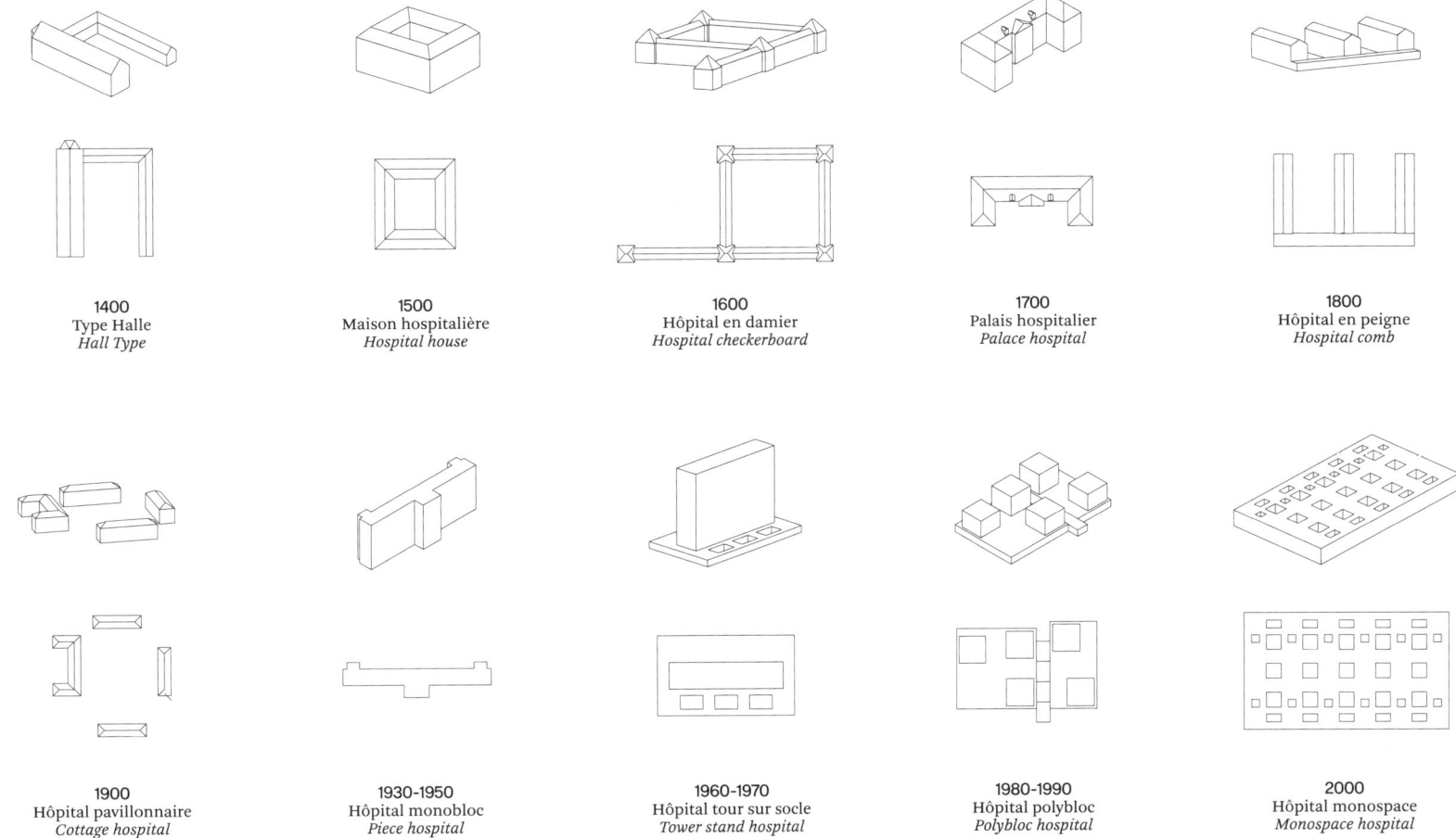

1400
Type Halle
*Hall Type*

1500
Maison hospitalière
*Hospital house*

1600
Hôpital en damier
*Hospital checkerboard*

1700
Palais hospitalier
*Palace hospital*

1800
Hôpital en peigne
*Hospital comb*

1900
Hôpital pavillonnaire
*Cottage hospital*

1930-1950
Hôpital monobloc
*Piece hospital*

1960-1970
Hôpital tour sur socle
*Tower stand hospital*

1980-1990
Hôpital polybloc
*Polybloc hospital*

2000
Hôpital monospace
*Monospace hospital*

Évolution de la typologie hospitalière par Brunet Saunier Architecture
*Hospital typlogy evolution by Brunet Saunier Architecture*

L'exemple historique le plus notable est sans doute l'Hôpital Lariboisière conçu par l'architecte français Martin-Pierre Gauthier et édifié en 1854 à Paris. Le plan de cet édifice tire ses origines du « Projet d'hôpital pour 800 malades » exposé au Salon de 1844 par l'architecte Dominique-Jean Du Puy et dont les dessins, accompagnés d'une présentation signée par son auteur, ont été publiés la même année par César Daly, directeur de la *Revue générale de l'Architecture et des Travaux publics*. Ce projet non localisé traduit, sous la forme d'une architecture parfaitement composée, l'ensemble des données programmatiques qui font consensus dans le milieu hospitalier et l'administration des bâtiments civils de l'époque. Cet hôpital modèle s'inspire lui-même des plans du *Royal Navy Hospital* de Plymouth (1765) qui offrait un cadre exemplaire au traitement des virus et maladies contagieuses ramenés par les marins

*from the "Hospital project for 800 patients," exhibited at the 1844 salon by the architect Dominique-Jean Du Puy and whose drawings, accompanied by a written text, was published that same year by César Daly, director of the* Revue générale de l'Architecture et des Travaux publics. *This project, for an unspecified location, put into practice, in the form of perfectly balanced architecture, the whole range of design elements which formed a consensus in the field of public and civic healthcare and administration of the period. This model hospital was itself inspired by the designs for the Royal Navy Hospital in Plymouth (1765), which provided an ideal environment for the treatment of viruses and contagious diseases brought back by English sailors from their exploratory journeys around the world. In adopting Du Puy's utopian project for the construction of the Lariboisière Hospital, Gauthier produced the first and foremost example of this ideal. This "model hospital" can be seen today, almost as it was*

## THE MONOSPACE ARCHETYPE
## PUT TO THE TEST

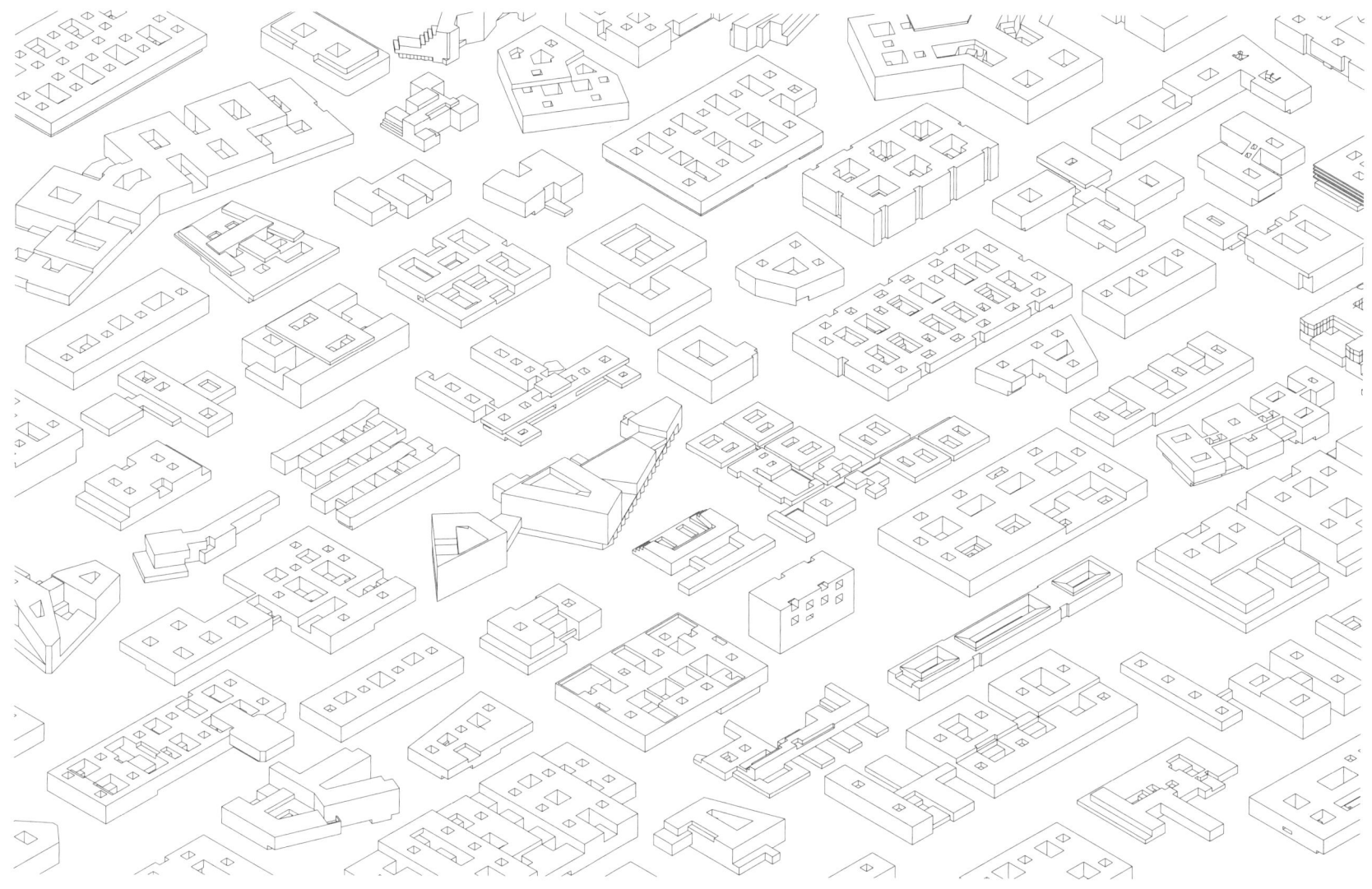

Spécimens du monospace
*Monospace specimens*

anglais de leurs explorations autour du globe. En endossant le projet utopique de Du Puy pour l'édification de l'Hôpital Lariboisière, Gauthier offre la première et la plus manifeste concrétisation de cet idéal. Cet « hôpital modèle » est disposé presque tel quel au cœur du Clos Saint-Lazare, s'adaptant simplement à son contexte en alignant son axe sur l'église Saint-Vincent-de-Paul, seul élément présent sur le site en 1845.

Cet exemple d'archétype hospitalier nous montre que l'architecture d'un hôpital est rarement issue d'un programme donné dans un contexte donné. En matière d'hôpitaux, le contexte spécifique, localisé, chiffré d'une commande ne peut en effet constituer le point de départ de la conception. C'est bien plus le contexte global de la santé, de ses normes, de ses politiques, de ses technologies et croyances qui fondent

*designed, at the center of Clos Saint-Lazare, simply adapting to its specific site by aligning its axis with the Saint-Vincent church, the only element already on the site in 1845.*

*This example of a hospital archetype shows us that hospital architecture is rarely a result of a given plan in a given context. In terms of hospital design, the specific localized context, with a budgeted contract can only in effect mark the departure point for the design.*

*It's much more the overall global context of healthcare, and its standards, its politics, its technologies and beliefs, that determine hospital architecture. Today, this is above all dictated by the constant changing of these standards–medical, political and technological–but also by the belief in an enduring architecture that transcends time and rises above this instability. The monospace concept encapsulates this ideal of an everlasting hospital, adaptable and universal, capable*

l'architecture hospitalière. Aujourd'hui, celle-ci est avant tout dictée par l'instabilité de ces normes – médicales, politiques et technologiques – mais également par la croyance en une architecture durable traversant le temps et transcendant cette instabilité. Le monospace incarne cet idéal d'un hôpital pérenne, réversible et universel, capable de muter indéfiniment à partir de sa propre architecture. Il oppose, au programme instable qu'est l'hôpital, une forme stable, immuable et affranchie de tout rapport au temps. Il est en ce sens un hybride entre l'instrument édifié seulement pour le temps présent et le monument niant tout rapport au présent. À la fois adapté au fonctionnement hospitalier et adaptable à ses évolutions, le monospace se détache ainsi d'un fonctionnalisme « primaire et aveugle » pour s'orienter vers un « fonctionnalisme transcendant »[1]. Au sein de cette infrastructure simple et banale, logique et rationnelle, chaque fonction peut trouver librement sa place, s'exprimer ou se taire, s'étendre ou se compresser sans que l'équilibre de l'ensemble ne soit remis en cause.

Le monospace est davantage un milieu qu'une forme. Il est un espace continu et neutralisé par la réduction à l'essentiel et la répartition unitaire des éléments différenciants et orientants. Les invariants (points de montée, escaliers de secours, flux...) ponctuent l'espace de l'hôpital,

irriguant équitablement ses moindres recoins. Cette condition générique est obtenue par le déploiement dans les trois dimensions d'une grille structurelle unique et par un rigoureux maillage des flux. Des patios ponctuent chaque plateau et assurent un éclairage lui-même homogène. Dans ce schéma idéal, il n'existe aucune distinction formelle entre les espaces, qu'ils soient d'hébergement, de soins ou techniques. Toutes les substitutions sont en théorie possibles. Les différents services peuvent occuper indistinctement plusieurs trames. Seul l'univers technique et médical, fermé et protégé, se détache de l'univers de soin et de repos, ouvert et éclairé, par le biais du principe

*of indefinite transformation using its own architectural foundation. It opposes, to the changing nature of hospital plans, stable unchanging forms, freed from all relation to time. It is in this sense a hybrid between an instrument created solely for the present time and a monument denying all links with the present. At the same time adapted to the functioning of a hospital and adaptable to its evolutions, the monospace concept thus frees itself from an "elementary and blind" functionalism and moves towards a "transcendent functionalism."[1] At the heart of this simple and straightforward infrastructure, logical and rational, each function can freely find its own space, speak up or keep quiet, extend or contract, without disturbing the overall balance.*

*The monospace concept is more an environment than a form. It's a constant, evolving space rendered neutral by the reduction to the essential and the equal distribution of the orienting and differentiating elements. The constants (staircases, fire escapes, pathways) structure the hospital, with an even irrigation of its spaces. This generic plan is obtained by the deployment of a unique three-dimensional structural framework and by a rigorous network of flows. Interior courtyards are placed in each area and ensure a uniform lighting. In an ideal plan there is no formal distinction between the spaces, whether they are accommodation, medical, or technical. In theory everything can be switched. Different services can*

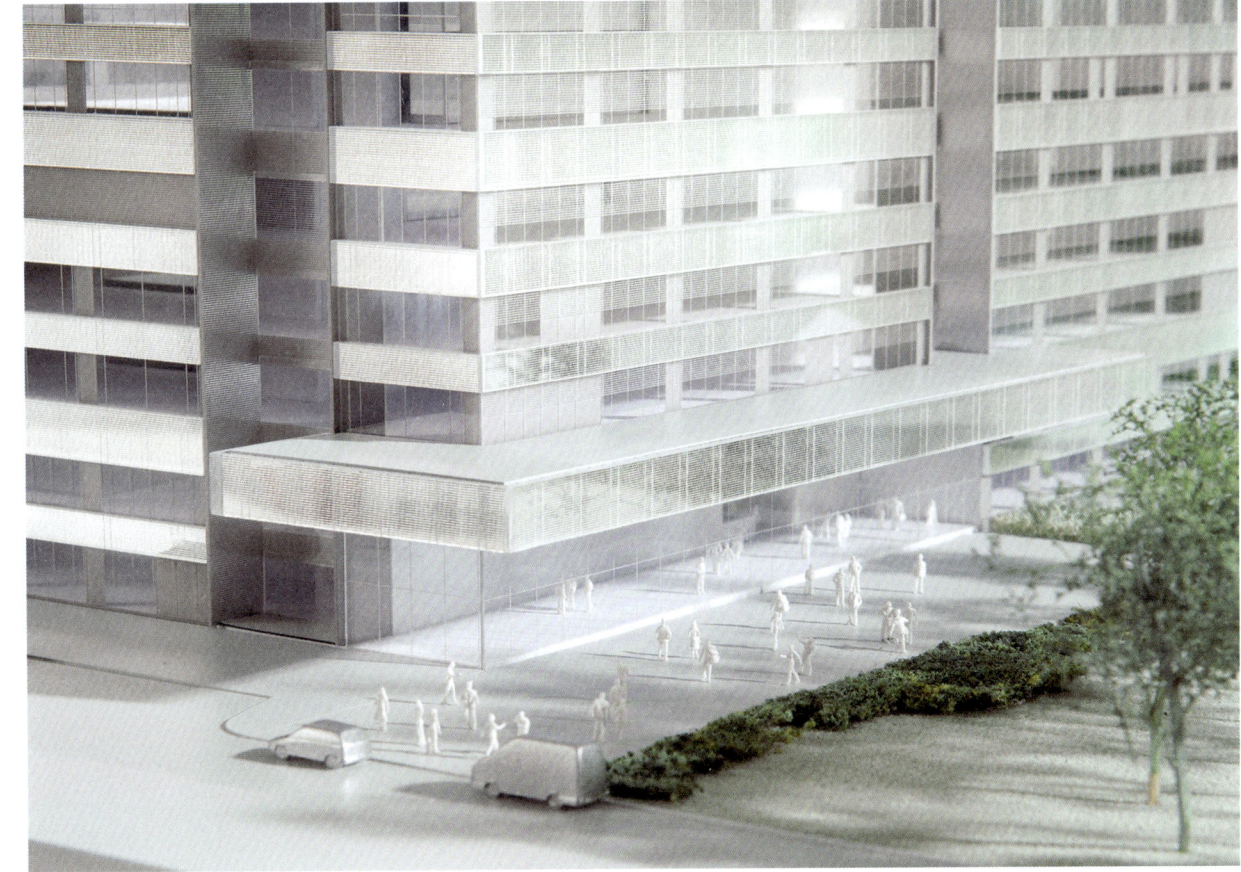

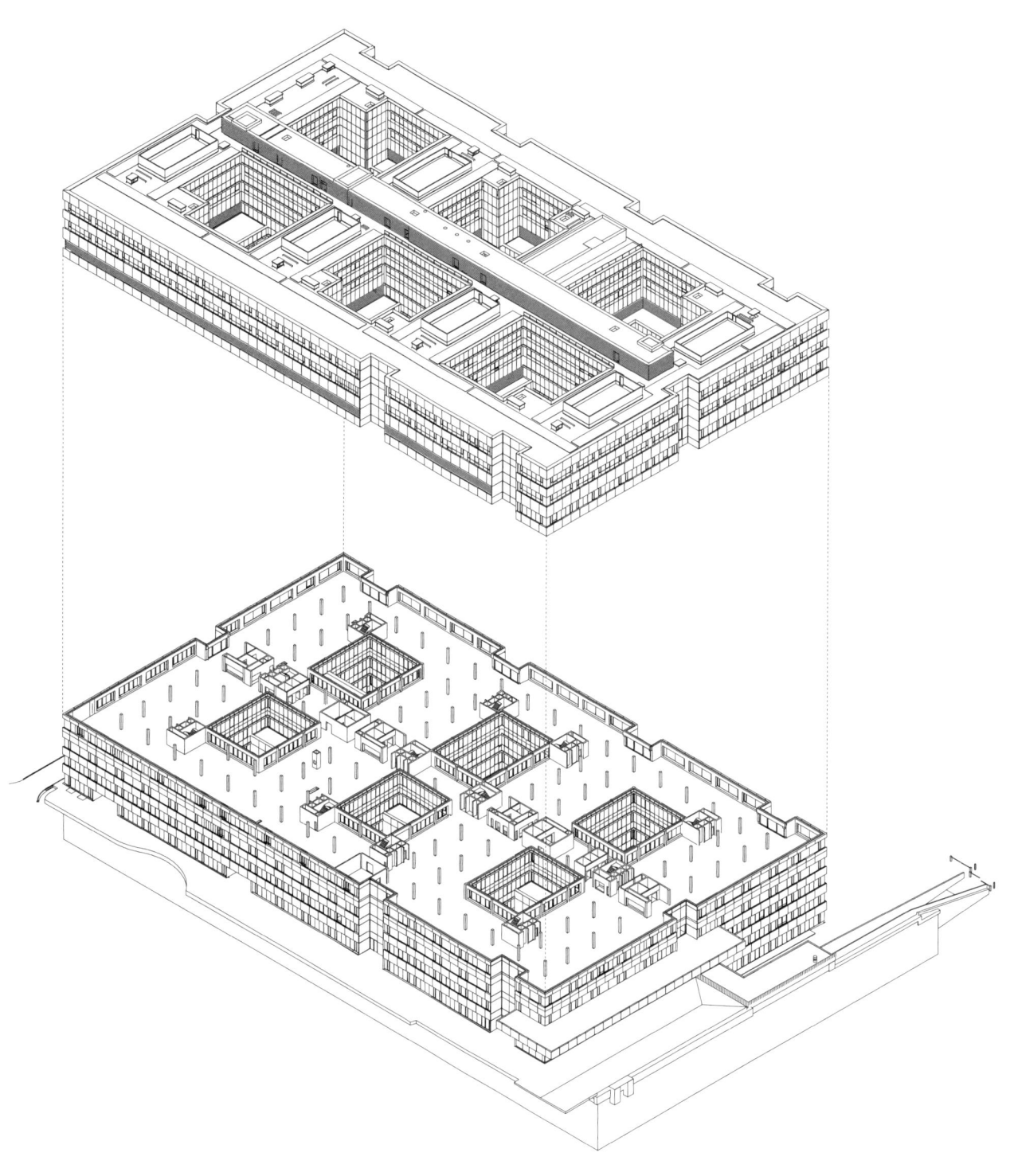

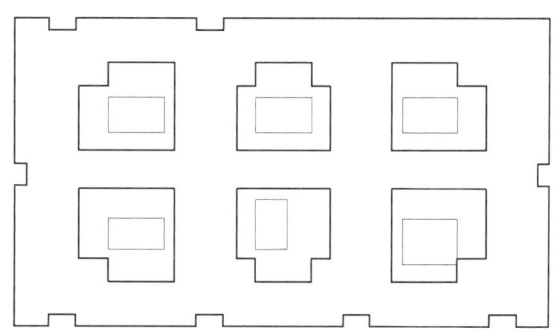

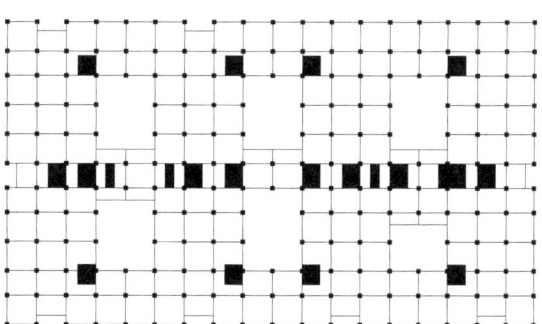

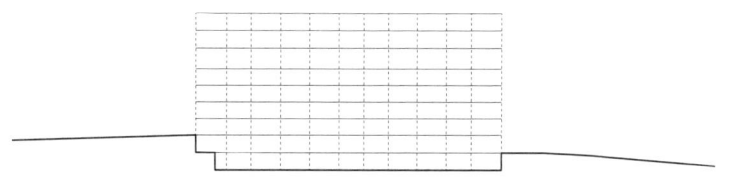

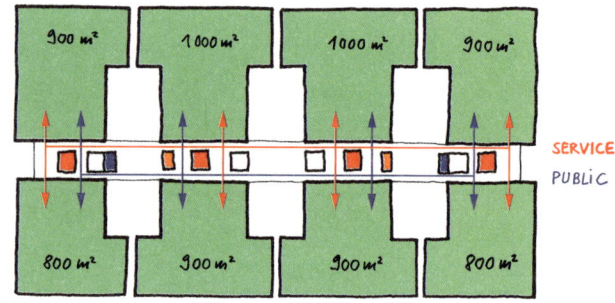

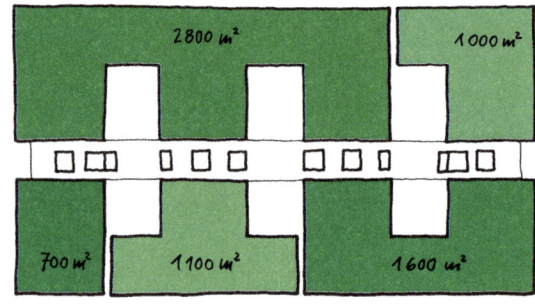

Principes de modularité des services, Gerold Zimmerli
*Services modularity principles, Gerold Zimmerli*

de double circulation. La flexibilité du monospace le rend disponible à l'imprévisible. Prêt à tout soigner et à embrasser l'incertitude, il est capable de faire face à des situations exceptionnelles ou à des crises potentielles, comme celles que nous avons vécues avec le Covid-19. Ses espaces n'étant pas calibrés ou ajustés à des fonctions précises, et étant irrigués de manière homogène, ils peuvent accueillir de manière temporaire de nouveaux services pour faire face à l'urgence. Les secteurs déjà équipés de la chirurgie ambulatoire peuvent par exemple être rapidement convertis en services de soins intensifs. D'autres espaces, comme les chambres d'hébergement conventionnelles, si elles sont dimensionnées et agencées de manière appropriée, peuvent aisément être converties en salles de soins vitaux. Enfin, les espaces neutres tels que le hall, les espaces d'attente ou les zones de stationnement, pour autant qu'ils soient prééquipés, peuvent permettre d'augmenter provisoirement la capacité générale de l'hôpital. Dans sa forme idéale, le monospace se révèle une infrastructure hospitalière agile et réactive, qui rend possible la planification de l'incertain.

*occupy different spaces. Only the technical and medical functions, closed and protected, are separated from the areas for treatment and rest, open and lit, using the double circulation principle.*

*The flexibility of the monospace makes it available for the unexpected. Ready to heal anything, it welcomes uncertainty, ready to face up to exceptional situations or potential crises, like those we have encountered with COVID-19. Spaces are not measured or adjusted for specific functions, and as they are arranged in a homogenous way, they can be used temporarily for new services that are needed for urgent uses. The areas, for example, that are already set up for outpatient surgery can be quickly converted into an intensive care unit. Other areas, such as the standard bedrooms, if they are of the right size and have the appropriate equipment, can easily be converted into emergency rooms. Finally, the general spaces such as the entrance hall, the waiting areas or the parking areas, as long as they are preequipped, can be used to provisionally increase the hospitals general capacity. In its ideal form, monospace functions as an agile and reactive medical infrastructure, which allows for the management of unknown demands.*

*THE NEW BORDET SPECIMEN*

*The optimal simplification of the medical machine, as managed by the monospace model, allows the particularities or irregulari-*

*ties of a particular commission to be integrated flexibly. In a similar way, its context of implementation upsets the regularity of the grid and undeniably alters it. The neutral and ideal environment of the archetype becomes redefined, elaborates itself, emerges in response to a given situation, and takes shape in a unique form, with more or less a direct relationship to the original archetype. The book* Phylum H, Brunet Saunier Architecture on Healthcare,[2] *published in 2019 by Hatje Cantz, illustrates the different forms and specific architecture that results from this encounter between archetype, plan, and context. Five hospitals designed by Brunet Saunier Architecture are compared in the book, in order to evaluate their relationship with the archetypal monospace concept.*

*The New Bordet, which is included amongst the five examples examined in this book, is rather faithful to the monospace archetype. It's a parallelepiped of 135 by 82.5 meters on a structural plan of 7.5 by 7.5 meters, which allows a modular coordination of all the elements. Six interior courtyards bring light into the different floors of the hospital; the circulation flows and other networks are evenly spread throughout the building; the spaces are efficient and rational; the distances between spaces are controlled. These constants provide a stable framework for the variations, which are a more specific response to the New Bordet program and which, apart from*

## LE SPÉCIMEN NEW BORDET

La simplification maximale de la machine hospitalière opérée par l'archétype du monoplace permet d'absorber avec souplesse les spécificités ou irrégularités d'une commande précise. De manière similaire, son contexte d'implantation perturbe la régularité de la trame et l'oriente, indéniablement. Le milieu indistinct et idéal de l'archétype se caractérise, se complexifie, se matérialise en réponse à une situation donnée, et se cristallise en un exemplaire unique, dont la filiation avec l'archétype est plus ou moins directe. L'ouvrage *Phylum H, Brunet Saunier Architecture on Healthcare*[2], publié en 2019 aux éditions Hatje Cantz, illustre les différentes formes et architectures spécifiques qui émergent de cette rencontre entre l'archétype, le programme et son contexte. Cinq hôpitaux de l'agence Brunet Saunier Architecture y sont comparés afin d'évaluer leurs niveaux de parenté avec la figure archétypale du monospace.

Le New Bordet, qui compte d'ailleurs parmi les cinq spécimens étudiés dans cet ouvrage, est assez fidèle à l'archétype du monospace. Il s'inscrit dans un parallélépipède de 135 x 82,5 m selon une trame structurelle de 7,5 x 7,5 m qui permet une coordination modulaire de l'ensemble de ses éléments. Six patios éclairent les différentes strates de l'hôpital ; les circulations et autres réseaux irriguent de manière homogène l'ensemble du bâtiment ; ses espaces sont efficaces et rationnels ; les distances à parcourir sont maîtrisées. Ces invariants servent de support stable aux variants qui sont eux une réponse plus spécifique au programme du New Bordet qui, outre les prescriptions en termes de surfaces et de fonctionnalités, insiste sur le bien-être de ses différents utilisateurs : les flux des soignants doivent être facilités, les rencontres entre disciplines et les échanges entre chercheurs et cliniciens doivent être maximisés, le parcours du patient doit être le plus fluide possible et respecter le principe de la « marche en avant »[3]. Le New Bordet doit conserver l'atmosphère familiale qui caractérise l'institution malgré l'augmentation de sa taille et sa délocalisation hors du centre-ville. L'environnement de soin doit être accueillant, apaisant, chaleureux et rassurant. Il doit enfin intégrer les dernières innovations en matière d'équipements et mettre en avant l'intégration de la recherche aux soins cliniques. Pour couvrir ces besoins et exigences, et leur procurer les espaces adéquats, le groupement Archi 2000, Brunet Saunier Architecture et TPF Engineering a, dès le stade du concours, proposé un certain nombre de dispositifs fondant la singularité de leur réponse. Des salons largement ouverts sur l'extérieur sont aménagés en creux

*the directions in terms of surface areas and functionality, underline the well-being of the different users of the hospital: the flow of healthcare staff must be smooth, the ability for different disciplines to meet up and exchanges to occur between research and clinical staff must be maximized, the patient pathways must be made as fluid as possible and should respect the "forward flow"[3] principle. The New Bordet must keep the family atmosphere that was a feature of the institution despite the increase in size and its move away from the city center. The environment must be welcoming, soothing, friendly, and reassuring. It must finally include all the latest innovations in equipment and underline the importance of integrating research and clinical healthcare. To accommodate these needs and demands, and to allocate the right amount of space for them, the Archi 2000 group, Brunet Saunier Architecture and TPF Engineering had, even at the competition stage, suggested a certain number of measures which underlined the originality of their proposal. Sitting rooms facing the outside are set back slightly and form a vertical break in the façade. A large well-lit corridor extends through the hospital and gives access to the lifts. The entrance hall*

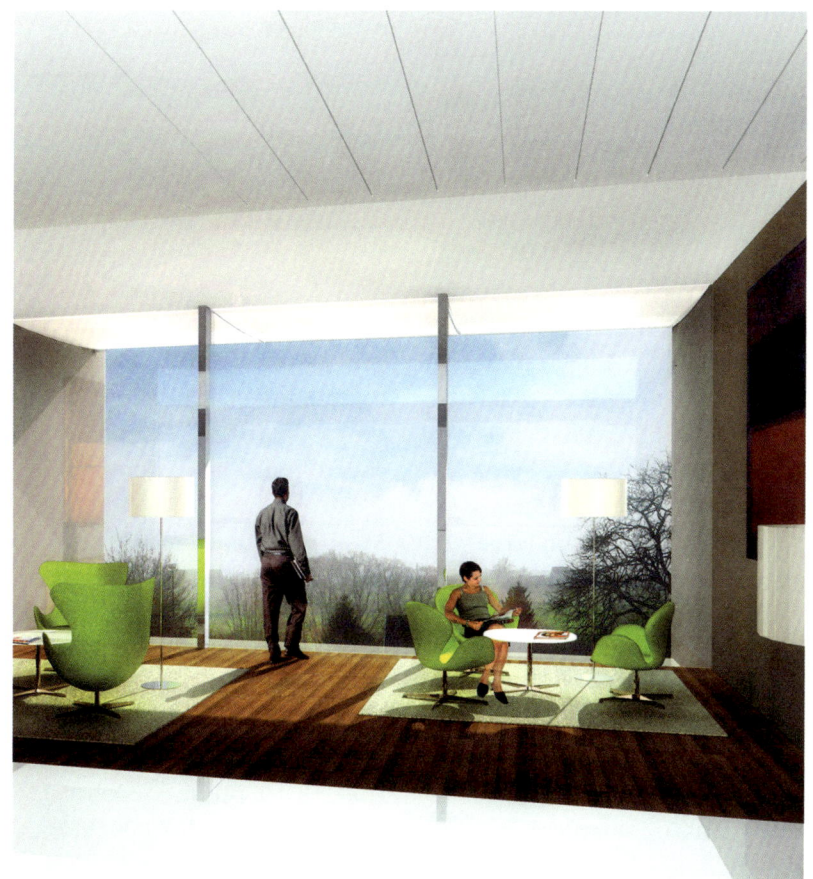

Salon des familles, perspective de concours, 2008
*Family area, competition render, 2008*

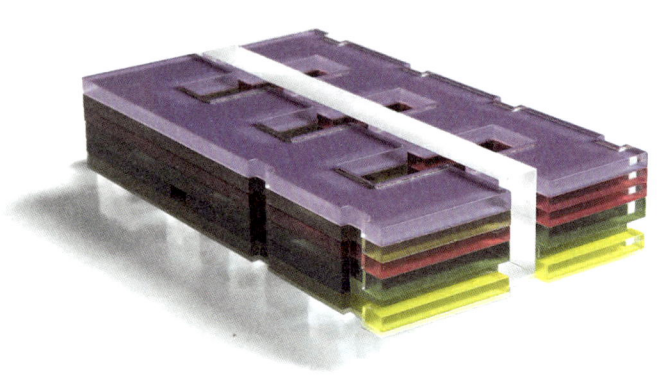

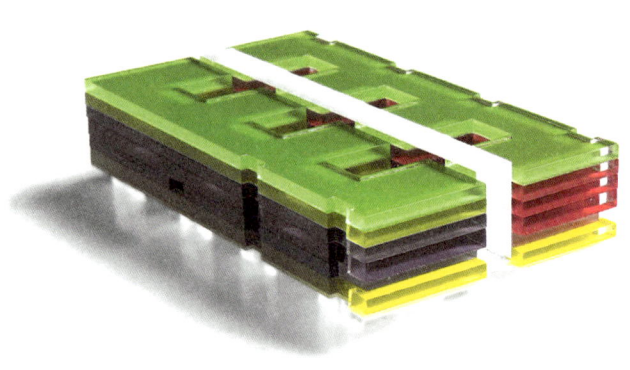

Flexibilité du monospace, configurations multiples
*Monospace flexibility, multiple configurations*

et forment des brèches verticales en façade. Une grande galerie généreusement éclairée traverse l'hôpital et dessert les ascenseurs. Le hall d'accueil s'ouvre sur le parvis d'accès protégé par un large auvent qui prolonge l'intérieur vers l'extérieur. Les chambres bénéficient d'une lumière abondante et d'une vue généreuse au travers d'une baie vitrée sur toute la largeur de la pièce et dont l'allège peut servir d'assise. Finalement, ces qualités spatiales fixées en phase concours sont devenues les inflexibles du New Bordet.

Elles ont en effet été conservées de manière intransigeante tout au long de la définition du projet, jusqu'à en constituer aujourd'hui l'identité.

Matrices d'une flexibilité totale en phase étude, ces invariants ont permis d'absorber les évolutions que nous avons déjà décrites mais aussi, en amont de ces modifications, de tester divers scenarii d'organisation. Dès la phase concours, le groupement Archi 2000, BSA et TPF Engineering a développé plusieurs schémas organisationnels et différentes

*leads out to the forecourt, which is covered by a large awning that extends the interior outside. The bedrooms benefit from generous light and an open view through a bay window, which extends along the full length of the room and whose ledge can be used for as a seat. Finally, the spatial dimensions defined at the competition stage became fixed for the New Bordet. They were in effect retained and remained completely unchanged throughout the evolution of the project, and today form its identity.*

*Providing a framework for total flexibility during the design phase, these constants allowed the already described changes but also the try out of different organizational scenarios prior to these changes. From the competition phase, Archi 2000, BSA, and TPF Engineering developed several organizational scenarios and different hypotheses for the completion of the IJB in stages, using the flexibilities provided by the monospace plan and thus illustrating the various possibilities offered by its rigor. In the following stages several variants bringing together or separating various services of the New Bordet were also explored. For example, an option considered in June 2010 proposed to switch the office floor with the laboratory floor, with the aim of delaying their final planning. Another variation arranged the hospitalization services vertically over several floors on the south side and not part of the same floor as proposed during the competition. Another suggestion evaluated*

*the advantages and consequences of an even more radical fusion of the Bordet Institute and the Erasmus Hospital.*

*The evolutionary possibilities of the monospace above all removes the need to finalize the plan too early and allows things to be adjusted progressively during the technical feasibility studies, and the financial and architectural planning stages. During these phases, the various combinations of services are infinite. It's also possible to extend the framework and thus enlarge the building, to remove a corner of the building, or even to add supplementary floors, which is what happened with the increase of the overall surface area of the Institute from 49'135 to 68'265 square meters (NUA). After the construction work is underway, the evolutionary possibilities are of course more limited. The alterations in usage or reconfigurations are limited by the subsequent work that they would involve. They are, however, not impossible. The floor dimensions and the flow positions allow for the permutation or modification of services depending on new needs. The Jules Bordet Institute has indeed been a testing ground for such adaptations since certain services were reconfigured after construction work was begun. In this context we should acknowledge the patience shown by the teams of architects, engineers, technicians, and construction workers, who had to adjust a model which was no longer theoretical.*

Proposition d'organisation fonctionnelle
*Functional organization propositions*

| Concours | Proposition 1 | Proposition 2 | Proposition 3 |

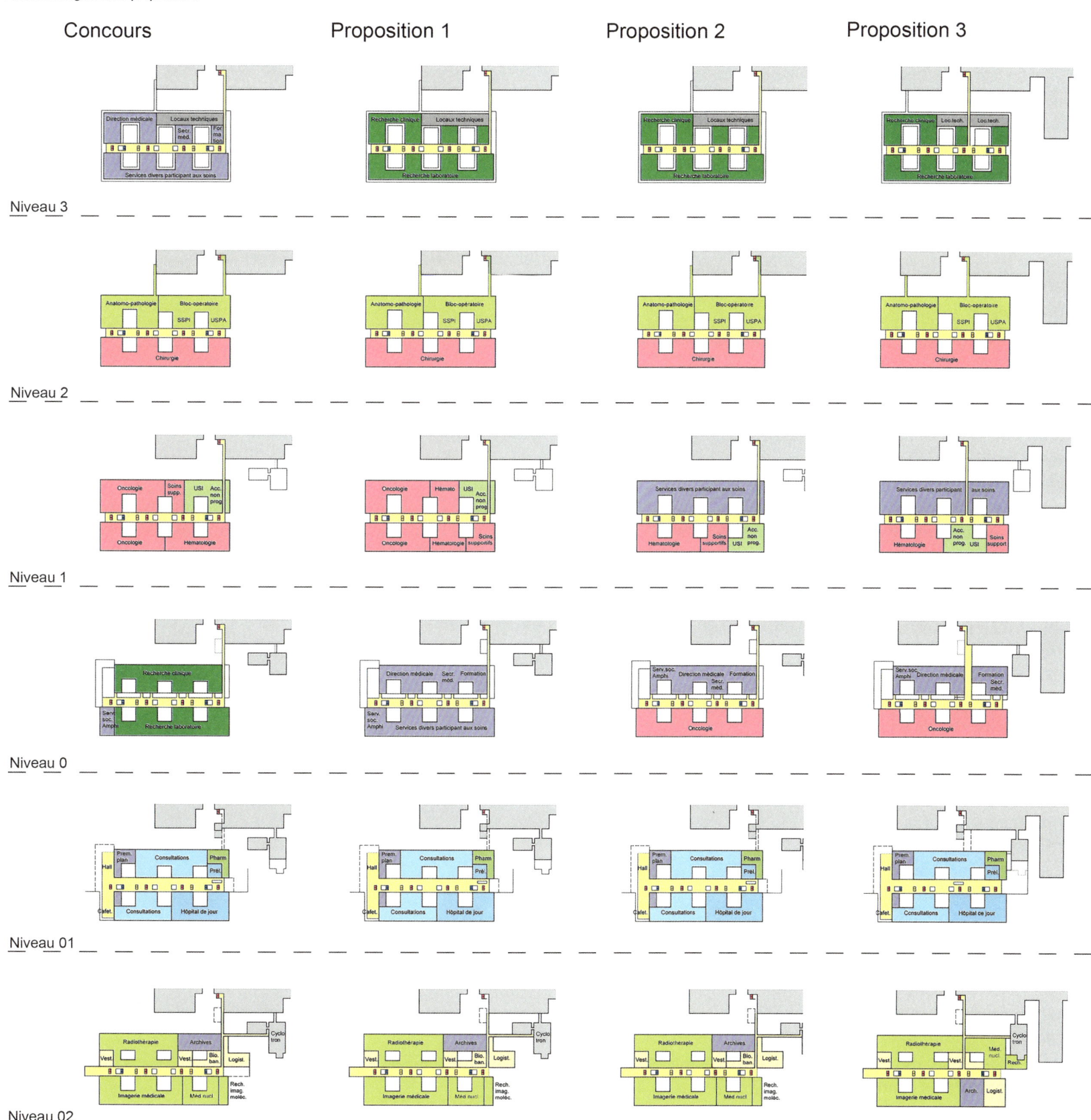

Niveau 3

Niveau 2

Niveau 1

Niveau 0

Niveau 01

Niveau 02

hypothèses de réalisation par tranches, exploitant la flexibilité du monospace et illustrant ainsi les possibilités offertes par sa rigueur. Au cours des phases suivantes, plusieurs variantes associant ou dissociant les services du New Bordet ont également été approfondies. Par exemple, une option étudiée en juin 2010 propose d'inverser l'étage des bureaux avec celui des laboratoires, dans le but de retarder leurs aménagements. Une autre variante organise verticalement les services d'hospitalisation sur plusieurs niveaux côté sud et non au sein d'un seul plateau comme proposé lors du concours. Une autre suggestion évalue les avantages et conséquences d'un rapprochement encore plus radical de l'Institut Bordet et de l'Hôpital Érasme.

L'évolutivité du monospace permet avant tout de ne pas figer le programme trop en amont et de l'ajuster au fur et à mesure des études de faisabilité techniques, financières ou architecturales. Pendant cette phase, les combinaisons de services sont infinies. Il est également possible de rajouter des trames et donc d'étendre le bâtiment, de supprimer un angle du bâtiment ou même de superposer quelques plateaux supplémentaires, ce qui est d'ailleurs survenu avec l'augmentation de la surface globale de l'Institut, le faisant passer de 49 135 à 68 265 m² (SU). Après le lancement du chantier ou la livraison de l'hôpital,

l'évolutivité est bien sûr plus relative, plus contrainte. Les changements d'affectation ou les reconfigurations ne sont plus illimités du fait de la lourdeur des travaux qu'ils peuvent entraîner. Ils ne sont toutefois pas impossibles. Le dimensionnement des plateaux et le positionnement des flux permettent de permuter ou de modifier les services en fonction des nouveaux besoins. L'Institut Jules Bordet a d'ailleurs été un terrain d'expérimentation pour de telles adaptations puisque certains services ont été reconfigurés après le démarrage du chantier. Relevons à ce propos la persévérance des équipes d'architectes, d'ingénieurs, de techniciens et d'ouvriers qui ont dû ajuster un modèle qui n'avait plus rien de théorique.

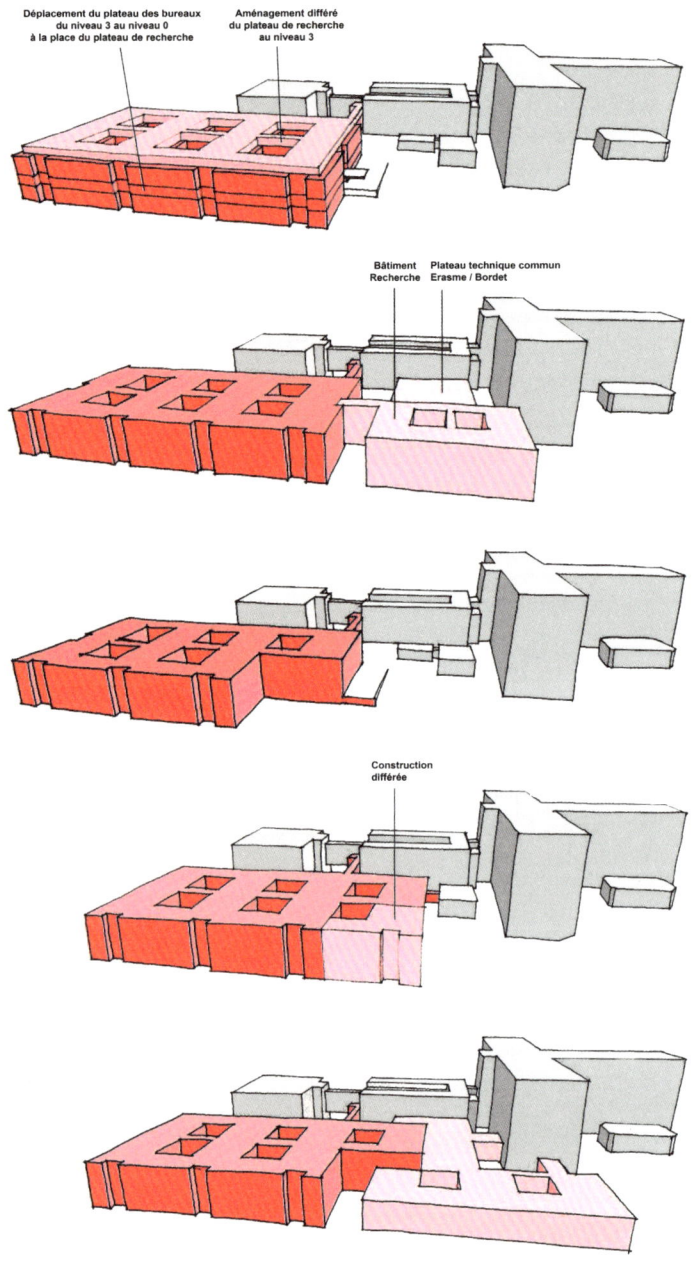

Scénarii de phasage en cas de réalisation par tranches, Gerold Zimmerli
*Phasing scenarios in case of implementation in successive stages, Gerold Zimmerli*

Même s'il n'est guère aisé de la retracer avec précision et surtout sans omission, une chronologie des évolutions morphologiques de l'Institut Jules Bordet, du concours à la livraison, permet d'évaluer les implications spatiales des évolutions programmatiques décrites précédemment. Elle illustre notamment la stabilité de la forme globale qui n'a été que très peu modifiée, si ce n'est en hauteur avec l'ajout de trois étages en cours de projet. Le volume général est ainsi moins horizontal que planifié au départ et les patios sont plus profonds.

Certes, il ne s'agit pas de changements mineurs mais ils restent contrôlés et bien en deçà de ce qu'une augmentation de 60 % de la surface totale aurait pu laisser présager. Le déplacement du bâtiment de quatre-vingt mètres vers l'ouest a également eu quelques effets, essentiellement bénéfiques, sur la conception d'origine. La déclivité du terrain étant plus importante à l'endroit de la nouvelle assiette foncière, les deux étages qui étaient prévus en sous-sol se retrouvent de plain-pied orientés au sud et sont donc éclairés naturellement sur toute cette façade. Cette chronologie retrace également les ajouts ou suppressions des annexes au New Bordet, comme les accès, les espaces extérieurs, les connexions à l'Hôpital Érasme ou les tubes de quench[4], dont l'un constitue aujourd'hui le totem d'entrée de l'IJB.

*Even if it is not easy to trace precisely and above all without omitting something, a timeline of the morphological evolutions of the Jules Bordet Institute, from the competition to the opening, does allow us to evaluate the spatial implications of the programmatic evolutions previously described. It shows in particular the stability of the overall form, which was only slightly modified, except in height with the with the addition of three floors during the project. The overall volume is therefore less horizontal than initially planned, and the interior courtyards are larger and deeper.*

*These are certainly not minor changes, but they remained manageable and were far fewer than an increase of 60 percent of the total surface area might have led everyone to expect. The translation of the building eighty meters to the west also had a few knock-on effects, essentially beneficial, to the original design. The incline of the terrain being steeper on the new parcel of land meant that the two floors which were meant to be underground found themselves on the south side on the ground floor, and were therefore lit naturally along the whole façade. This timeline also traces the additions and removals of other items for the New Bordet, like the access points, the outside spaces, the connections to the Erasmus Hospital, or the quench pipes,[4] one of which has become a distinctive feature at the entrance of the IJB.*

---

1. Notions développées par Jean Hélion dans son article « Termes de vie, termes d'espace », *Cahiers d'Art*, n° 7-10, décembre 1935.

2. Brunet Saunier Architecture, *Phylum H, Brunet Saunier Architecture on Healthcare*, Hatje Cantz, Berlin, 2019.

3. En arrivant à l'Institut, le patient est vu en consultation par un soignant qui lui prescrit des examens biologiques, il attend ensuite ses résultats dans les espaces d'attente des consultations, dans le hall ou la cafétéria. Le médecin revoit le patient en consultation et lui prescrit un traitement fabriqué ensuite à la demande dans la pharmacie oncologique. Le patient attend à nouveau avant de prendre son traitement au sein de l'hôpital de jour.
4. Ces conduits permettent l'évacuation rapide, en cas de danger, de la dissipation de l'hélium liquide qui peut s'échapper des aimants des IRM. On parle aussi d'« évents de dissipation de l'hélium ».

1. Ideas developed by Jean Hélion in his article "Termes de vie, termes d'espace," Cahiers d'Art, no. 7-10 (December 1935).

2. Brunet Saunier Architecture, Phylum H, Brunet Saunier Architecture on Healthcare ( Berlin, 2019).

3. On arriving at the Institute, a patient is seen by a doctor who prescribes medical examinations. He then waits for the results in the consultation waiting area, the entrance hall, or the cafeteria. The doctor sees the patient again and prescribes a treatment which is then prepared on the spot by the oncological pharmacy. The patient waits again before receiving his treatment in the day-care hospital area.

4. These ventilation conduits allow the fast evacuation in cases of danger, of liquid helium that can leak from the IRM magnets. "Helium dispersal event" is also mentioned.

# 2008

Parcelle et programme donnés au concours
Proximité avec l'Hôpital Érasme
Emprise compacte
Volume bas
*Plot and program given for the competition*
*Proximity to Erasmus Hospital*
*Compact footprint*
*Low volume*

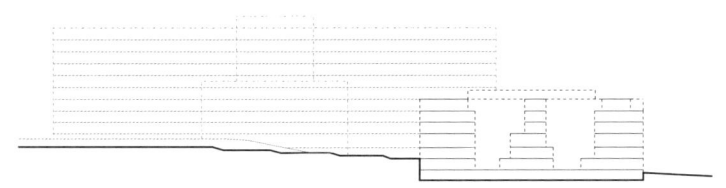

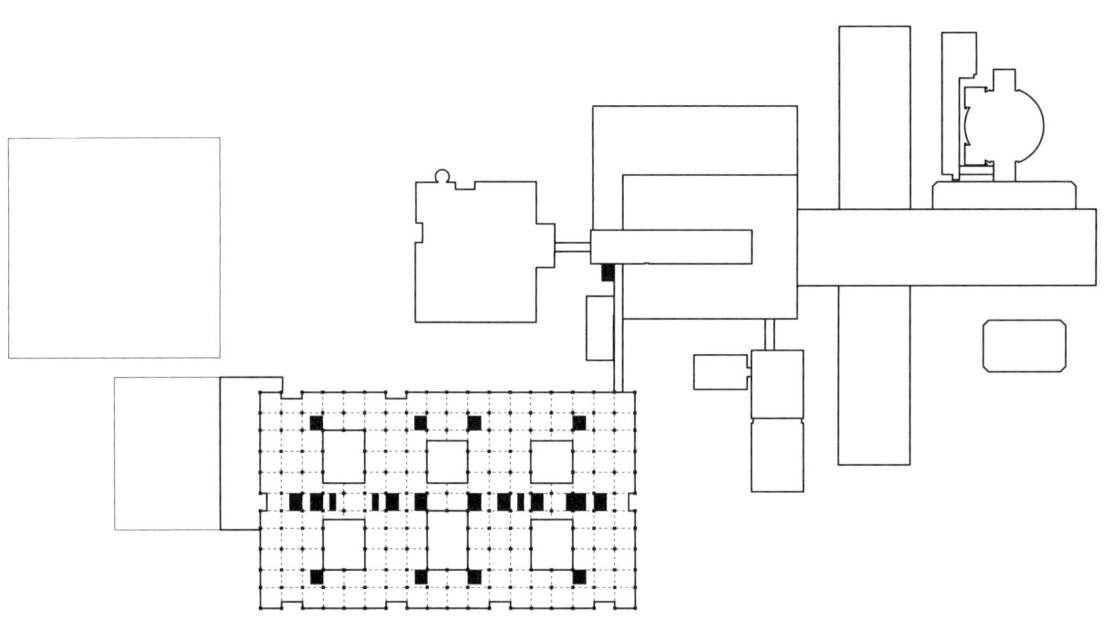

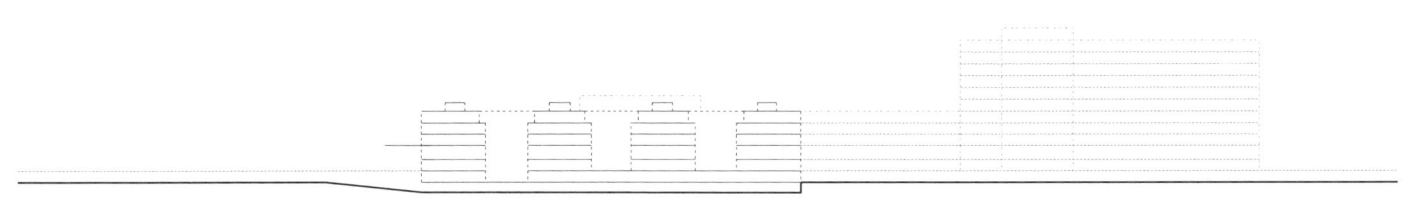

# 2010

Intégration du programme révisé
Ajout de 3 niveaux au volume initial
Translation de la parcelle de 30 m vers l'ouest
*Integration of the revised program*
*Addition of three extra floors to the initial volume*
*Shifting of the construction site 30 m to the west*

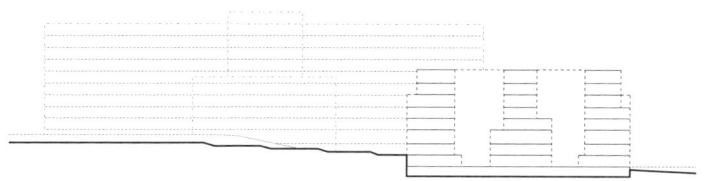

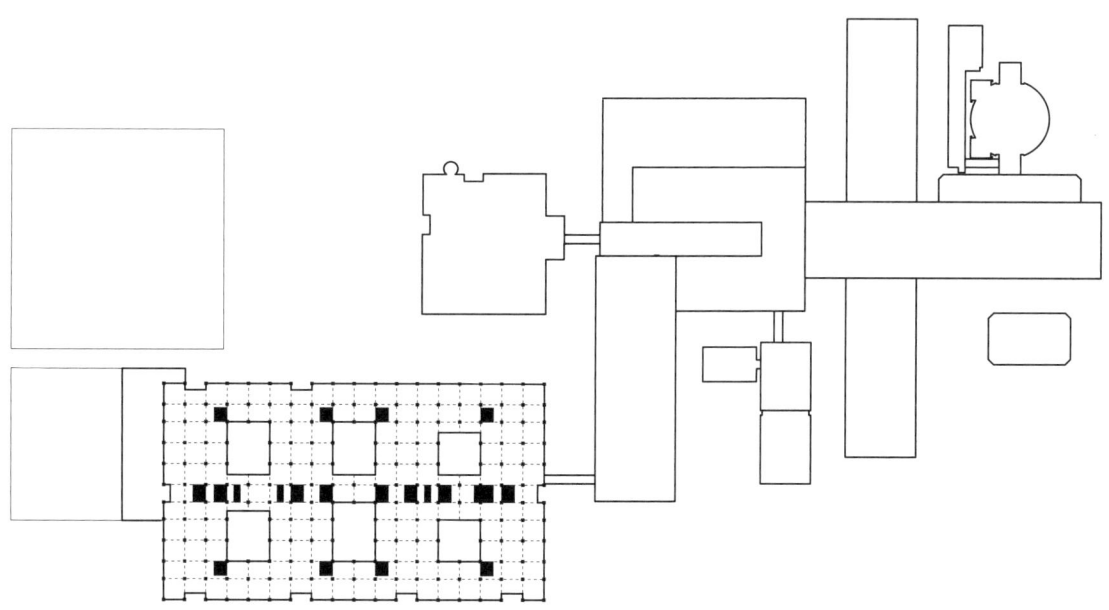

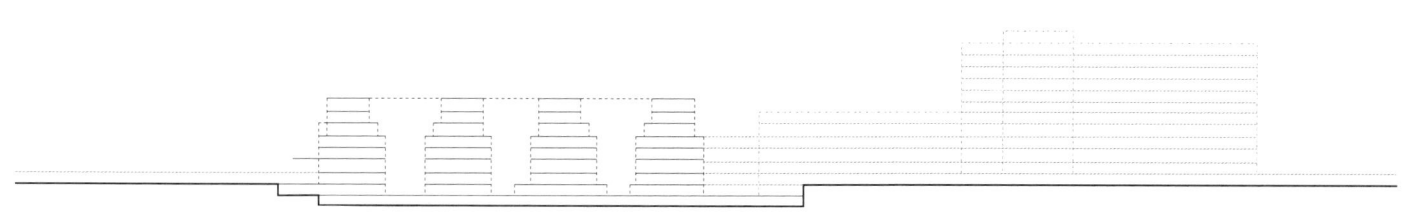

*NEW BORDET*
*MUTATIONS TIMELINE*

# 2013

Translation de la parcelle de 50 m vers l'ouest pour
permettre la construction du New Érasme
Adaptation du projet dans sa nouvelle topographie
Réintégration de certains programmes initialement partagés
avec l'Hôpital Érasme
*Shifting of the construction site 50 m to the west
to allow the construcwere on of the New Erasmus
Adaptation of the project to its new topography
Reinstatement of certain programs initially shared with
Erasmus Hospital*

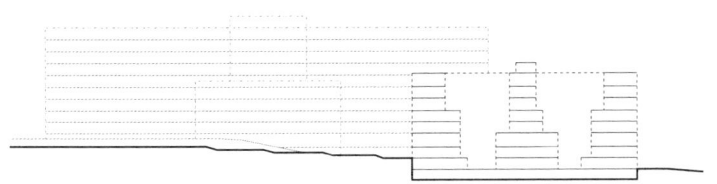

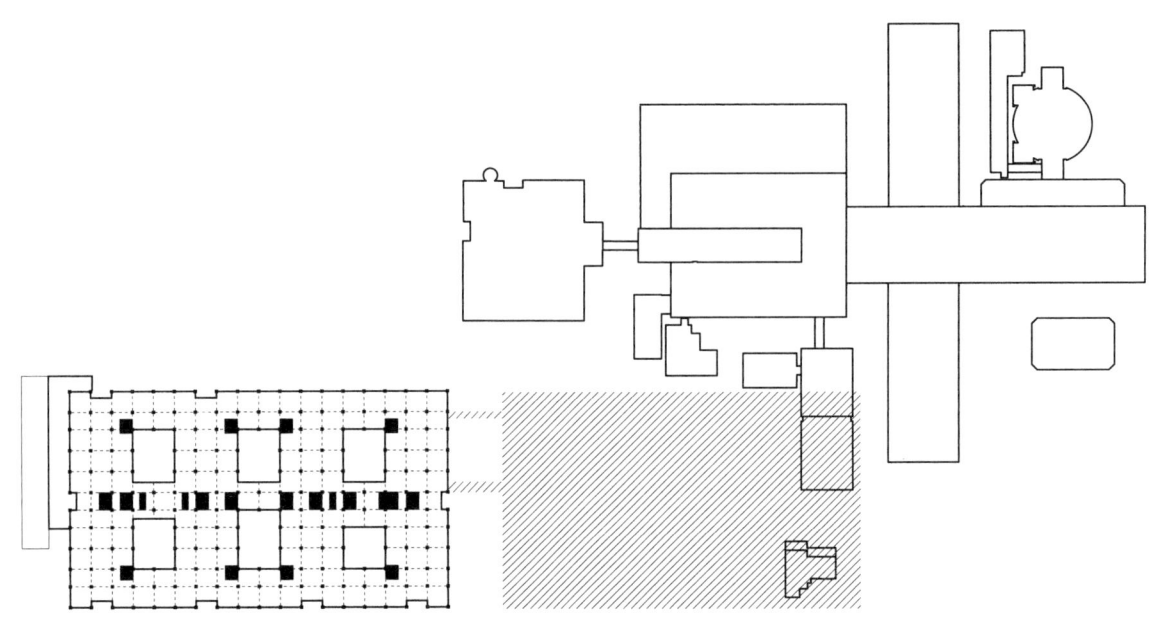

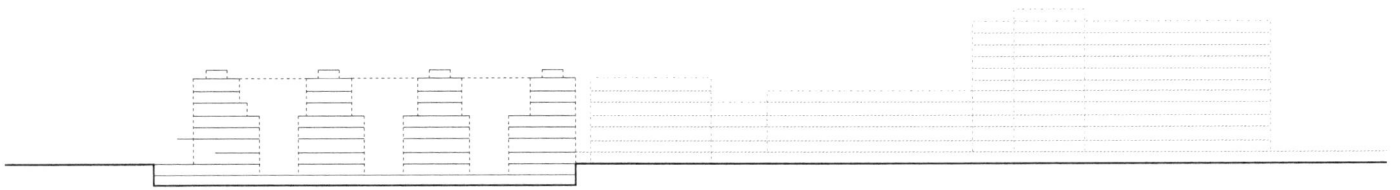

# 2021

Création d'une liaison souterraine vers l'Hôpital Érasme
Création d'attentes dans la façade Est pour des passerelles
vers le New Érasme
Déplacement de certains services au sein même du projet
*Creation of an underground connection to the Erasmus Hospital*
*Creation of reservations in the Eastern façade for aerial*
*connections to the New Erasmus*
*Relocation of certain services within the project itself*

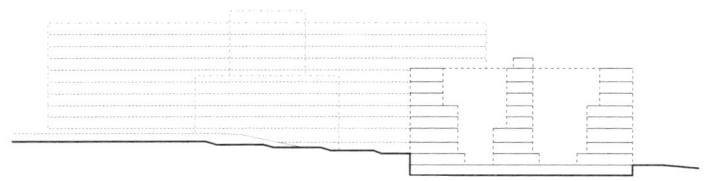

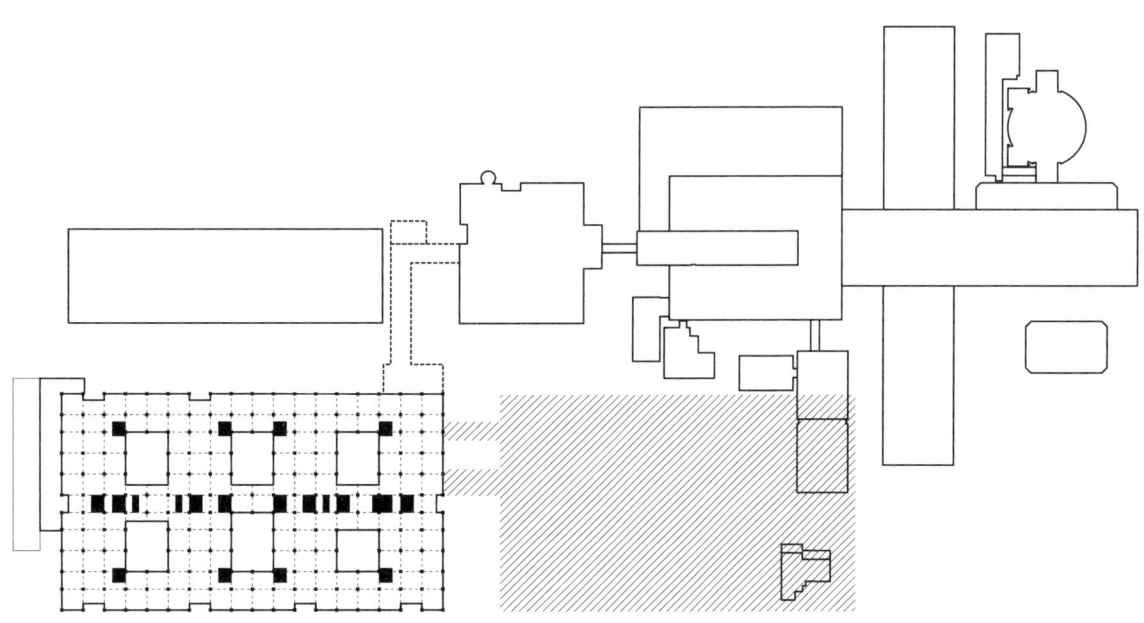

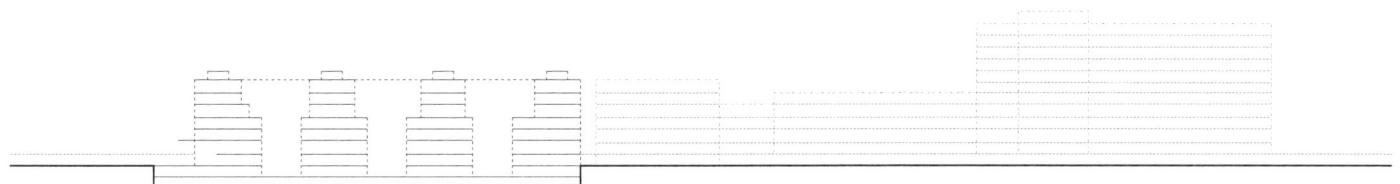

# Sous la peau
*Behind the skin*

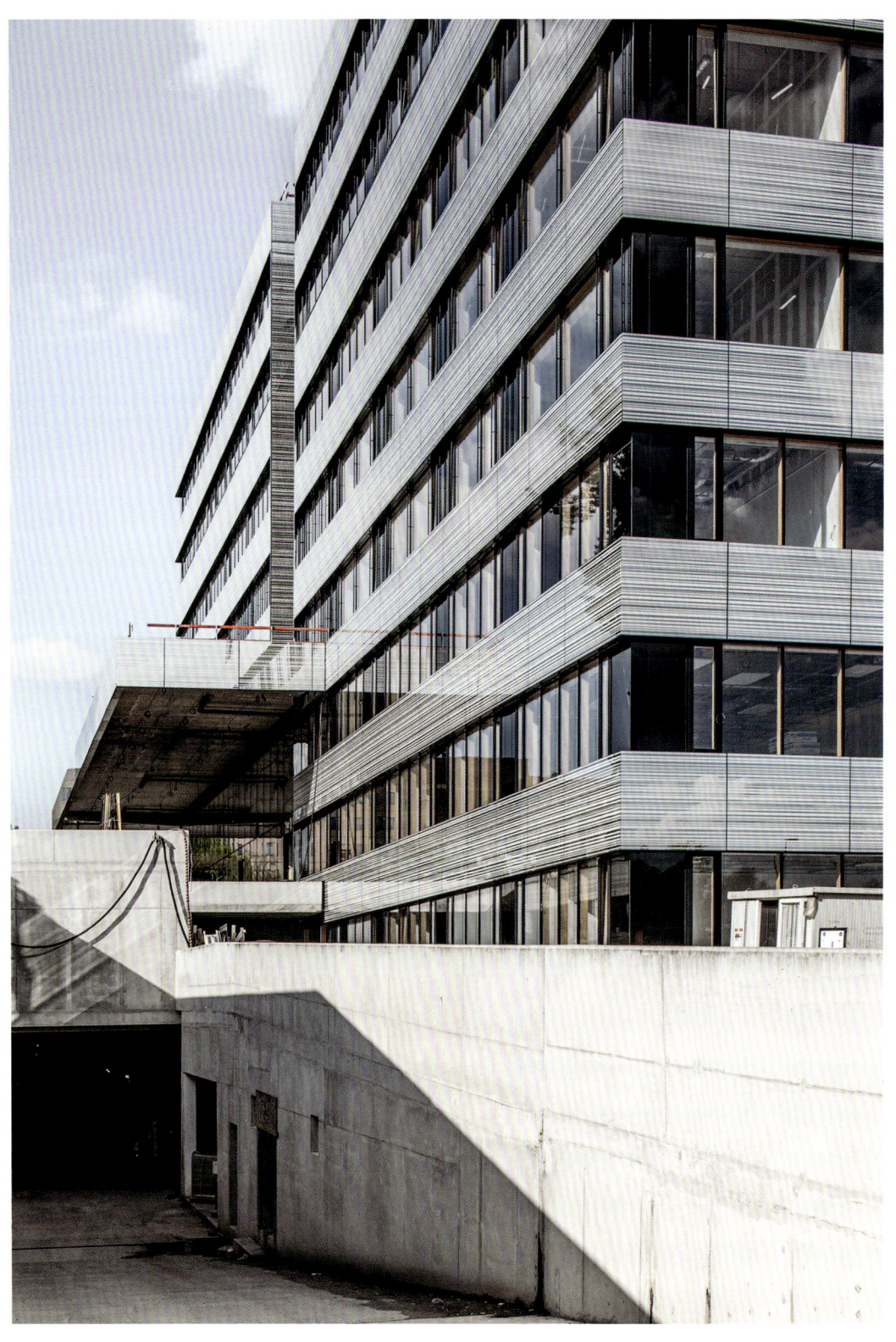

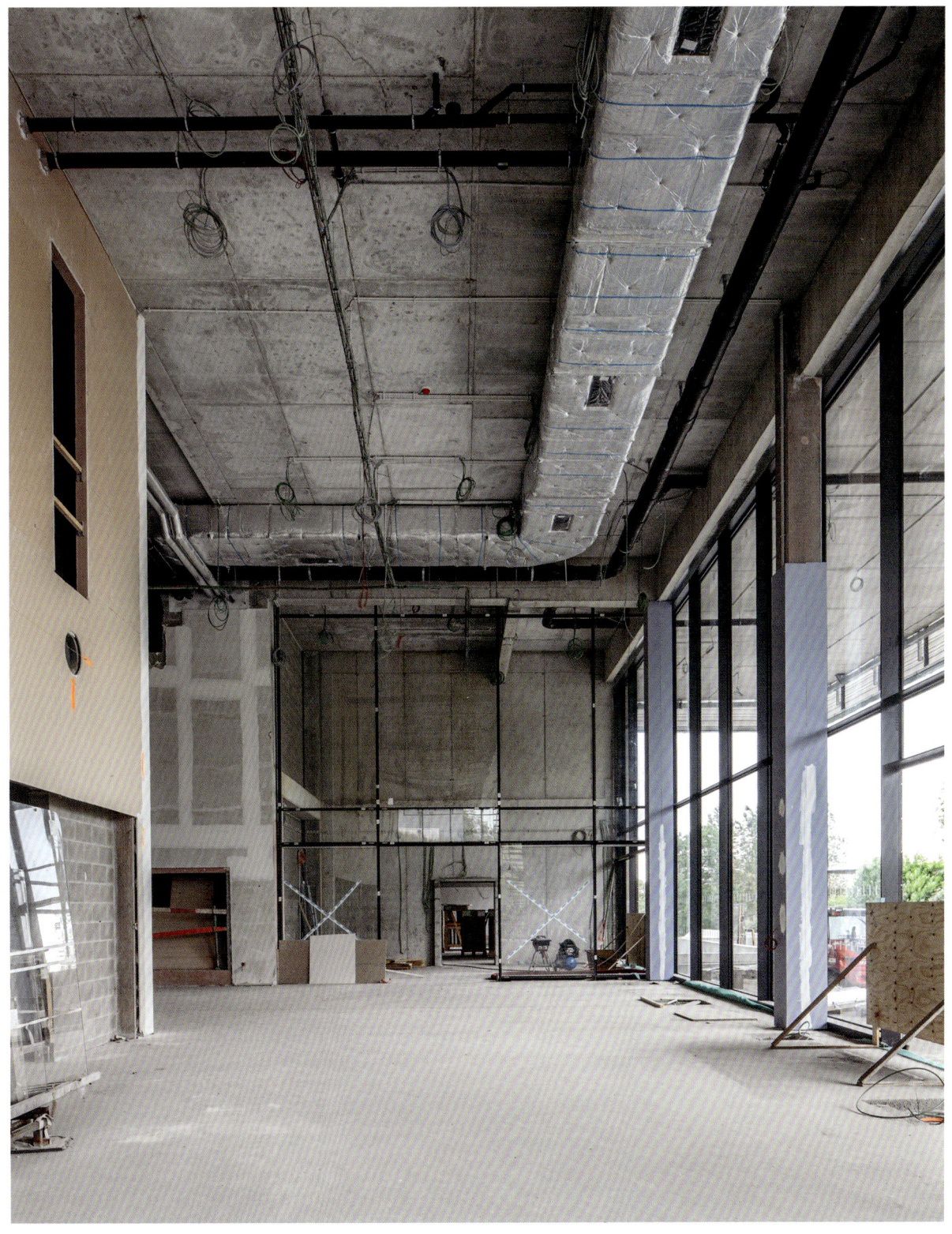

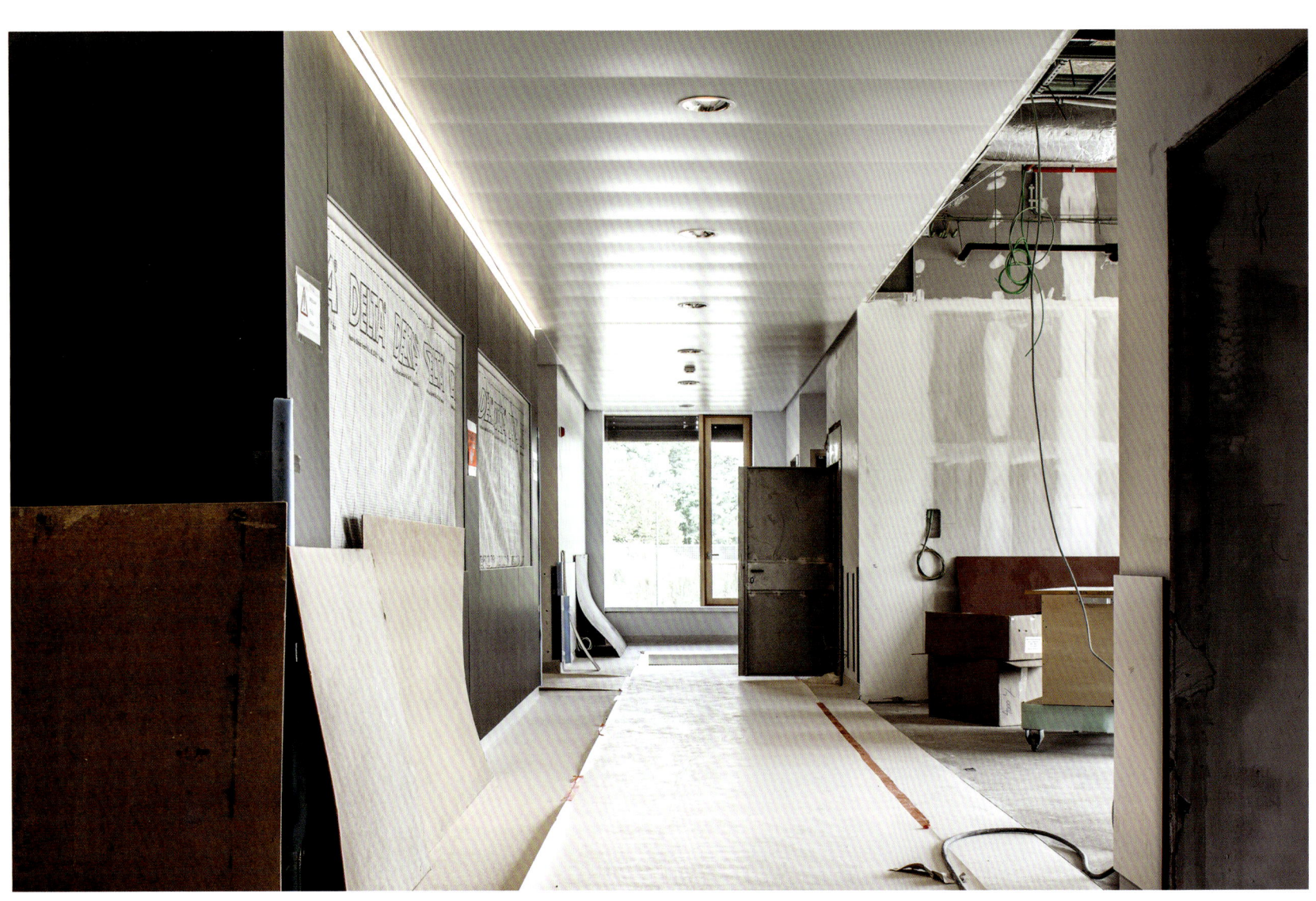

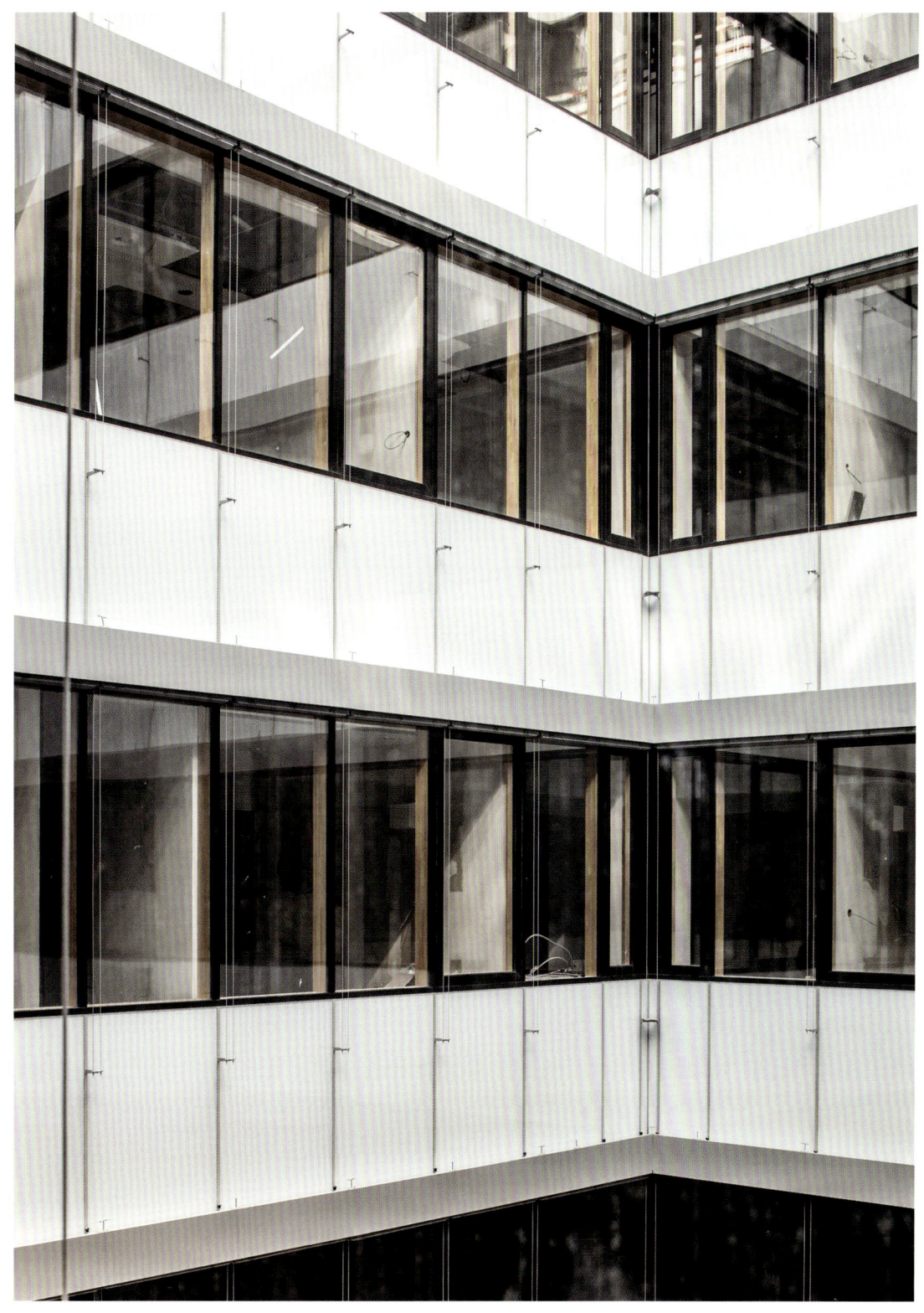

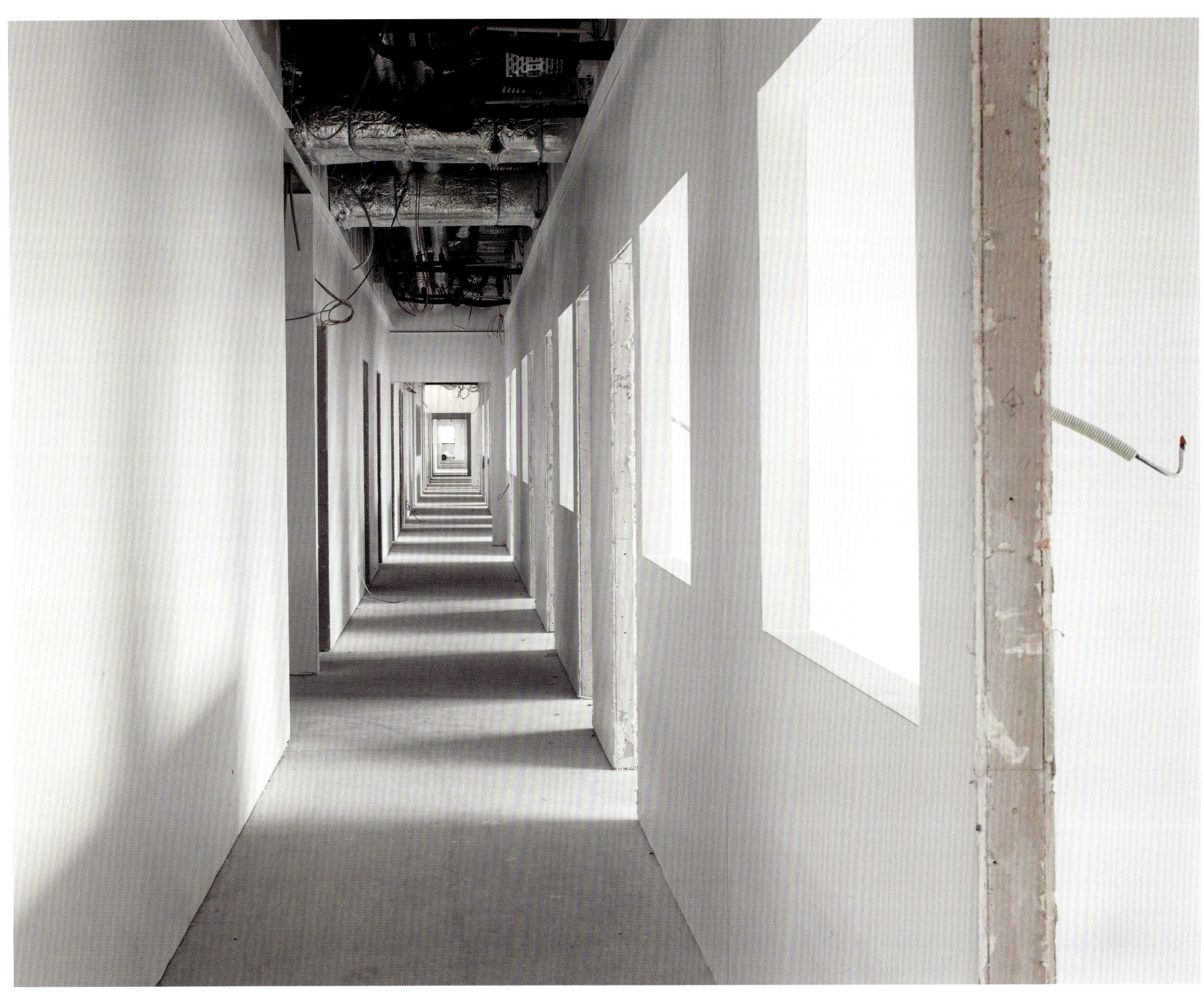

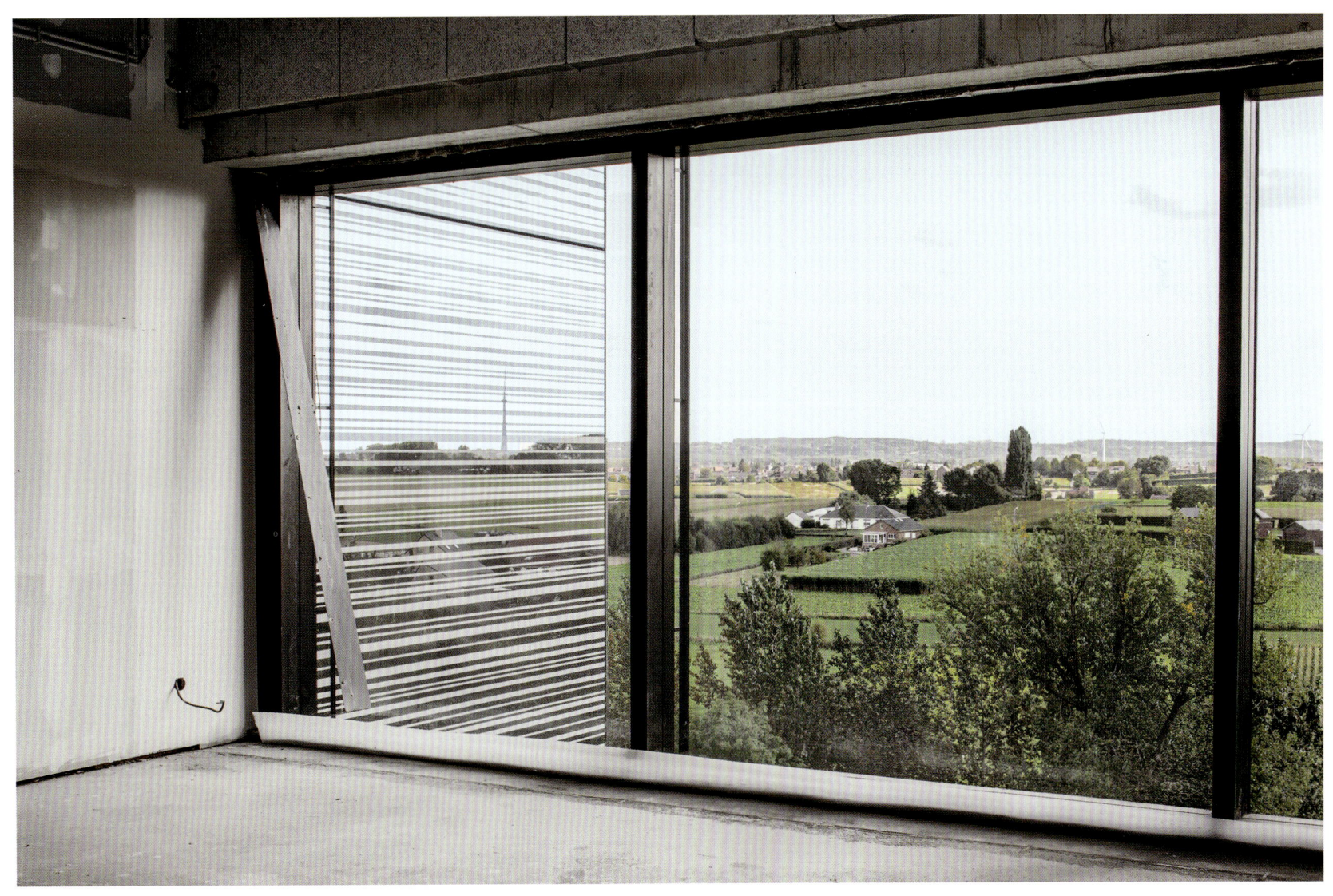

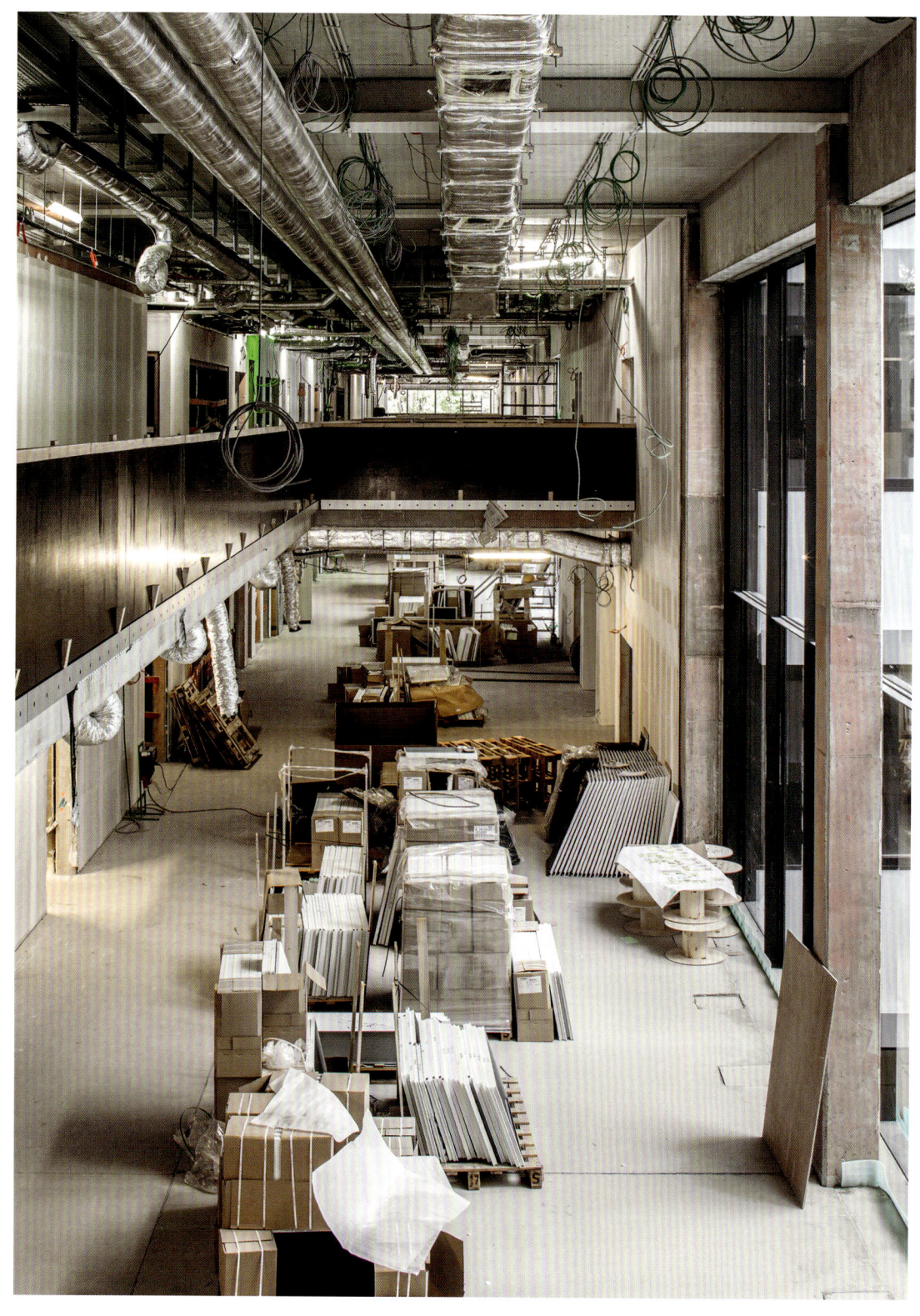

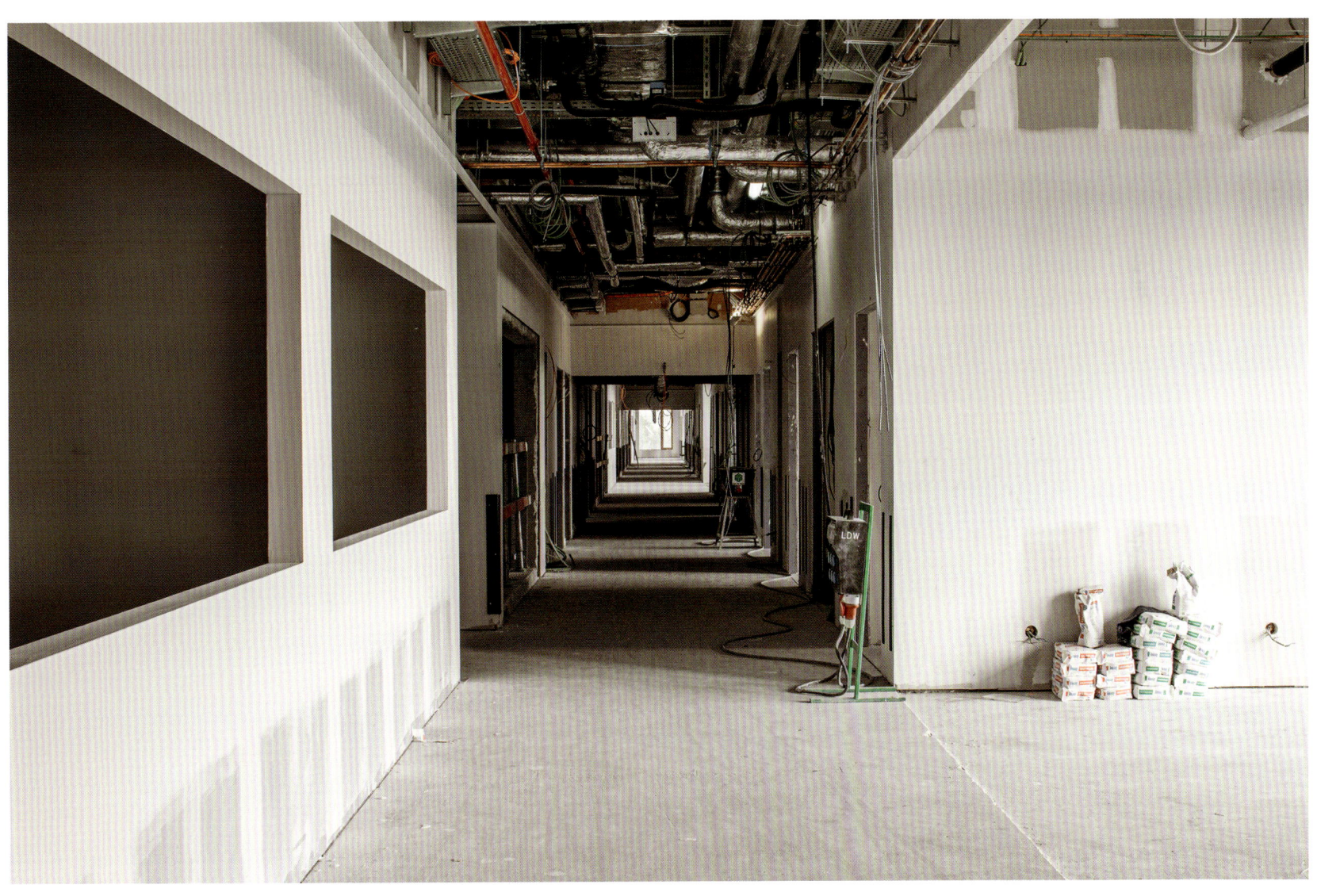

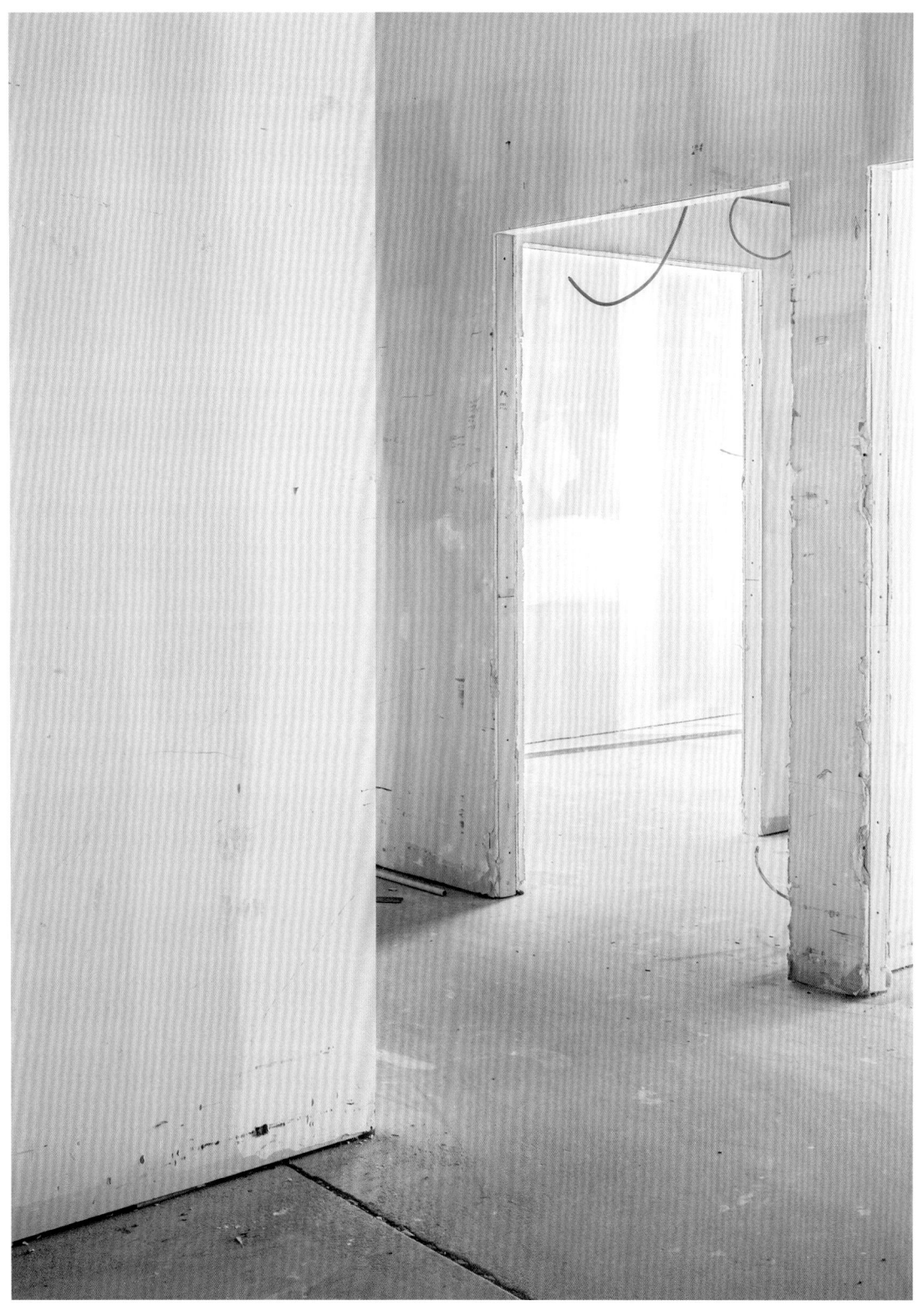

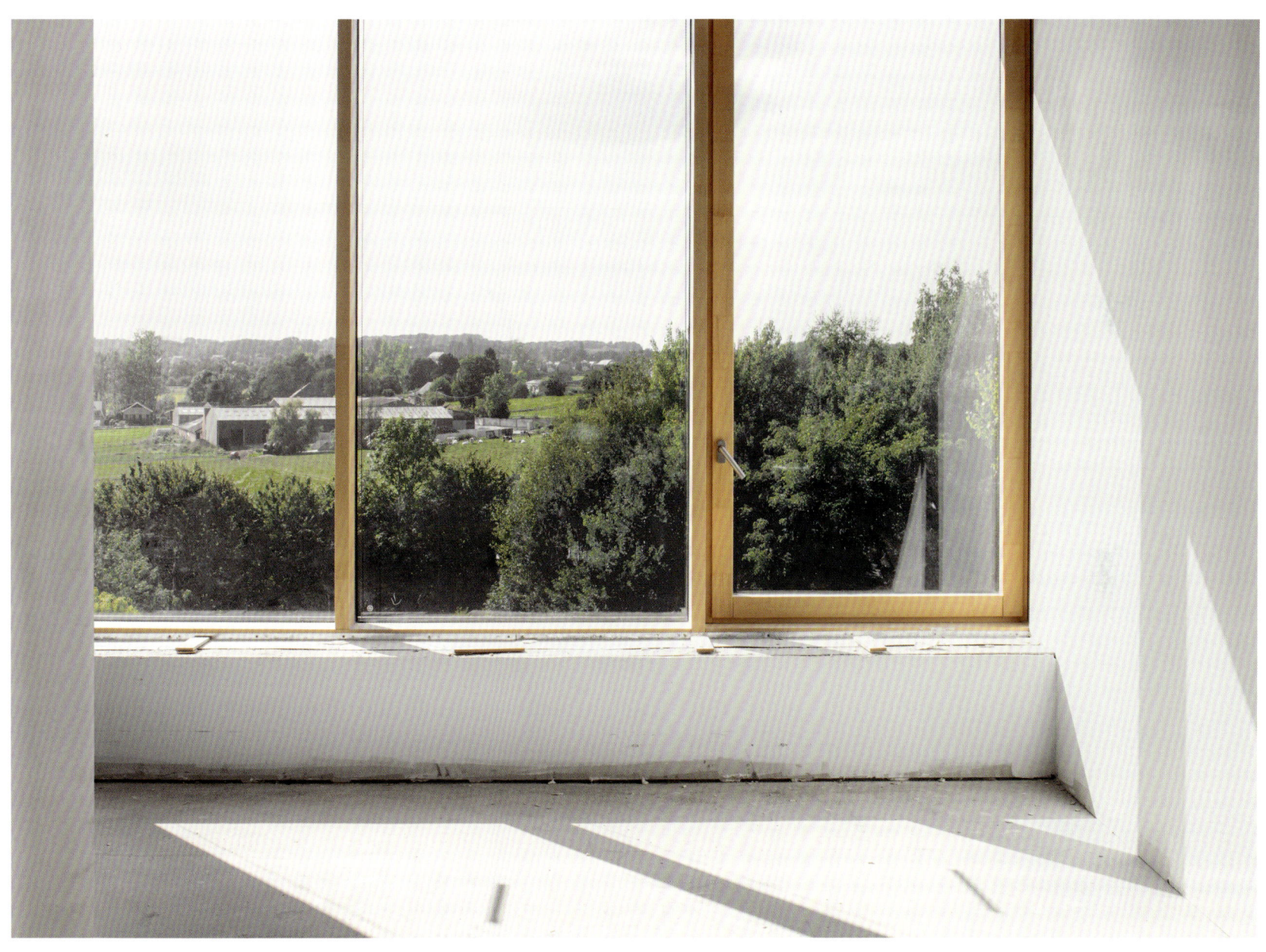

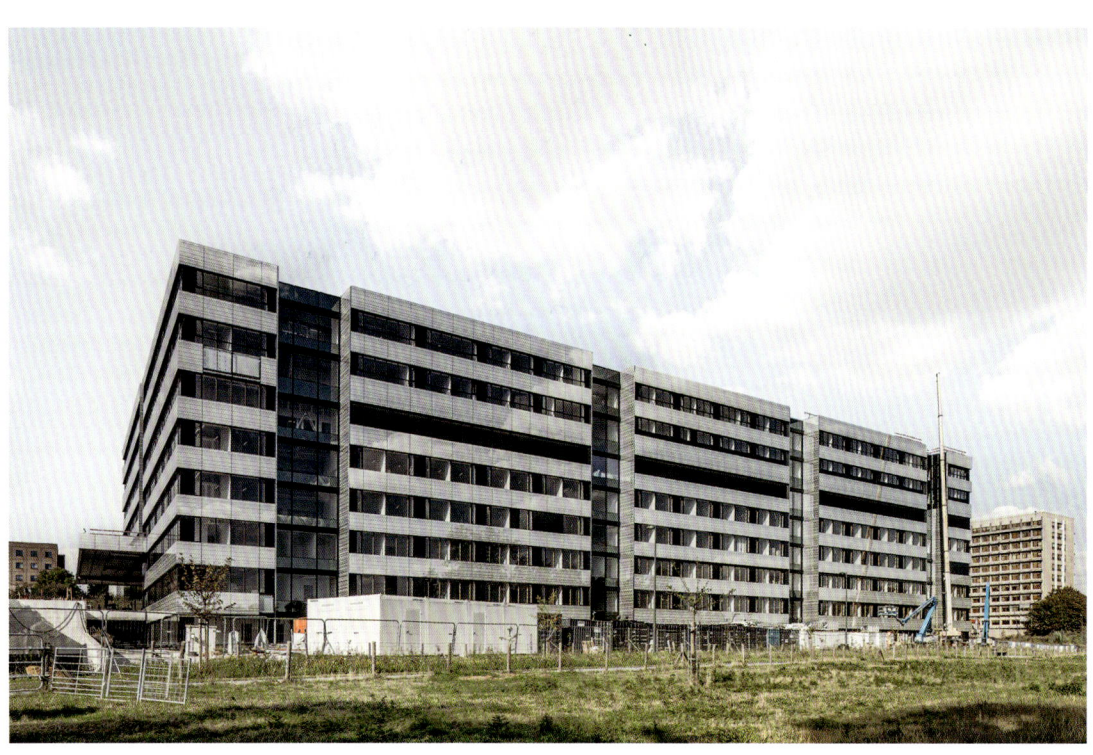

# Architecture à soigner
## *Healing architecture*

Seuls les habitants du Pajottenland dont les maisons et les fermes ponctuent la Domstraat peuvent embrasser d'un seul coup d'œil le nouvel Institut Jules Bordet. Au fil des mois, ils ont vu s'ériger ce monolithe parallélépipédique dans le fond de leur jardin, au-delà des champs de blé qui les séparent de la Région bruxelloise. Suffisamment éloigné pour s'en sentir protégé, suffisamment proche pour le voir étinceler. Sa façade miroir réagit en effet très sensiblement aux changements de temps. En plein soleil, alors que les fenêtres de l'Hôpital Érasme se teintent d'ocre, le New Bordet reflète les couleurs de son environnement et en mime les formes. Difficile alors de différencier les surfaces pleines des surfaces vitrées, ni même d'en distinguer l'intérieur. Il se présente homogène, massif, intangible face au paysage qui l'entoure. Quatre brèches d'ombres verticales, réparties à intervalles réguliers dans la longueur du bâtiment, renforcent sa stature et l'ancrent à sa terre d'accueil. Objet hospitalier flottant parmi d'autres objets hospitaliers, il renvoie son environnement proche et lointain à son immensité comme à sa fragilité, à son immanence comme à sa finitude. Il le réfléchit.

Énigmatique et uniforme vu de loin, il se pare de détails de près. L'organisation en strates horizontales s'affirme alors. La rampe située à l'ouest du New Bordet dévoile l'existence de niveaux supplémentaires en sous-sol ; les rideaux colorés trahissent la présence de chambres d'hospitalisation aux niveaux 1 et 2 ; les allèges des bureaux du niveau 5 accueillent des dossiers et des plantes vertes ; du personnel en blouse blanche anime les salons en creux du niveau 1 alors que l'étage technique se devine derrière des stores à lamelles qui restent baissés en toutes circonstances. Les châssis en aluminium se doublent de bois ; les brèches se parent latéralement du même complexe verrier feuilleté à motif d'argenture que les bandeaux horizontaux d'habillage ; les surfaces vitrées transparentes et les surfaces en vitrage émaillé noir alternent, laissant subtilement paraître les changements de fonctions au sein de l'hôpital.

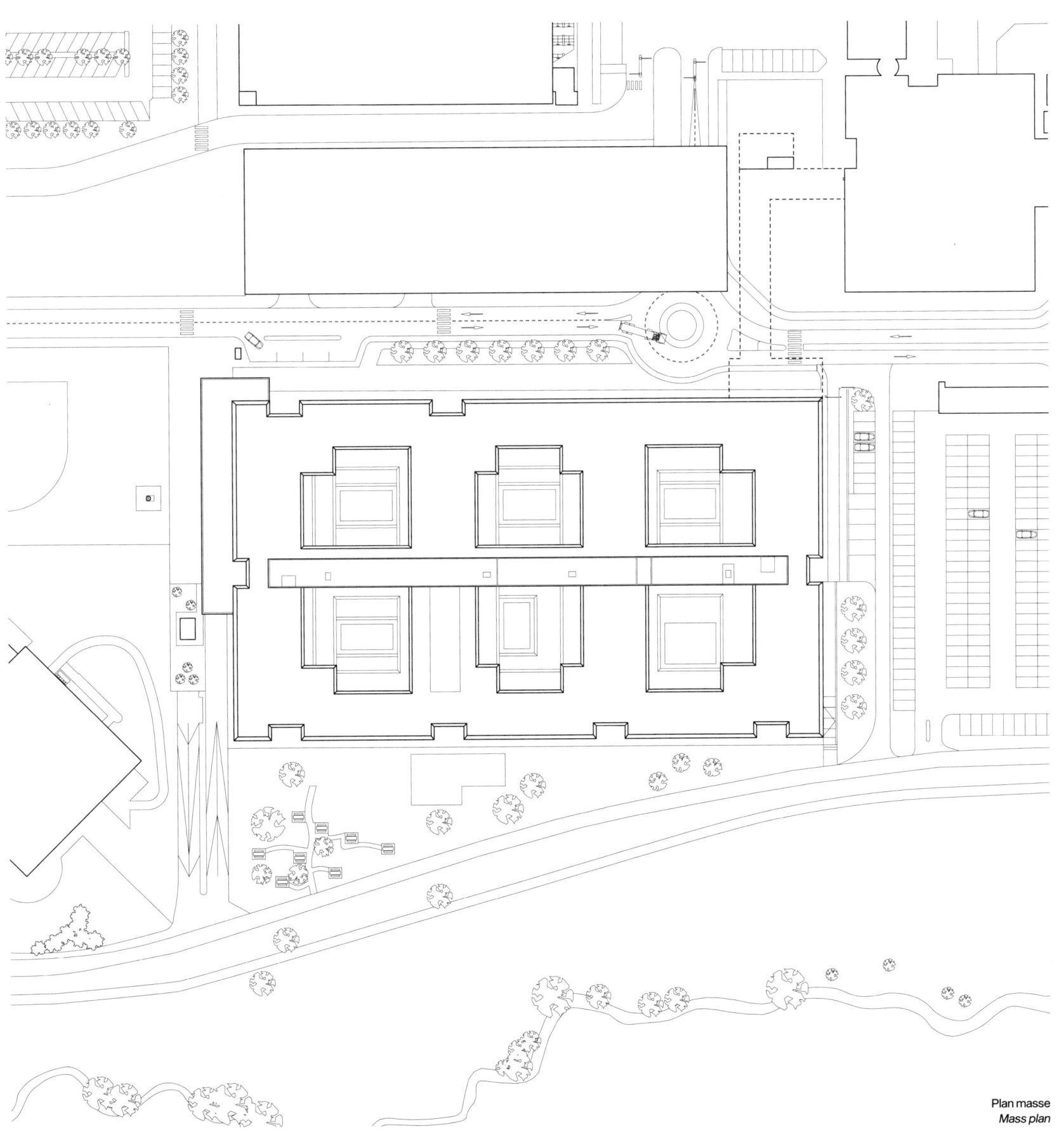

Plan masse
*Mass plan*

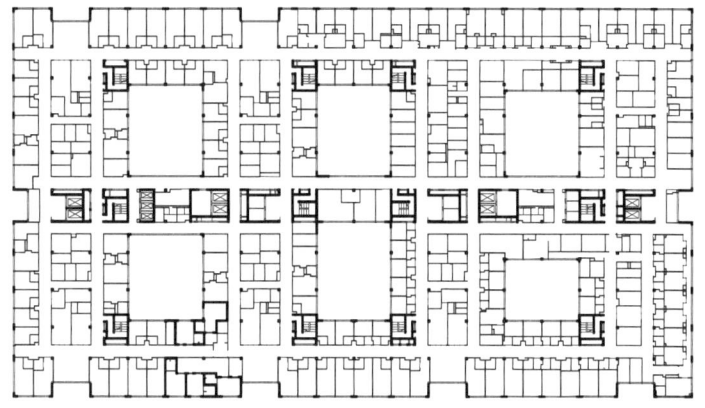

1er étage / *1st floor*

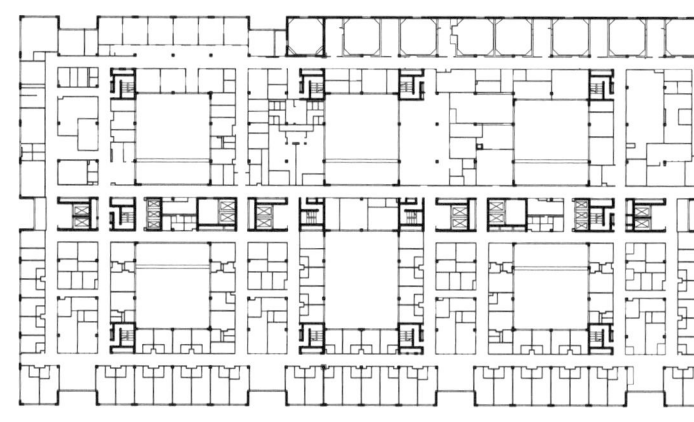

2e étage / *2nd floor*

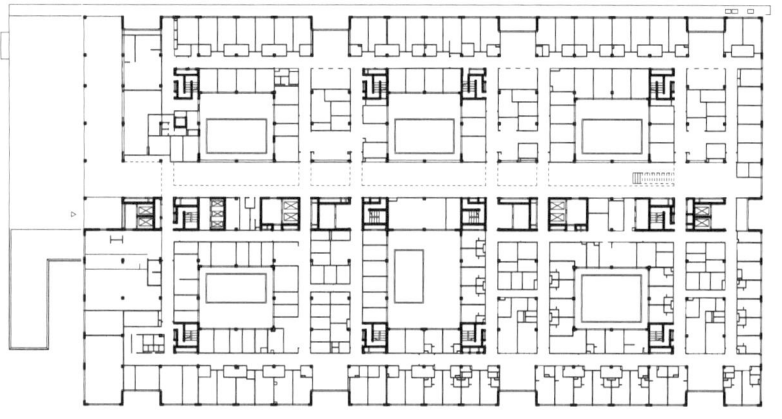

Rez-de-chaussée bas / *Lower ground floor*

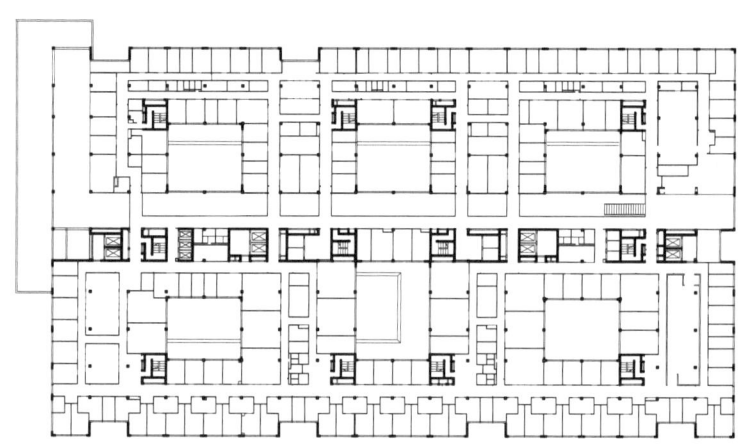

Rez-de-chaussée haut / *Upper ground floor*

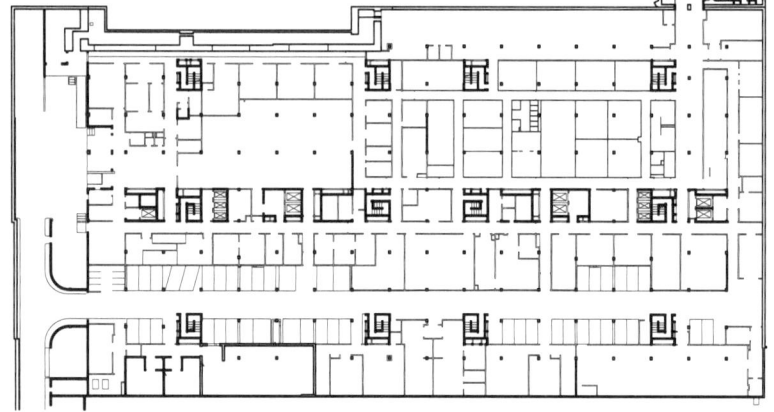

2e sous-sol / *2nd basement*

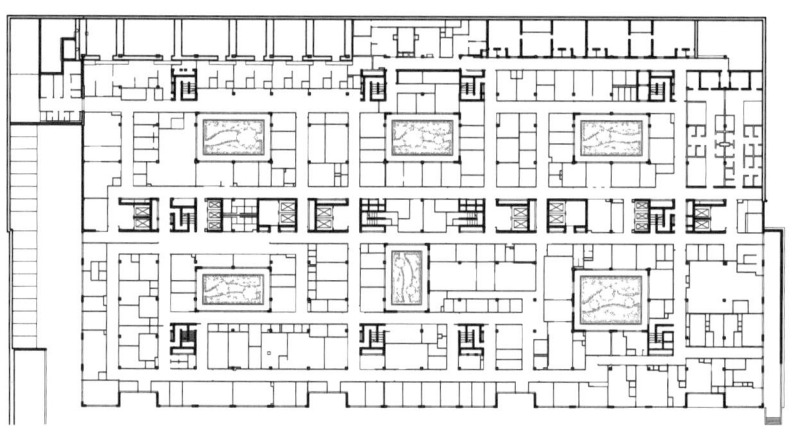

1er sous-sol / *1st basement*

*O*nly the inhabitants of the Pajottenland, whose houses and farms line Domstraat, have a panoramic view of the new Jules Bordet Institute. As the months passed, they saw this monolithic parallelepiped rise up at the back of their gardens, above the wheat fields that separate them from the Brussels region. Sufficiently far away not to feel overwhelmed, but close enough to see it sparkle in the sunlight. Its mirrored façade is in effect very sensitive to changes in the weather. In full sunlight, while the Erasmus Hospital has brown tinted windows, the New Bordet reflects the colors of its surroundings and mimicked its forms. Difficult to distinguish solid surfaces from windowed surfaces, and to see through to the interior. It appears uniform, solid, intangible in relation to the surrounding landscape. Four dark vertical sections, spread at regular intervals over the full length of the building, reinforces its monumental stature and anchors it in its setting. A medical object floating among so many other medical objects, it relates to its both close and distant surroundings, through its immensity as much as its fragility, through its sense of impermanence as much as its sense of finality. It reflects it.

Enigmatic and uniform seen from afar, many details can be seen up close. The arrangement in horizontal layers is clear. The ramp positioned to the west of the New Bordet reveals the existence of supplementary underground floors; the colored curtains indicate the presence of hospital bedrooms on the first and second floors; the window sills of the offices on the fifth floor accommodate files and green plants; staff in white coats animate the family lounges of the first floor while the technical floor remains hidden behind slatted blinds that remain lowered at all times. The aluminium frames are banded with wood; the vertical faults are laterally covered with the same laminated glass with silver motifs as the horizontal bands on the façade, subtly highlighting the different functions at the heart of the hospital.

From the north side, the Jules Bordet Institute is only seen after walking through the campus. From the Erasmus metro station, a walk of only

Côté nord, l'Institut Jules Bordet n'apparaît qu'après avoir traversé le campus. Depuis la station de métro Érasme, une déambulation de quelques minutes entre plusieurs bâtiments universitaires de l'ULB conduit au pied du New Bordet, dont on apprécie alors toute l'ampleur. De ce côté pourtant, le bâtiment ne compte que six étages et seules deux brèches verticales viennent rompre la linéarité des bandeaux horizontaux formant la façade. L'accès en voiture se fait également par le nord via la route qui encercle le campus. Une voie d'accès permet d'atteindre la zone de dépose-minute située à l'angle nord-ouest de l'hôpital. Suspendu à la façade ouest, un large auvent, portant l'inscription « Institut Jules Bordet Instituut », en matérialise l'entrée principale. Le parvis minéral abrité par cette marquise monumentale accueille les patients au nord et les accompagne jusqu'aux portes du New Bordet. Au sud, il surplombe le Pajottenland et offre un espace de repos aux patients et au personnel. Tout à la fois protégé et en plein air, cet espace de transition adoucit le passage entre intérieur et extérieur. Il doit être aussi aisé de rentrer dans l'hôpital que d'en sortir. La cafétéria disposée à l'angle nord-ouest anime le parvis tout au long de la journée. Elle renvoie l'image d'un institut ouvert et vivant, et d'un certain luxe aussi. Ici, on oublie l'hôpital.

Les visiteurs, les patients ou les membres du personnel sont invités à pénétrer à l'intérieur de l'Institut Jules Bordet à droite du restaurant, exactement au milieu de la façade ouest. Depuis le hall, où se situe notamment la banque d'accueil, des perspectives s'ouvrent à la fois transversalement, à travers le restaurant, et frontalement, à travers la rue centrale qui organise tout l'hôpital, permettant d'en apprécier très directement la simplicité d'organisation. Cette transparence et cette perméabilité contrastent de manière surprenante avec l'opacité et l'épaisseur du bâtiment tel qu'appréhendé depuis l'extérieur. Elles en limitent ainsi l'échelle et en simplifient l'accès.

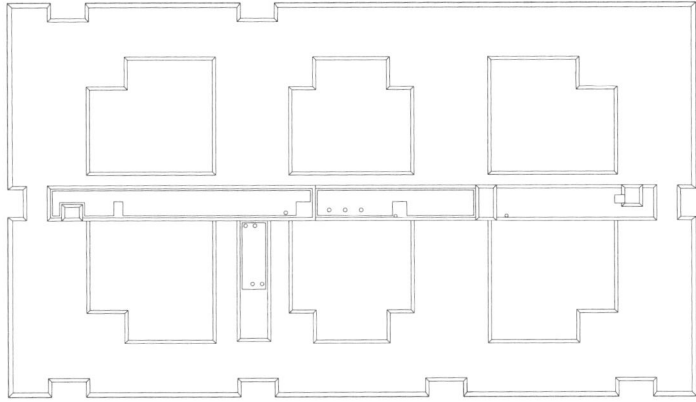

Toiture / *Rooftop*

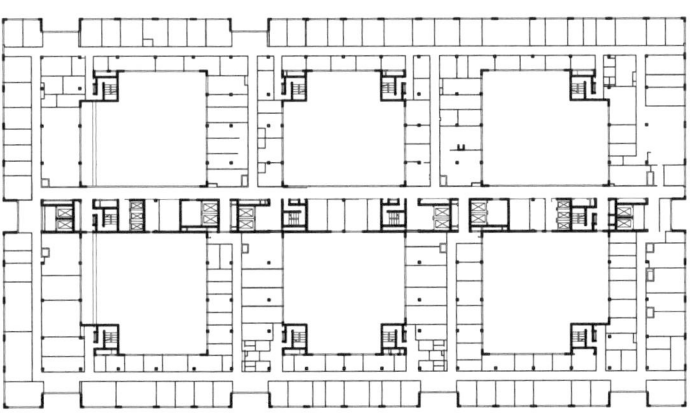

5ᵉ étage / *5ᵗʰ floor*

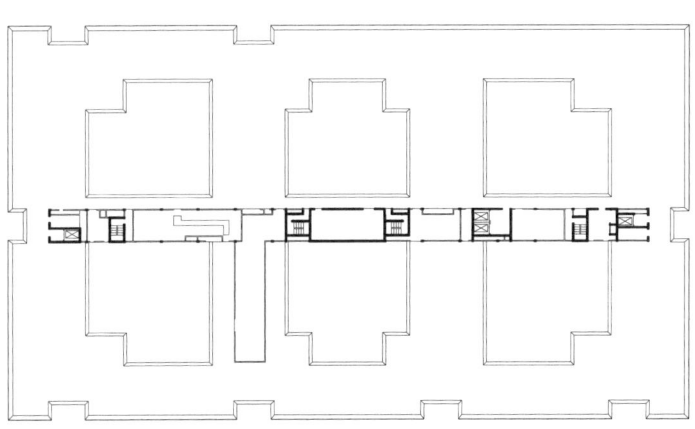

6ᵉ étage / *6ᵗʰ floor*

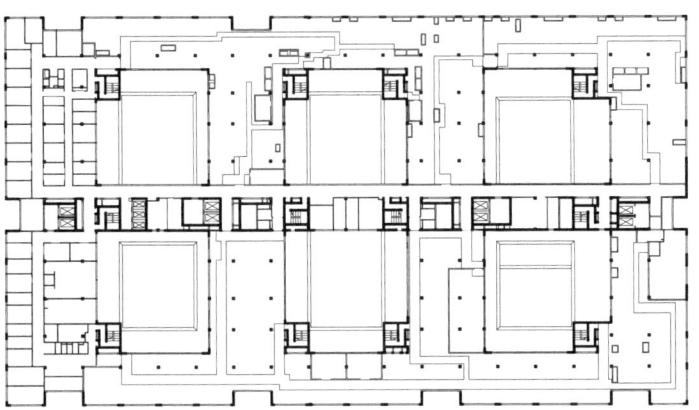

3ᵉ étage / *3ʳᵈ floor*

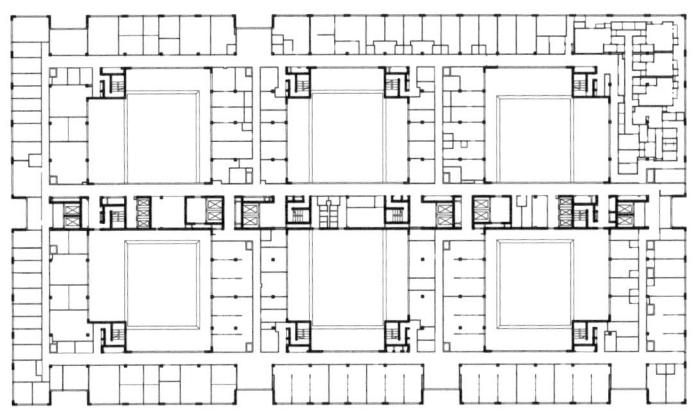

4ᵉ étage / *4ᵗʰ floor*

Trois patios strient la rue centrale de lumière naturelle tout en offrant des perspectives vers le ciel et vers les différentes strates de l'Institut. Depuis les salons jouxtant les patios, on aperçoit en effet des bureaux, des salles de consultation et des chambres, animés par les allées et venues de leurs occupants. En face des patios, une imposante façade en bois dissimule tous les noyaux de distribution verticale. Derrière elle alternent en silence et selon un principe de séparation des flux savamment orchestré, les monte-malades, les ascenseurs publics et les monte-charges.

La même organisation se répète d'étage en étage. Les circulations verticales débouchent sur un double axe central de distribution qui traverse l'hôpital dans sa longueur. Les six patios l'éclairent naturellement et libèrent des vues dans la profondeur du bâtiment. Ces patios prennent, à chaque étage, un peu plus d'ampleur, mettant ainsi de plus en plus à distance les pièces qui les bordent. Ils apportent également une respiration dans l'enchaînement répétitif et linéaire des portes d'accès aux différents services. Les salons en creux, disposés à l'intersection de plusieurs axes de circulation, sont d'autres lieux d'exception du New Bordet. Largement vitrés sur l'extérieur, ils ponctuent chaque niveau d'espaces de rencontres et de contemplation. Légèrement en retrait et superposés les uns sur les autres, ils forment les brèches qui segmentent verticalement l'hôpital. Leurs façades en verre strié d'argent reflètent latéralement le paysage, faisant ainsi se relayer, au sein d'un même espace, vues de biais et vues frontales cadrées.

Les nombreuses vues en long et en large, les transparences à travers les patios et les points de fuite permettent d'orienter les déambulations et de repérer aisément les différents services, malgré une absence volontaire d'éléments différenciants qui va de pair avec la modularité et la réversibilité des espaces. Les surfaces – mobiliers et matériaux – sont similaires d'un étage à l'autre, d'un service à l'autre.

*a few minutes between several ULB university buildings, brings you to the New Bordet, from where one can appreciate the full scale of the building. From this side however the building is only six stories high, and only two vertical faults interrupt the linear horizontal bands that make up the façade. Access by car is also on the north side via the road that runs around the campus. One access road leads to the drop-off point at the northwest corner of the hospital. Suspended from the west façade, a large awning is inscribed with the name "Institut Jules Bordet Instituut" and indicates the main entrance. The mineral forecourt sheltered by the large awning welcomes the patients arriving from the north and guides them to the front doors of the New Bordet. The south side overlooks the Pajottenland and offers a place for patients and staff to rest. Both sheltered and in the open air, this transitional space eases movement from the inside to the outside. It must be as easy to enter the hospital as to leave it. The cafeteria on the northwest corner animates the forecourt all day long. It gives the Institute an image of openness and liveliness, and of a certain comfort as well. Here, one can forget about the hospital.*

*Visitors, patients, and staff enter the Jules Bordet Institute to the right of the restaurant, at the exact midpoint on the west façade. From the entrance hall, where the reception desk is placed, perspectives open up sideways, through the restaurant, and in front, following the central street that organizes the whole hospital, allowing for an immediate sense of the simplicity of its layout. This transparency and openness contrasts in a surprising way with the opacity and width of the building as seen from the outside. In this way the scale is reduced and access is simplified. Three interior courtyards allow the central corridor to be bathed in natural light and at the same time open up views to the sky and the different floors of the Institute. From the sitting areas next to the interior courtyards the offices, consulting rooms, and bedrooms can be seen, animated with the comings and goings of their occupants. Facing the courtyards an impressive wooden façade hides all the vertical circulation cores. Behind it, silently alternating and following a carefully organized*

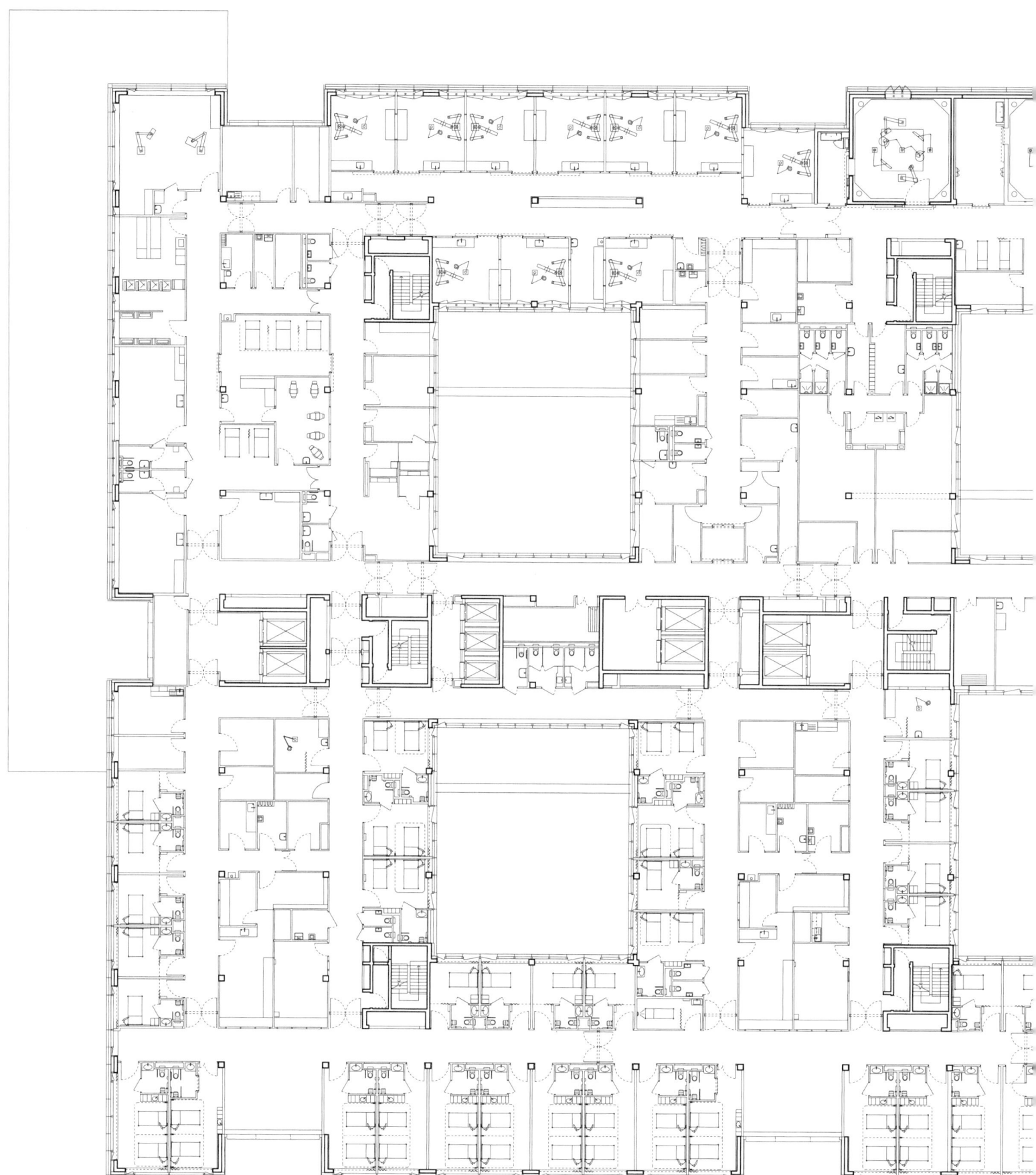

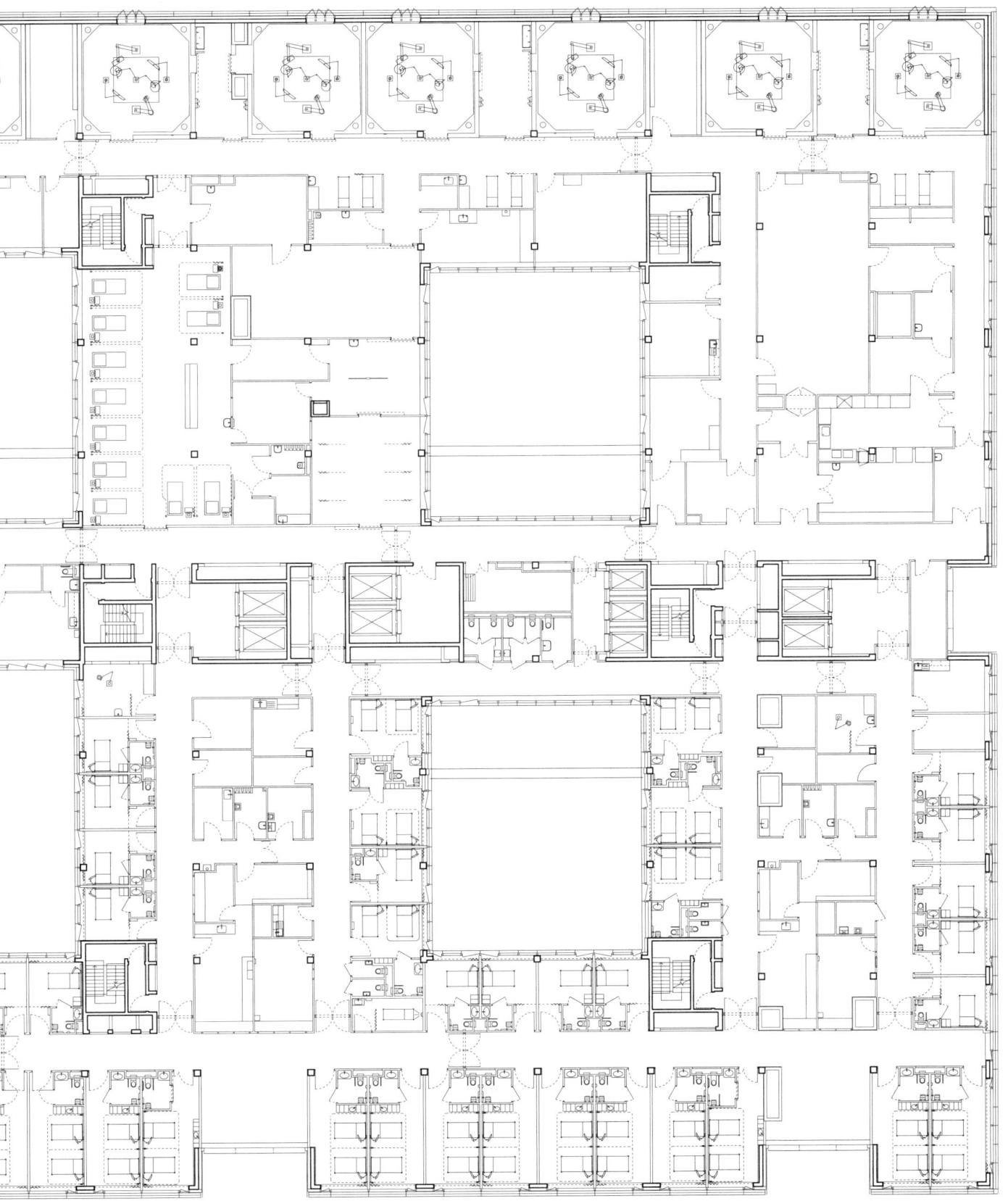

Chaque espace est ainsi traité avec la même dignité quelle que soit sa fonction. Les tons sont neutres et discrets. Des feuilles de placage en bois habillent les murs de l'ensemble des espaces « publics » et partagés de l'Institut – parvis, hall, rue centrale, salons – quand un même bardage ajouré intégrant harmonieusement les luminaires en recouvre les plafonds. Ces lieux d'accueil et de pause se démarquent ainsi d'espaces davantage fonctionnels ou privés. Les matériaux mats et absorbants, comme le bois ou le tissu, contrastent en effet avec les surfaces techniques, stériles et sans aspérités. L'Institut Jules Bordet reste un lieu de soin, avec ses exigences d'hygiène et de sécurité. Les éléments techniques de la machine hospitalière – bouches de ventilation et d'aération, signalétiques et signaux d'appel, mains courantes, éléments électriques… – s'exposent sans s'exhiber. Ils ponctuent les surfaces autrement lisses que sont les murs, sols et plafonds et rassurent, par leur seule présence, sur le niveau de technicité du New Bordet. Les bras télescopiques, les écrans de contrôle et autres moniteurs complètent cette manifestation *high-tech*. Tout comme le mobilier, ils singularisent les espaces dont la neutralité ne laisserait sans cela signifier la fonction.

Le même soin a été porté aux chambres, salles de consultation, salles de réveil, bureaux, salles de réunion et laboratoires. Ces pièces trouvent leur place dans la trame structurelle au gré de leurs besoins en surfaces et en équipements. Quelle que soit leur disposition, en façade ou en anneau autour du patio, elles bénéficient toutes d'une surface vitrée généreuse, aménagée en général sur toute la largeur de la pièce. Des banquettes de 45 cm de haut en forment les allèges et servent d'assises ou de tablettes accueillant des fleurs, des magazines et autres affaires personnelles. Même les salles d'opération bénéficient de lumière naturelle et d'une vue sur l'extérieur.

Double page précédente / *Previous double page:*
Plan du 3ᵉ étage / *3rd floor plan*

*flow plan, are the patient lifts, the public lifts, and the service lifts. The same layout is repeated on every floor. The vertical flows emerge onto a double central axis which runs the length of the hospital. The six interior courtyards provide natural light and open up views through the building. These courtyards become slightly larger on each floor, thus moving the rooms that surround them further away. They also interrupt the repetitive linear pattern of access doors to the different services. The hollowed-out lounges, located at the intersection of several circulation axes, are another exceptional feature of the New Bordet. With large outside windows, they provide a space for meeting and contemplation on each floor. Set back slightly and positioned above each other on each floor, they provide vertical breaks in the hospital façade. Their silver-streaked glass façades reflect the landscape laterally and, in this way, in the same space, alternate reflected views and direct views.*

*The many long and wide viewpoints, the transparencies through the interior courtyards, and the long perspectives allow the easy direction of flows and location of the different services, despite the deliberate absence of external signs to differentiate them, which fits in with the reversibility and modularity of the hospital's spaces. The surfaces–of furniture and materials–are similar from one floor to the next, from one service to another. Each space is thus treated with the same dignity, whatever its function. The tones are neutral and discrete. Wood veneer is used for the walls in all the shared "public" areas of the Institute–forecourt, entrance hall, central corridor, family lounges–and the same open cladding is used for the lighting and the ceilings. These reception and waiting areas are thus set apart from the more functional or private areas. The use of matt and absorbent materials, like wood or fabric, contrast with the technical surfaces, which are clean and smooth. The Jules Bordet Institute remains a place for treatment, with its requirements for hygiene and safety. The technical elements of the hospital machine–ventilation shafts, direction signs, call signs, handrails, electrical points– are present without flaunting themselves. They break up the otherwise*

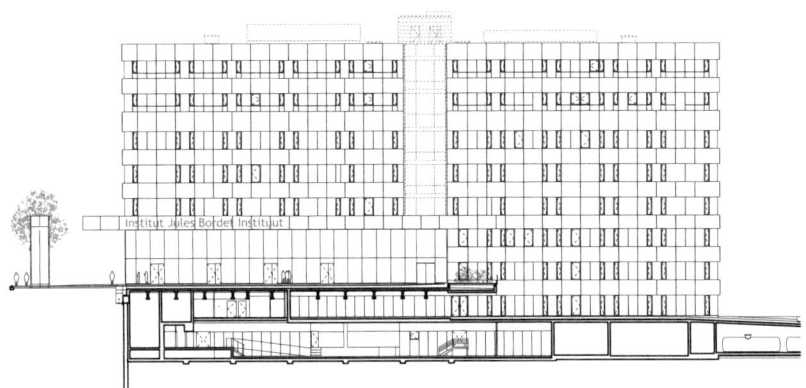

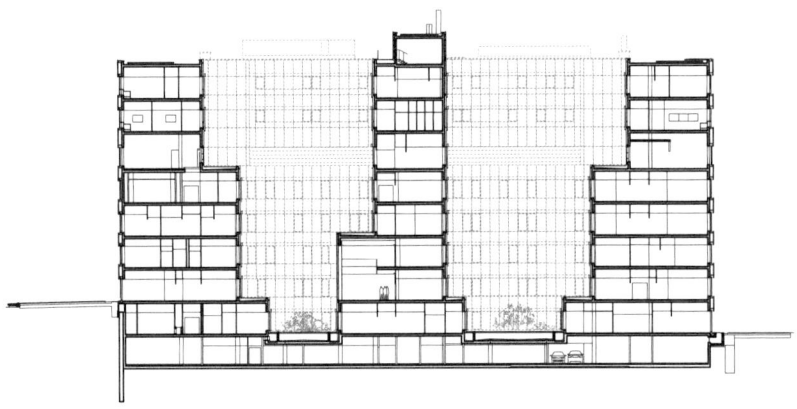

Façade Ouest (entrée principale)
*West Facade (main entrance)*
Coupe transversale
*Cross section*

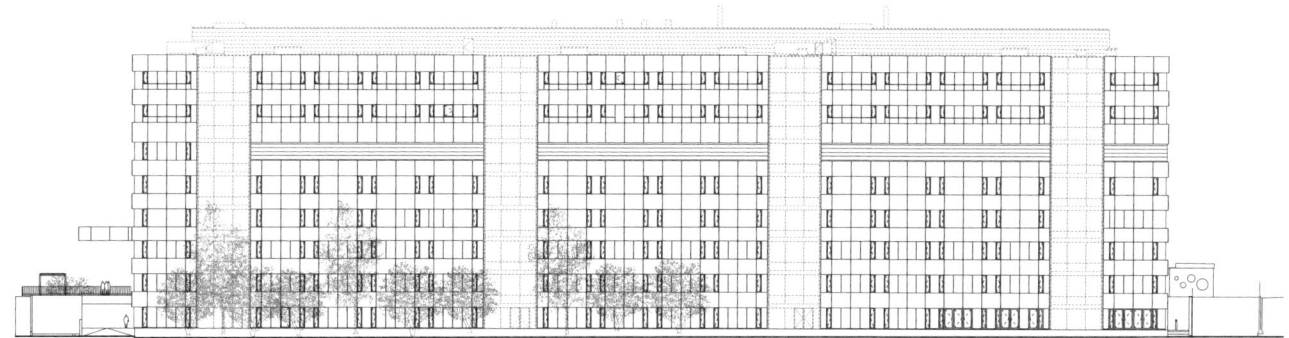

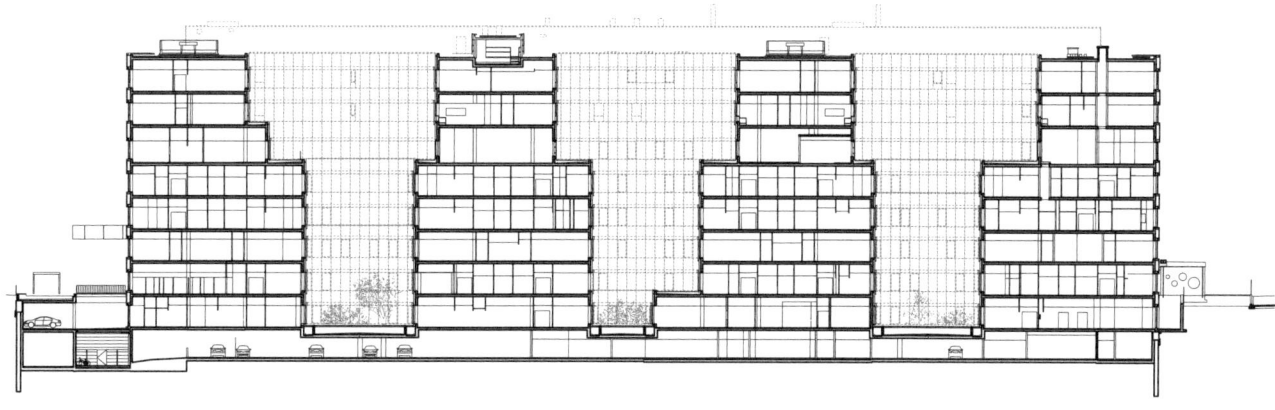

Façade Sud
*South façade*
Coupe longitudinale
*Longitudinal section*

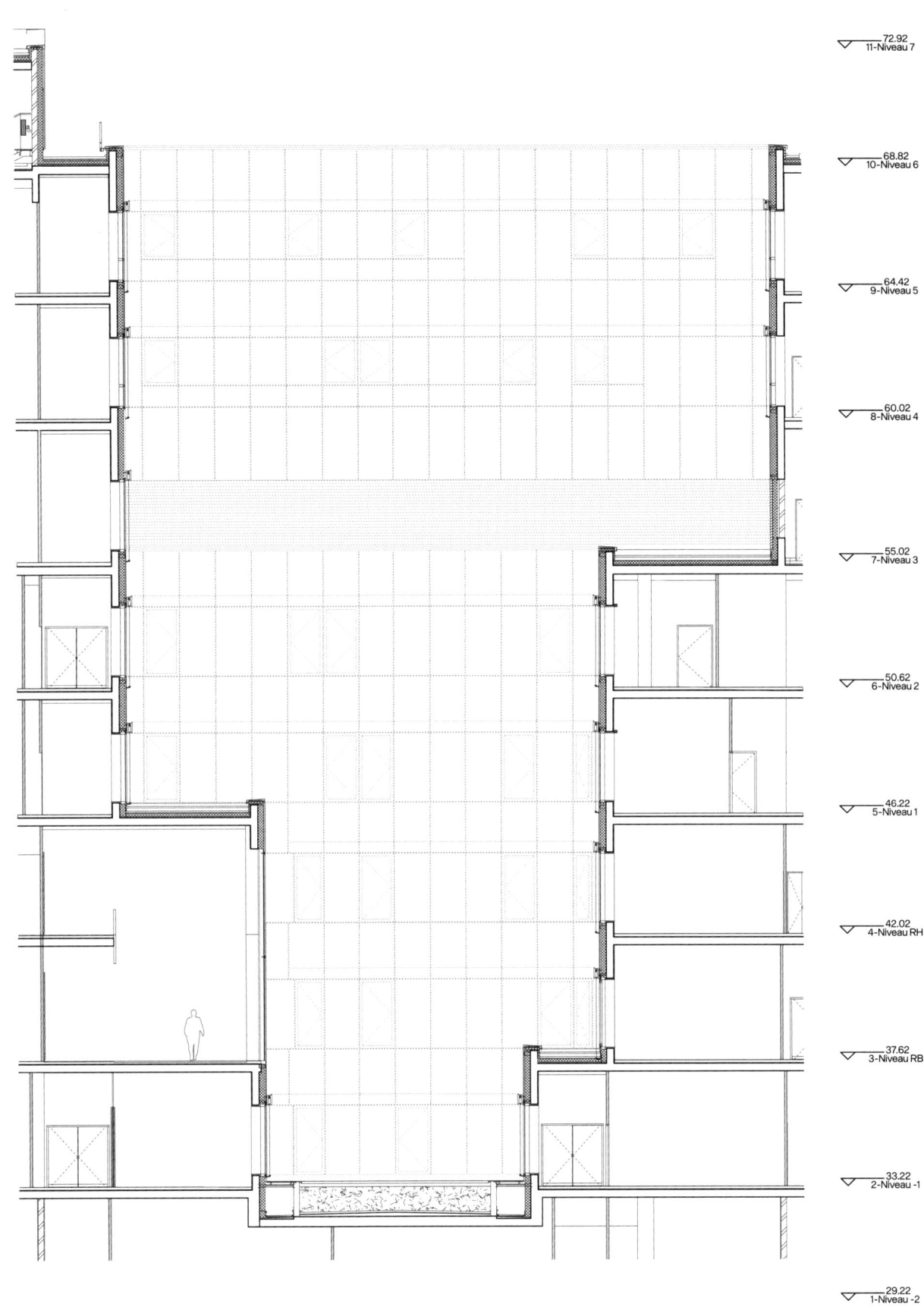

72.92
11-Niveau 7

68.82
10-Niveau 6

64.42
9-Niveau 5

60.02
8-Niveau 4

55.02
7-Niveau 3

50.62
6-Niveau 2

46.22
5-Niveau 1

42.02
4-Niveau RH

37.62
3-Niveau RB

33.22
2-Niveau -1

29.22
1-Niveau -2

Coupe détaillée d'un patio
*Courtyard detailed section*

*smooth surfaces of the walls, floors, and ceilings and provide confidence, by their very presence, of the New Bordet's level of technicality. The telescopic arms, the control screens, and other monitors complete the range of high-tech equipment. Just like the furniture, they individualize areas whose function is concealed by their neutrality.*

*The same care has been taken with the bedrooms, consulting rooms, recovery rooms, offices, meeting rooms, and laboratories. These rooms are located in the overall framework according to their needs in terms of surface area or equipment. Whatever their position, facing the outside or in a ring around an interior courtyard, they all benefit from a generous window size, which usually runs along the whole length of the room. Benches forty-five centimeters high run along the window ledges and can be used for sitting or as low tables for flowers, magazines, and other personal belongings. Even the operating rooms benefit from natural light and a view to the outside.*

*The Old Jules Bordet's users were fearful about the change in scale of the new building. In the end they have adopted it with a certain ease, naturally embracing a sense a continuity with the original space designed by Gaston Brunfaut and Stanislas Jasinski. In effect there are similarities in the simplicity and fluidity of navigation, the rationality of the design and construction, the discrete decoration and ornamentation, the restrained nature of the materials and surfaces. Its architectural style is iconic as well as discrete. The New Bordet has thus been able to perpetuate the particular atmosphere of the Institute and adapt it to the twenty-first century. It is striking by its ordinariness, in the positive sense in which it is made available for the greatest number of people, impacting the largest possible group. The generous generic programming of its architecture makes it simultaneously up to date and timeless, ordinary and precious. By limiting expressiveness and superfluous symbolism, it provides space for healthcare in the most universal way. A meticulous architecture for a building whose purpose is to heal.*

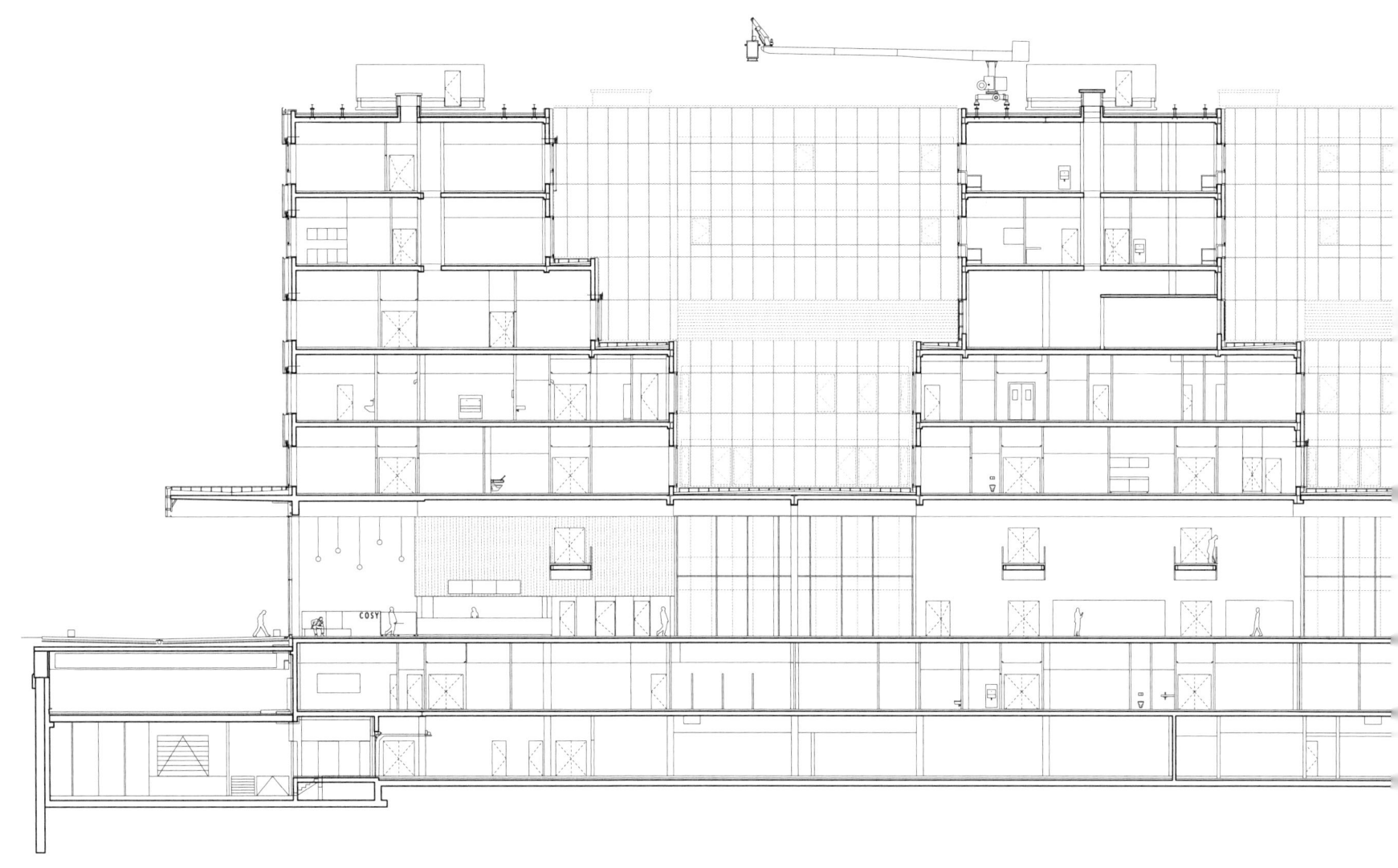

Coupe longitudinale
*Longitudinal section*

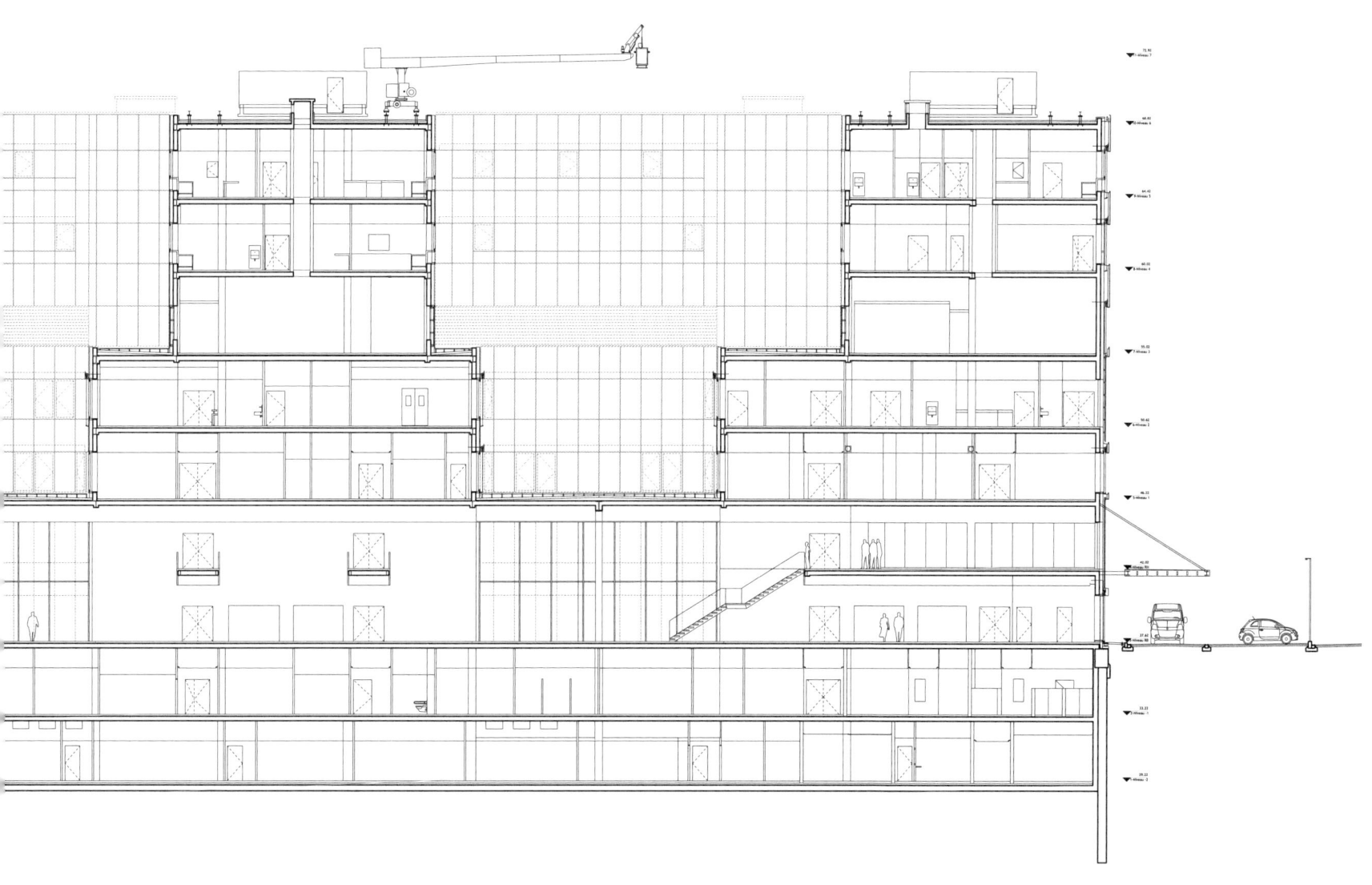

Les habitués de l'Institut Jules Bordet historique redoutaient le changement d'échelle du nouveau bâtiment. Ils l'ont finalement adopté avec une certaine aisance, comme s'il s'inscrivait naturellement dans la continuité de l'espace conçu par Gaston Brunfaut et Stanislas Jasinski. On y retrouve en effet la simplicité et la fluidité des parcours, la rationalité du plan et de la construction, la discrétion des décors et des ornementations, la nature aseptisée des matériaux et des surfaces. Son écriture architecturale est iconique bien que discrète. Le New Bordet a ainsi su prolonger l'atmosphère particulière de l'Institut et l'adapter aux standards du 21e siècle. Il frappe en effet par sa banalité, dans le sens positif de ce qui est commun au plus grand nombre, de ce qui touche la multitude. La généricité généreusement travaillée de son architecture la rend à la fois actuelle et atemporelle, ordinaire et précieuse. Par l'économie d'une expressivité et d'un symbolisme superflus, elle laisse place au soin dans son exigence la plus universelle. Une architecture soignée pour une architecture destinée à soigner.

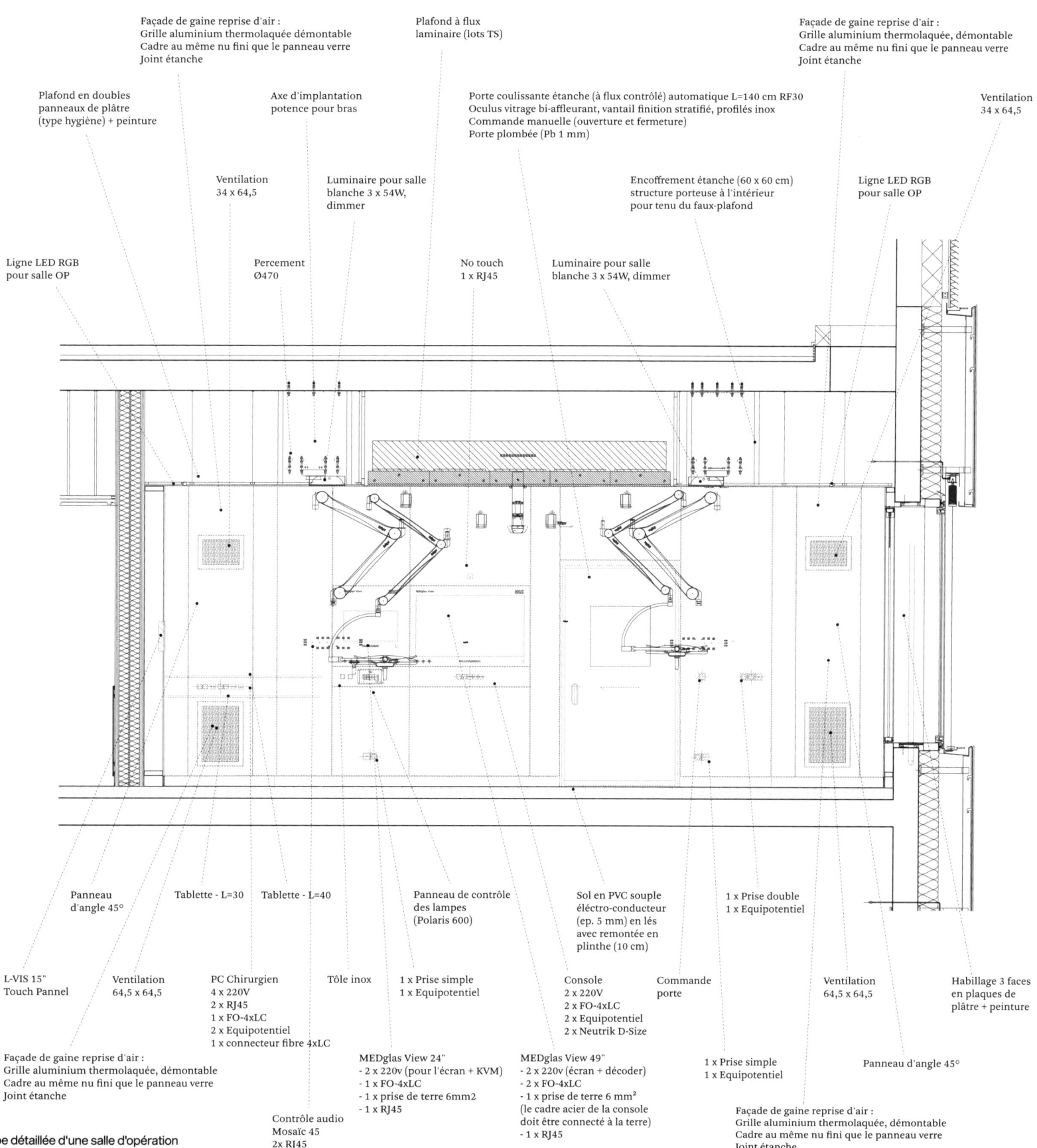

Façade de gaine reprise d'air :
Grille aluminium thermolaquée démontable
Cadre au même nu fini que le panneau verre
Joint étanche

Plafond à flux
laminaire (lots TS)

Façade de gaine reprise d'air :
Grille aluminium thermolaquée, démontable
Cadre au même nu fini que le panneau verre
Joint étanche

Plafond en doubles
panneaux de plâtre
(type hygiène) + peinture

Axe d'implantation
potence pour bras

Porte coulissante étanche (à flux contrôlé) automatique L=140 cm RF30
Oculus vitrage bi-affleurant, vantail finition stratifié, profilés inox
Commande manuelle (ouverture et fermeture)
Porte plombée (Pb 1 mm)

Ventilation
34 x 64,5

Ventilation
34 x 64,5

Luminaire pour salle
blanche 3 x 54W,
dimmer

Encoffrement étanche (60 x 60 cm)
structure porteuse à l'intérieur
pour tenu du faux-plafond

Ligne LED RGB
pour salle OP

Ligne LED RGB
pour salle OP

Percement
Ø470

No touch
1 x RJ45

Luminaire pour salle
blanche 3 x 54W, dimmer

Panneau
d'angle 45°

Tablette - L=30

Tablette - L=40

Panneau de contrôle
des lampes
(Polaris 600)

Sol en PVC souple
éléctro-conducteur
(ep. 5 mm) en lés
avec remontée en
plinthe (10 cm)

1 x Prise double
1 x Equipotentiel

L-VIS 15"
Touch Pannel

Ventilation
64,5 x 64,5

PC Chirurgien
4 x 220V
2 x RJ45
1 x FO-4xLC
2 x Equipotentiel
1 x connecteur fibre 4xLC

Tôle inox

1 x Prise simple
1 x Equipotentiel

Console
2 x 220V
2 x FO-4xLC
2 x Equipotentiel
2 x Neutrik D-Size

Commande
porte

Ventilation
64,5 x 64,5

Habillage 3 faces
en plaques de
plâtre + peinture

Façade de gaine reprise d'air :
Grille aluminium thermolaquée, démontable
Cadre au même nu fini que le panneau verre
Joint étanche

MEDglas View 24"
- 2 x 220v (pour l'écran + KVM)
- 1 x FO-4xLC
- 1 x prise de terre 6mm2
- 1 x RJ45

MEDglas View 49"
- 2 x 220v (écran + décoder)
- 2 x FO-4xLC
- 1 x prise de terre 6 mm²
  (le cadre acier de la console
  doit être connecté à la terre)
- 1 x RJ45

1 x Prise simple
1 x Equipotentiel

Panneau d'angle 45°

Contrôle audio
Mosaïc 45
2x RJ45

Façade de gaine reprise d'air :
Grille aluminium thermolaquée, démontable
Cadre au même nu fini que le panneau verre
Joint étanche

Coupe détaillée d'une salle d'opération
*Operating theater detailed section*

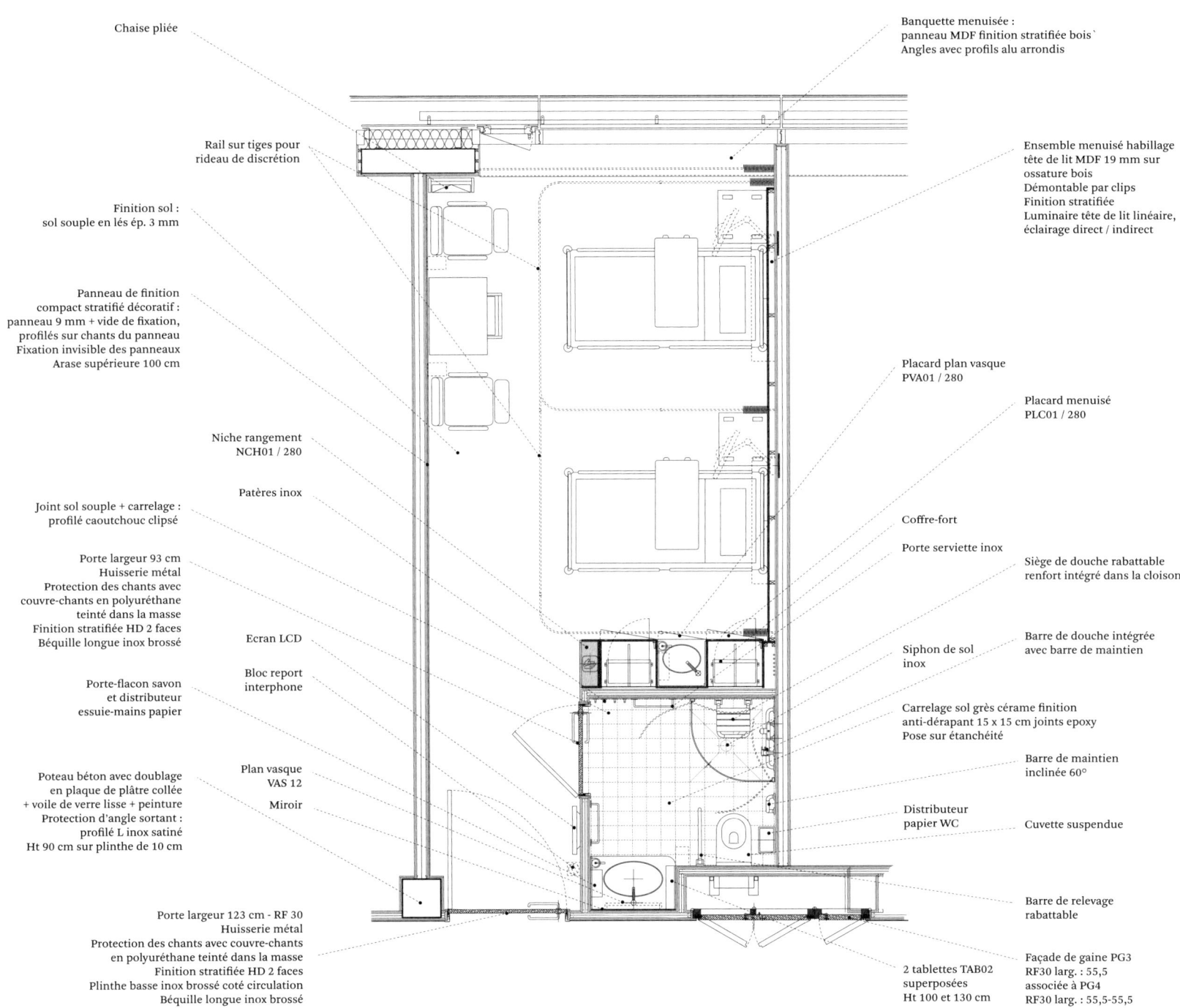

Chaise pliée

Rail sur tiges pour
rideau de discrétion

Finition sol :
sol souple en lés ép. 3 mm

Panneau de finition
compact stratifié décoratif :
panneau 9 mm + vide de fixation,
profilés sur chants du panneau
Fixation invisible des panneaux
Arase supérieure 100 cm

Niche rangement
NCH01 / 280

Joint sol souple + carrelage :
profilé caoutchouc clipsé

Patères inox

Porte largeur 93 cm
Huisserie métal
Protection des chants avec
couvre-chants en polyuréthane teinté
dans la masse
Finition stratifiée HD 2 faces
Béquille longue inox brossé

Ecran LCD

Porte-flacon savon
et distributeur
essuie-mains papier

Bloc report
interphone

Poteau béton avec doublage
en plaque de plâtre collée
+ voile de verre lisse + peinture
Protection d'angle sortant :
profilé L inox satiné
Ht 90 cm sur plinthe de 10 cm

Plan vasque
VAS 12

Miroir

Porte largeur 123 cm - RF 30
Huisserie métal
Protection des chants avec couvre-chants
en polyuréthane teinté dans la masse
Finition stratifiée HD 2 faces
Plinthe basse inox brossé coté circulation
Béquille longue inox brossé

Banquette menuisée :
panneau MDF finition stratifiée bois`
Angles avec profils alu arrondis

Ensemble menuisé habillage
tête de lit MDF 19 mm sur
ossature bois
Démontable par clips
Finition stratifiée
Luminaire tête de lit linéaire,
éclairage direct / indirect

Placard plan vasque
PVA01 / 280

Placard menuisé
PLC01 / 280

Coffre-fort

Porte serviette inox

Siège de douche rabattable
renfort intégré dans la cloison

Barre de douche intégrée
avec barre de maintien

Siphon de sol
inox

Carrelage sol grès cérame finition
anti-dérapant 15 x 15 cm joints epoxy
Pose sur étanchéité

Barre de maintien
inclinée 60°

Distributeur
papier WC

Cuvette suspendue

Barre de relevage
rabattable

2 tablettes TAB02
superposées
Ht 100 et 130 cm

Façade de gaine PG3
RF30 larg. : 55,5
associée à PG4
RF30 larg. : 55,5-55,5

Plan détaillé d'une chambre double (27 m²)
*Double bedroom detailed plan (27 m²)*

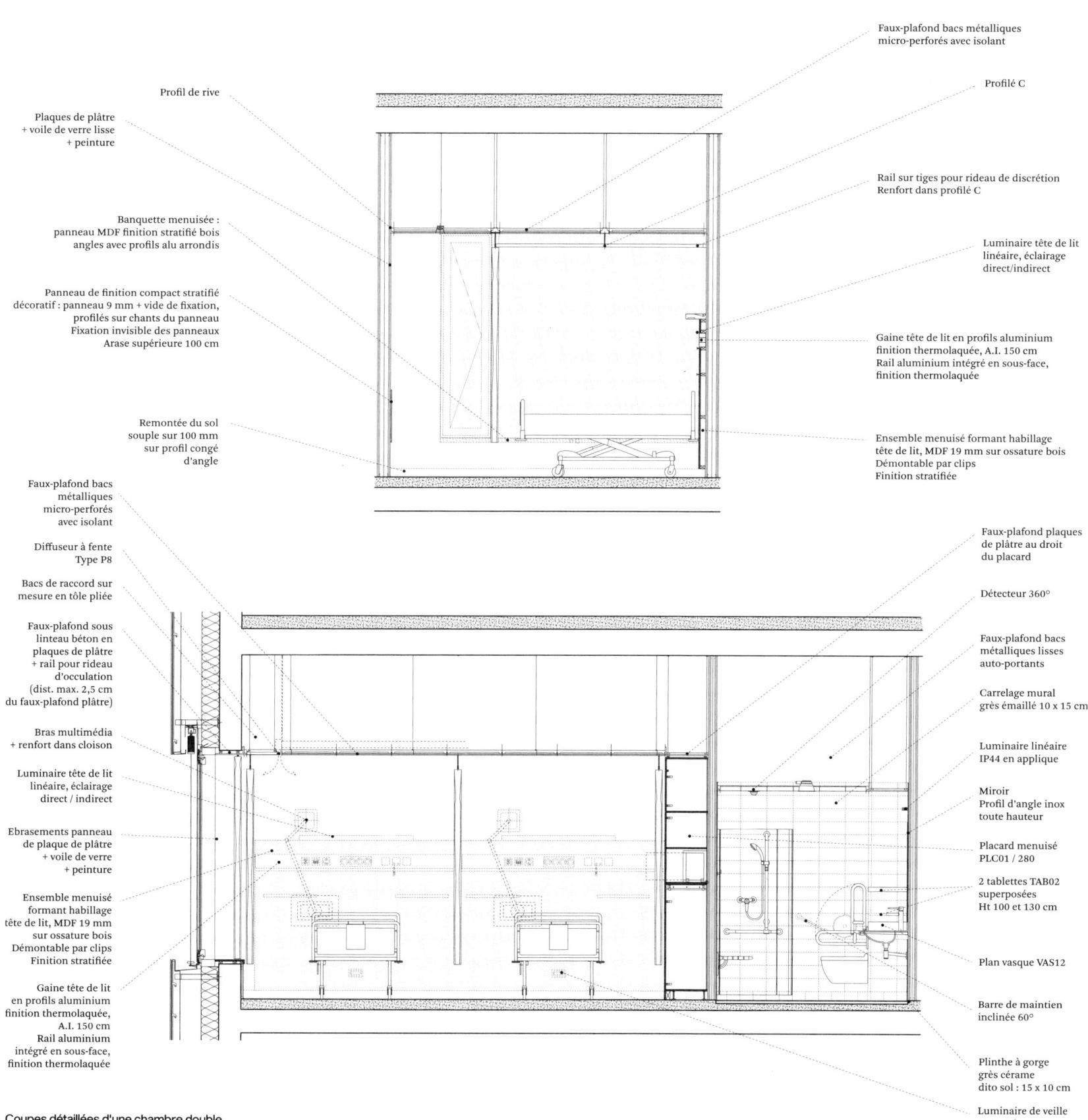

Faux-plafond bacs métalliques micro-perforés avec isolant

Profilé C

Profil de rive

Rail sur tiges pour rideau de discrétion
Renfort dans profilé C

Plaques de plâtre
+ voile de verre lisse
+ peinture

Luminaire tête de lit linéaire, éclairage direct/indirect

Banquette menuisée :
panneau MDF finition stratifié bois
angles avec profils alu arrondis

Gaine tête de lit en profils aluminium
finition thermolaquée, A.I. 150 cm
Rail aluminium intégré en sous-face,
finition thermolaquée

Panneau de finition compact stratifié
décoratif : panneau 9 mm + vide de fixation,
profilés sur chants du panneau
Fixation invisible des panneaux
Arase supérieure 100 cm

Ensemble menuisé formant habillage
tête de lit, MDF 19 mm sur ossature bois
Démontable par clips
Finition stratifiée

Remontée du sol
souple sur 100 mm
sur profil congé
d'angle

Faux-plafond bacs
métalliques
micro-perforés
avec isolant

Faux-plafond plaques
de plâtre au droit
du placard

Diffuseur à fente
Type P8

Détecteur 360°

Bacs de raccord sur
mesure en tôle pliée

Faux-plafond bacs
métalliques lisses
auto-portants

Faux-plafond sous
linteau béton en
plaques de plâtre
+ rail pour rideau
d'occulation
(dist. max. 2,5 cm
du faux-plafond plâtre)

Carrelage mural
grès émaillé 10 x 15 cm

Luminaire linéaire
IP44 en applique

Bras multimédia
+ renfort dans cloison

Miroir
Profil d'angle inox
toute hauteur

Luminaire tête de lit
linéaire, éclairage
direct / indirect

Placard menuisé
PLC01 / 280

Ebrasements panneau
de plaque de plâtre
+ voile de verre
+ peinture

2 tablettes TAB02
superposées
Ht 100 et 130 cm

Ensemble menuisé
formant habillage
tête de lit, MDF 19 mm
sur ossature bois
Démontable par clips
Finition stratifiée

Plan vasque VAS12

Gaine tête de lit
en profils aluminium
finition thermolaquée,
A.I. 150 cm
Rail aluminium
intégré en sous-face,
finition thermolaquée

Barre de maintien
inclinée 60°

Plinthe à gorge
grès cérame
dito sol : 15 x 10 cm

Luminaire de veille
encastré

Coupes détaillées d'une chambre double
*Double bedroom detailed sections*

# Quelques instants avant
## *Seconds before*

SÉVERIN MALAUD

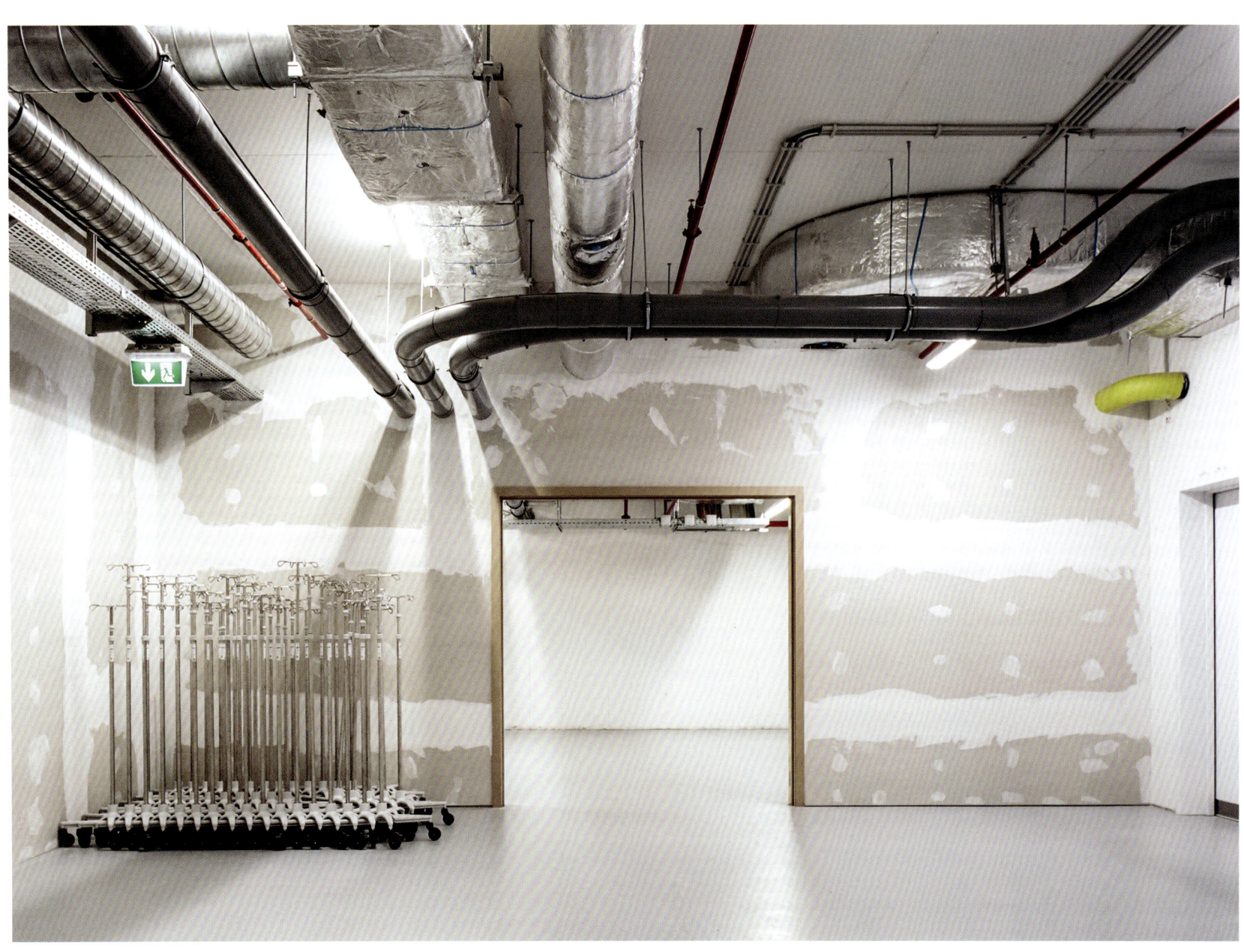

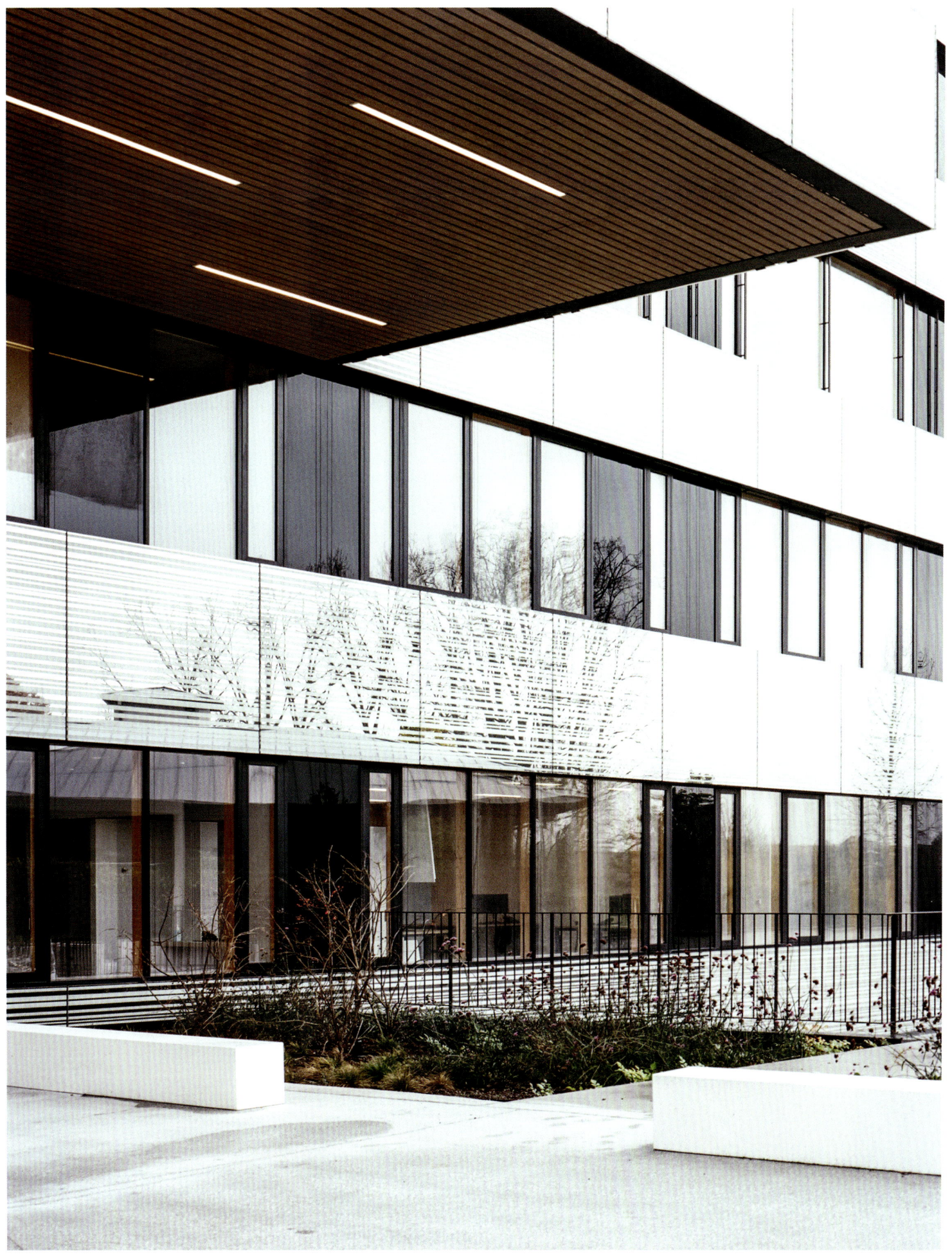

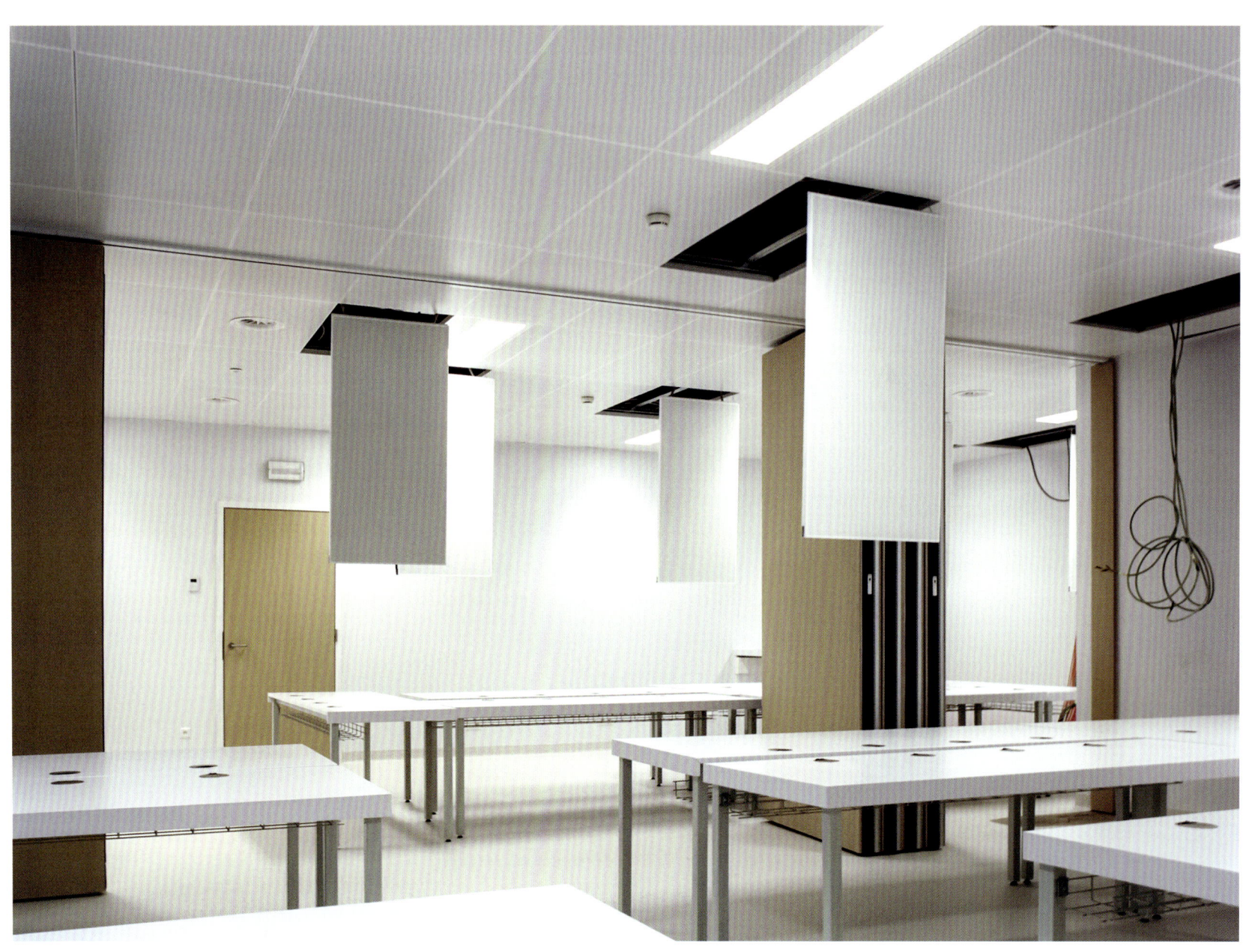

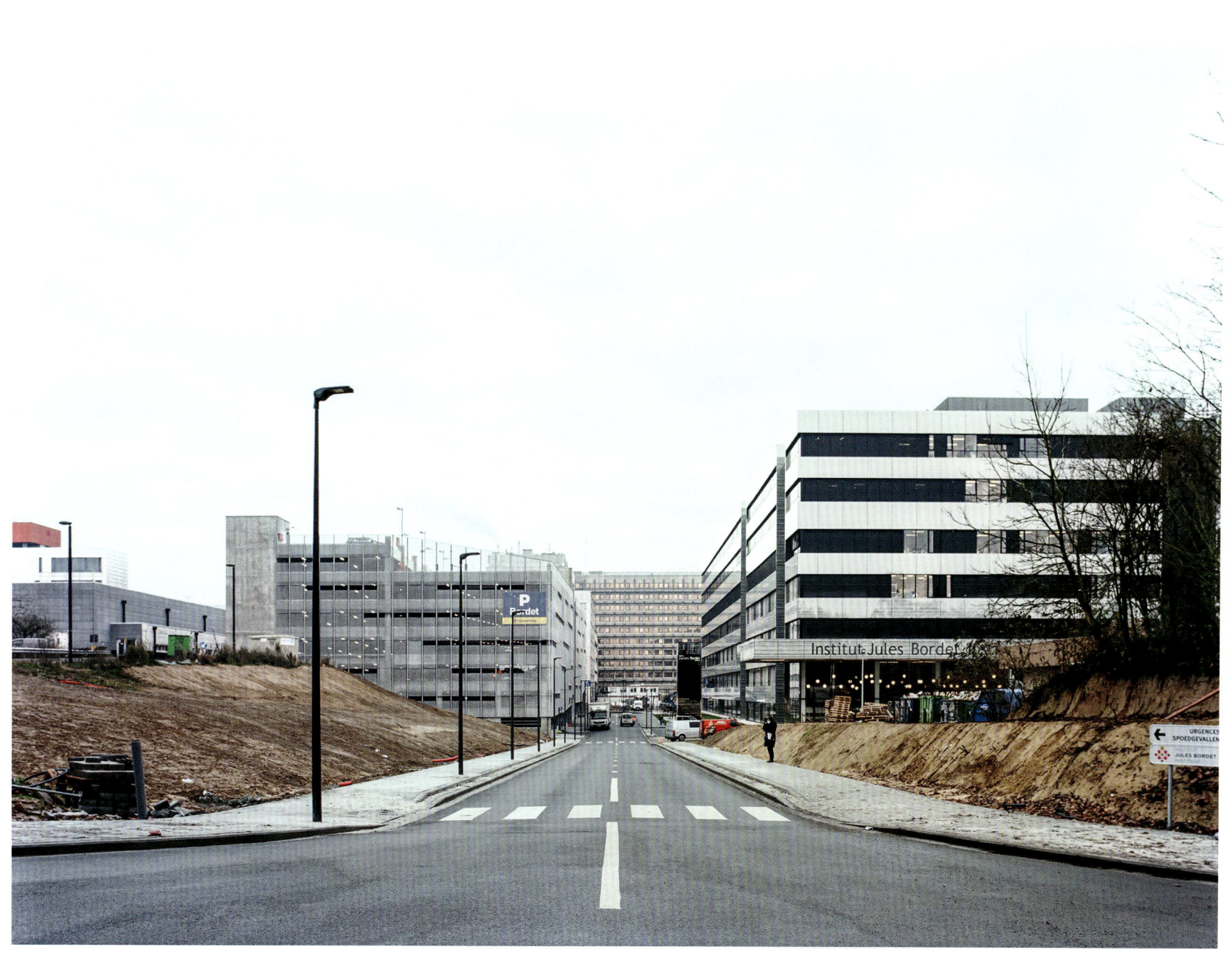

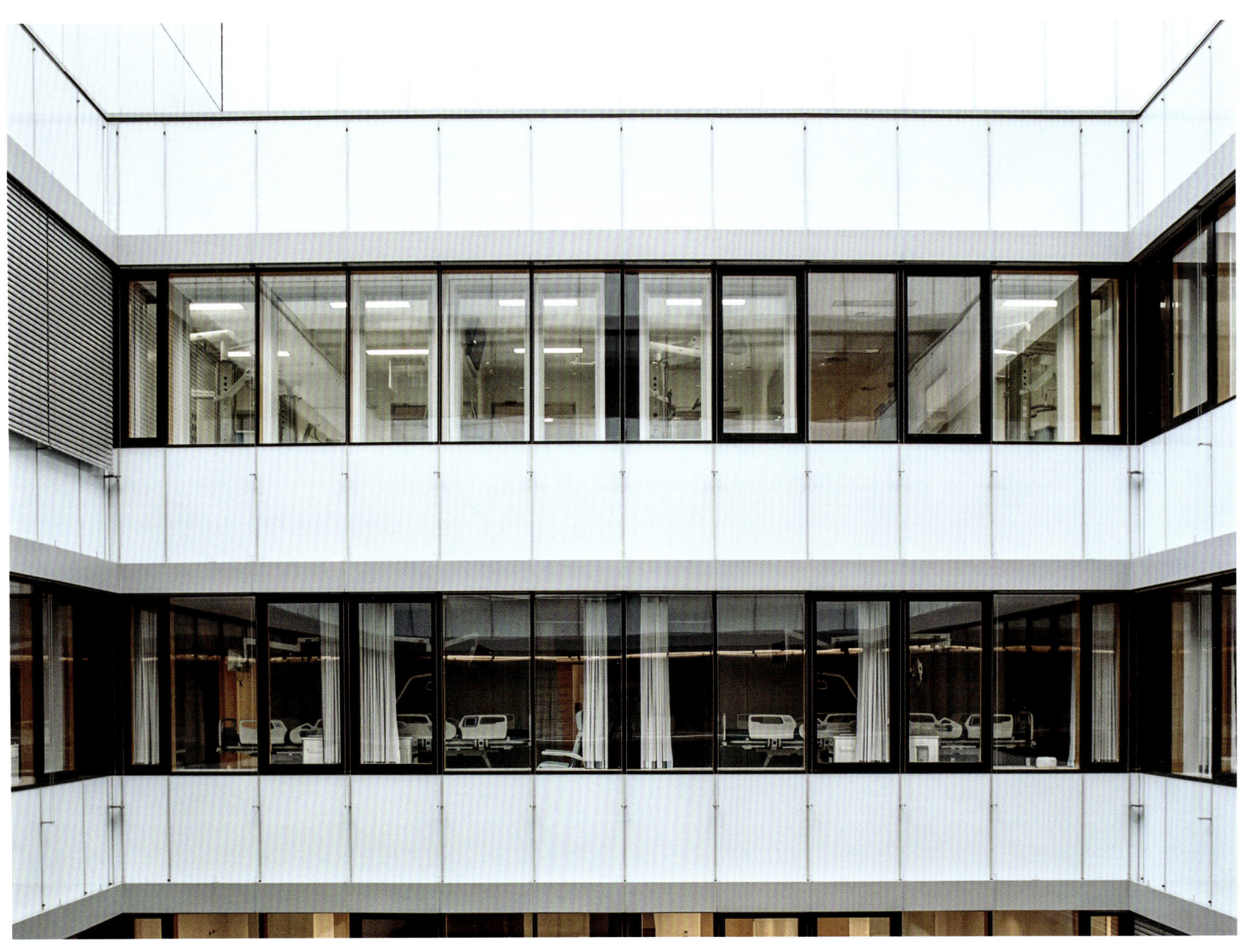

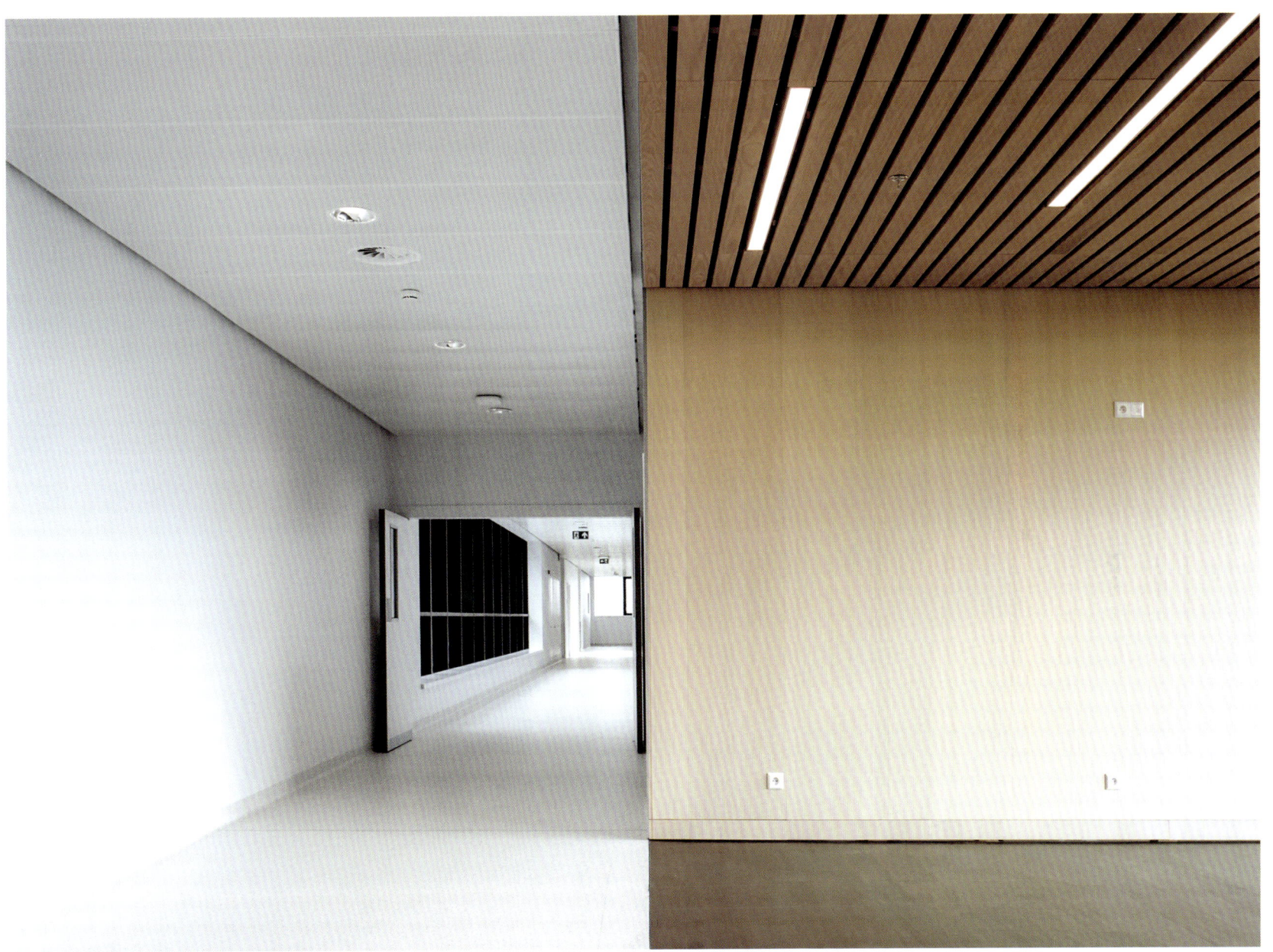

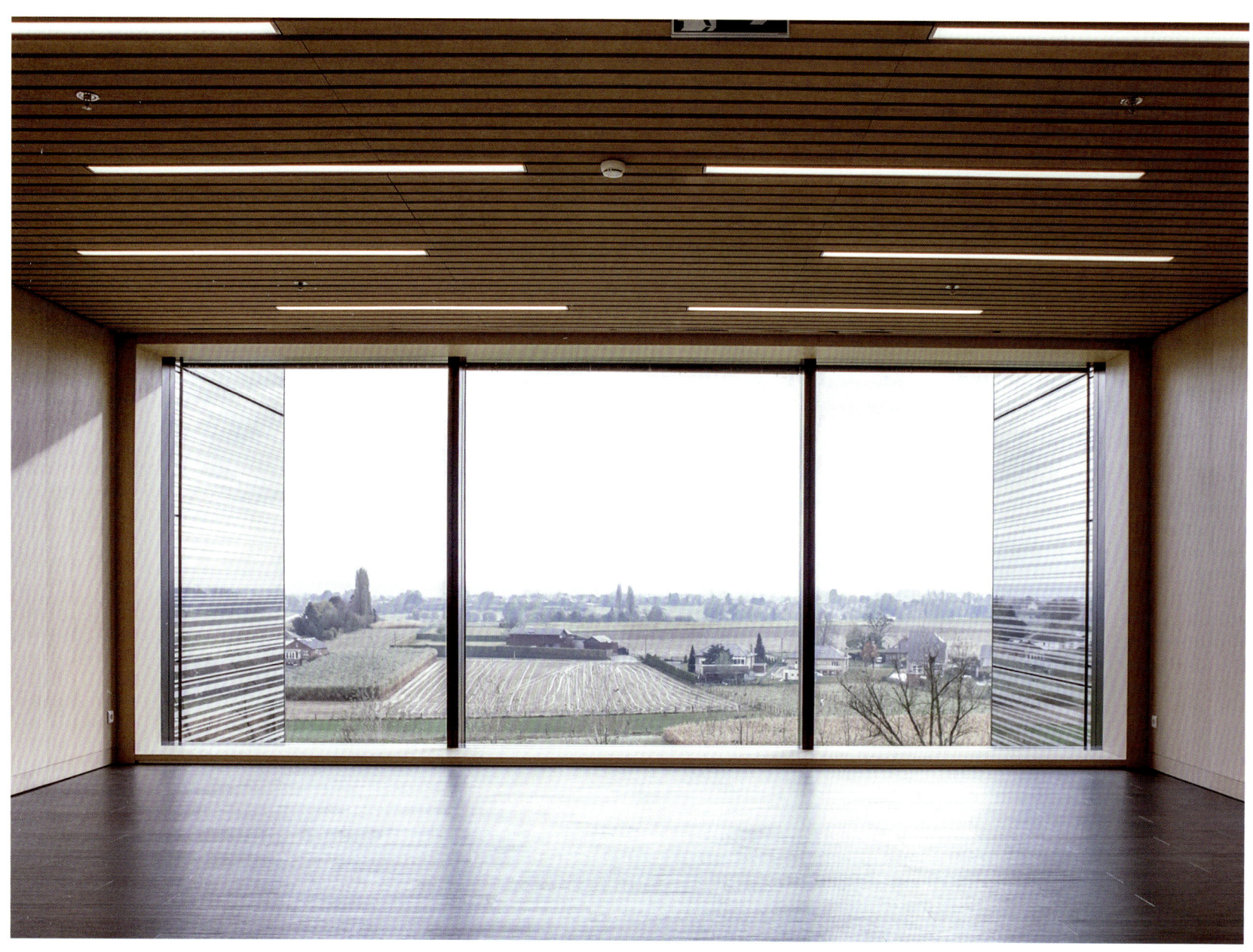

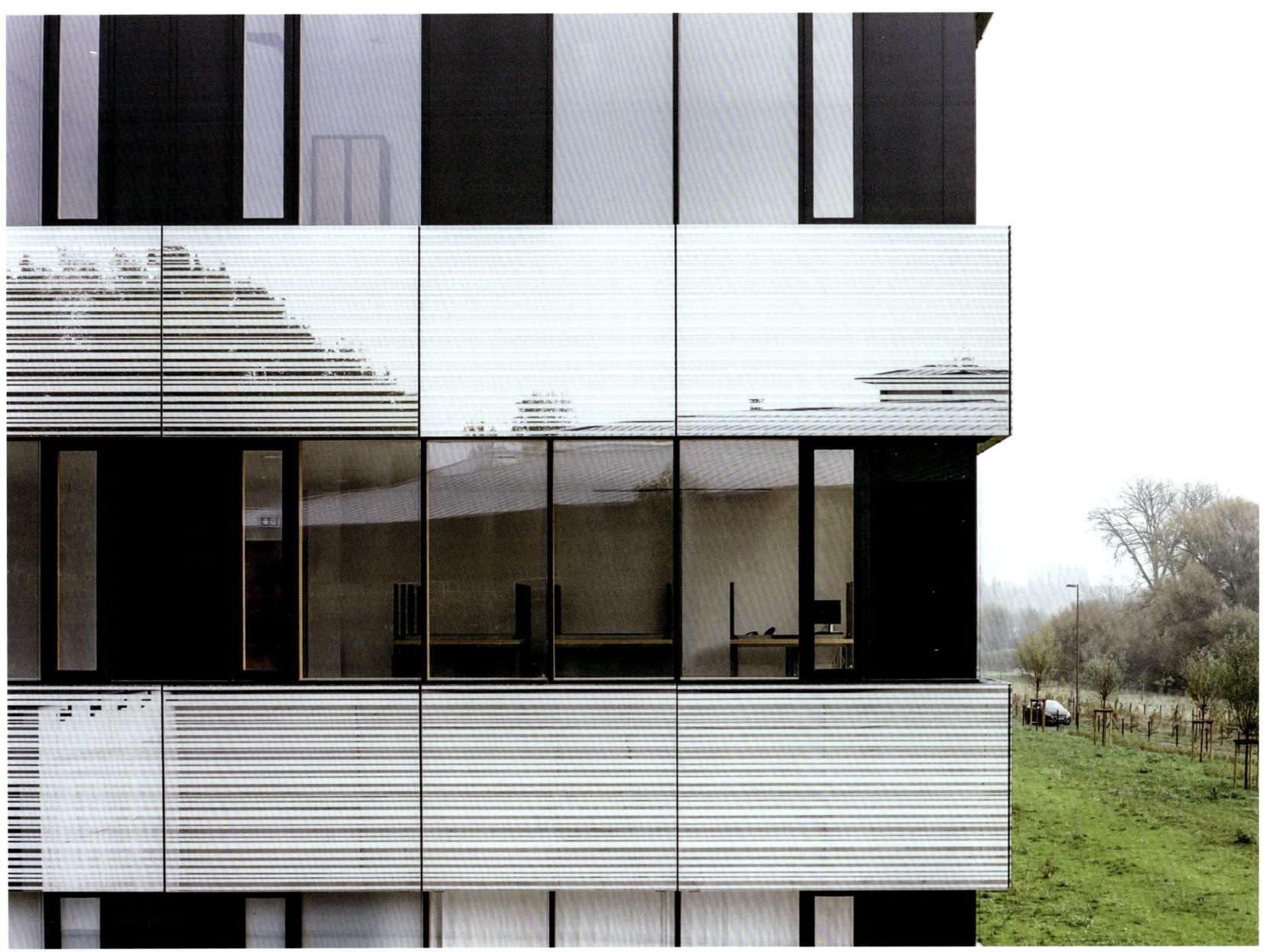

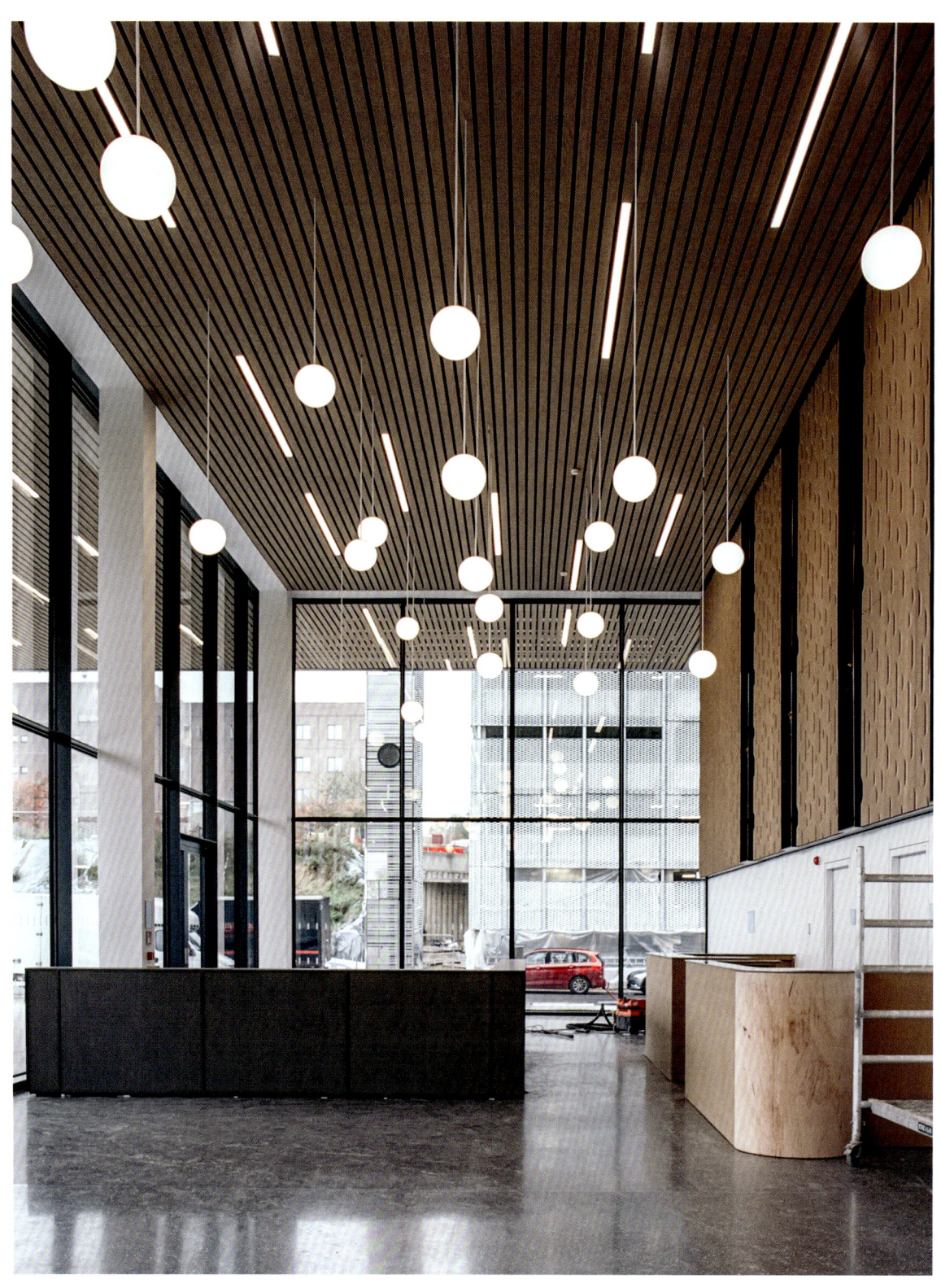

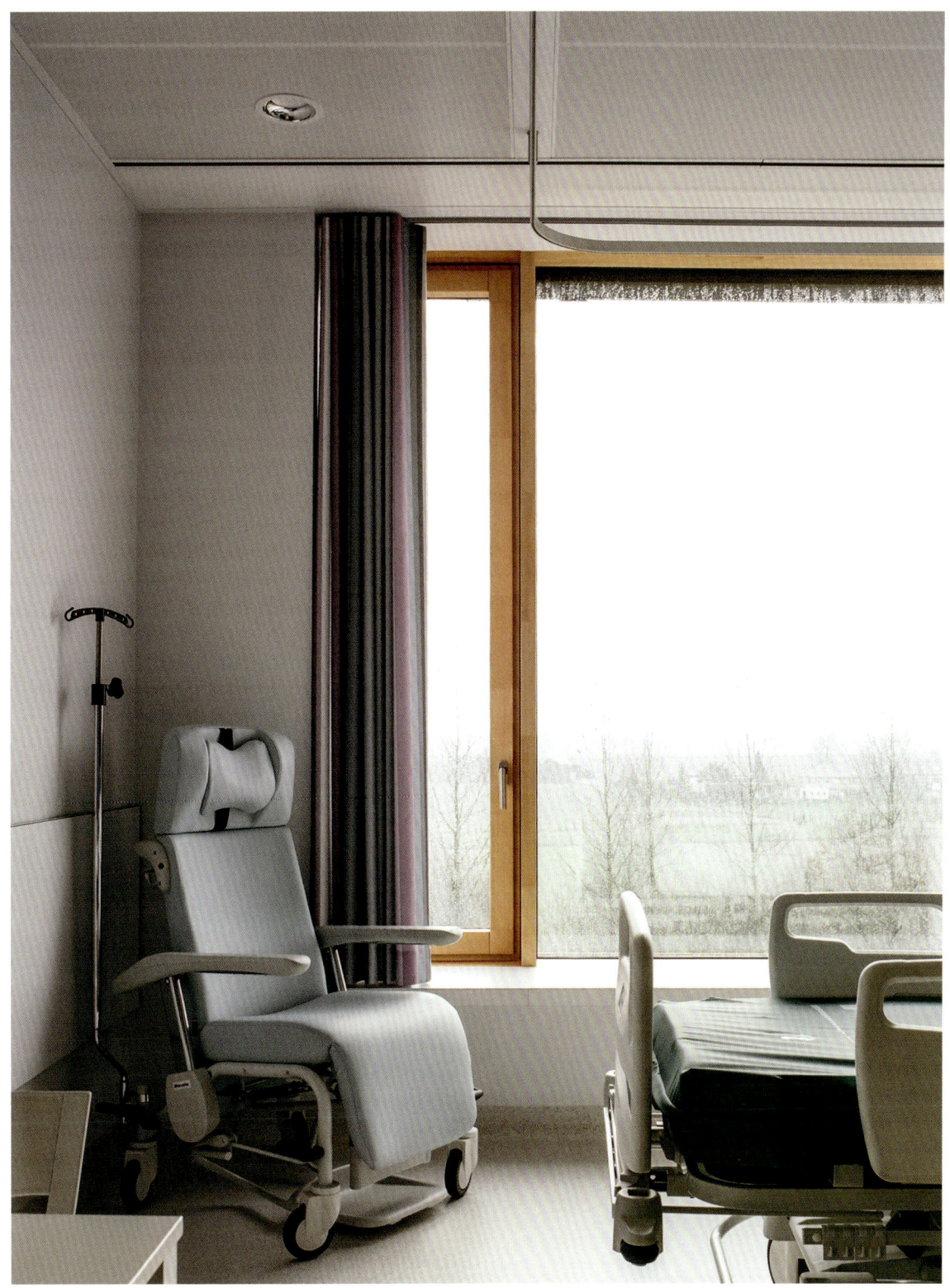

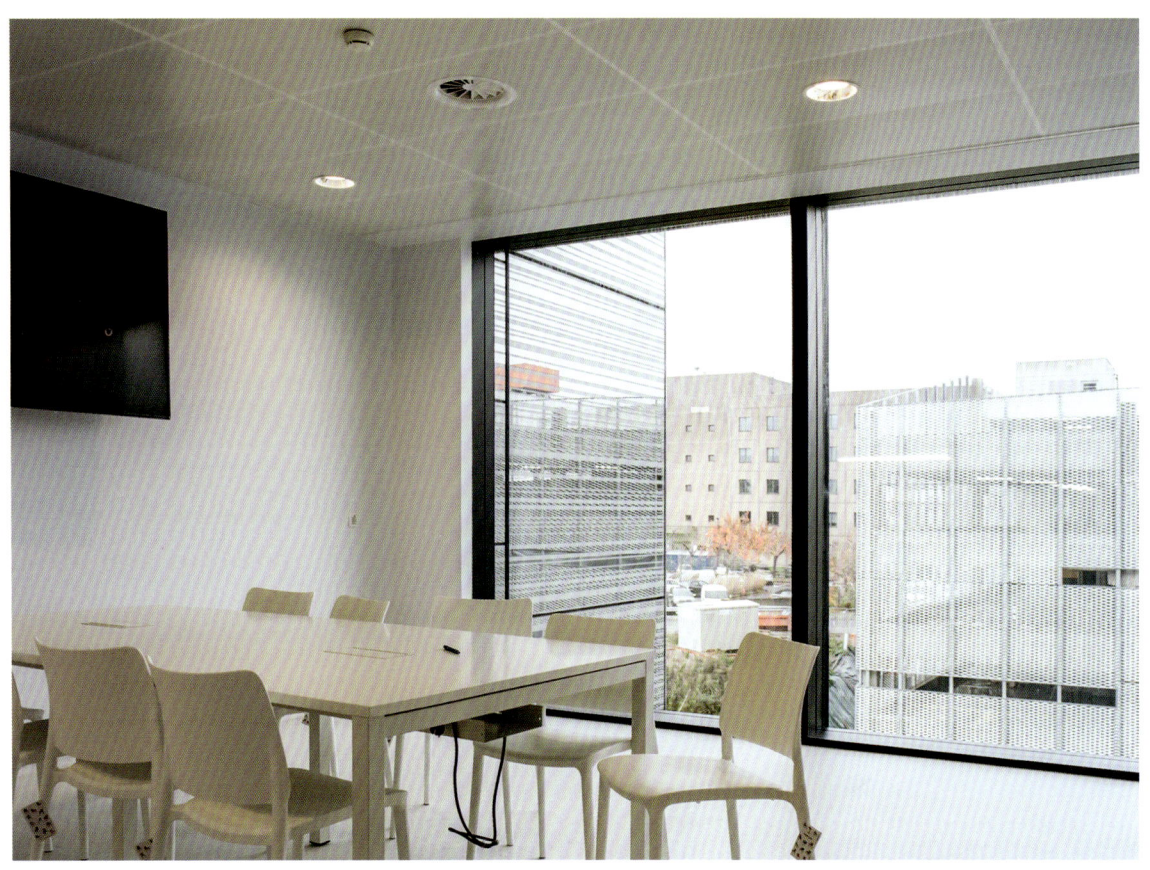

# Habiter l'institut
*Life in the institute*

| | |
|---|---|
| 80 779 M² | construits *built* |
| 8 | niveaux *floors* |
| 120 000 M³ | de déblais *of rubble* |
| 2 000 | pieux de fondation *foundation piles* |
| 51 000 M³ | de béton *of concrete* |
| 2 074 317 KG | d'armatures en acier *of steel framework* |
| 784 306 KG | de profils en acier *of steel girders* |
| 12 500 M² | de maçonnerie *of masonry* |
| 900 T | de plomb *of lead* |
| 8,5 KM | de tuyaux d'évacuation *of ventilation pipes* |
| 7 500 M | de couloirs *of corridors* |
| 6 | patios *inner courtyards* |
| 3 800 | portes intérieures *internal doors* |
| 20 | ascenseurs et monte-charges *elevators and hoists* |
| 6 | bunkers de radiothérapie *radiotherapy bunker rooms* |
| 57 | salles de consultations *consulting rooms* |
| 450 | bureaux *offices* |
| 251 | chambres *bedrooms* |
| 45 | locaux techniques *technical areas* |
| 33 000 M² | de surface vitrée *of glass* |

| | | |
|---|---|---|
| 15 000 M² | de vitrage vision | *of transparent glass* |
| 18 000 M² | de vitrage opaque | *of opaque glass* |
| 3 700 MCT | de stores | *of blinds* |
| 3 500 M² | de façade à ventelles | *exterior metal blinds* |
| 2 500 ML | de tringles pour rideaux | *of curtain rails* |
| 3 750 ML | de rideaux | *of curtains* |
| 404 000 M² | de plaques de plâtre | *of plasterboard* |
| 50 000 M² | de sol en PVC | *of PVC flooring* |
| 140 000 M² | de peinture | *of paint* |
| 208 | lavabos en porcelaine | *porcelain sinks* |
| 329 | vasques | *sinks* |
| 230 | douches | *showers* |
| 469 | toilettes | *toilets* |
| 740 | mitigeurs de lavabo | *washbasin mixer taps* |
| 157 | mitigeurs thermostatiques | *thermostatic mixer taps* |
| 20 | portes va-et-vient coupe-feu motorisées | *motorized moving fire doors* |
| 10 000 | poignées de portes | *door handles* |
| 16 324 | luminaires LED | *LED lights* |
| 1 250 | luminaires de secours | *emergency lights* |
| 8 034 | prises électriques simples | *individual plugs* |

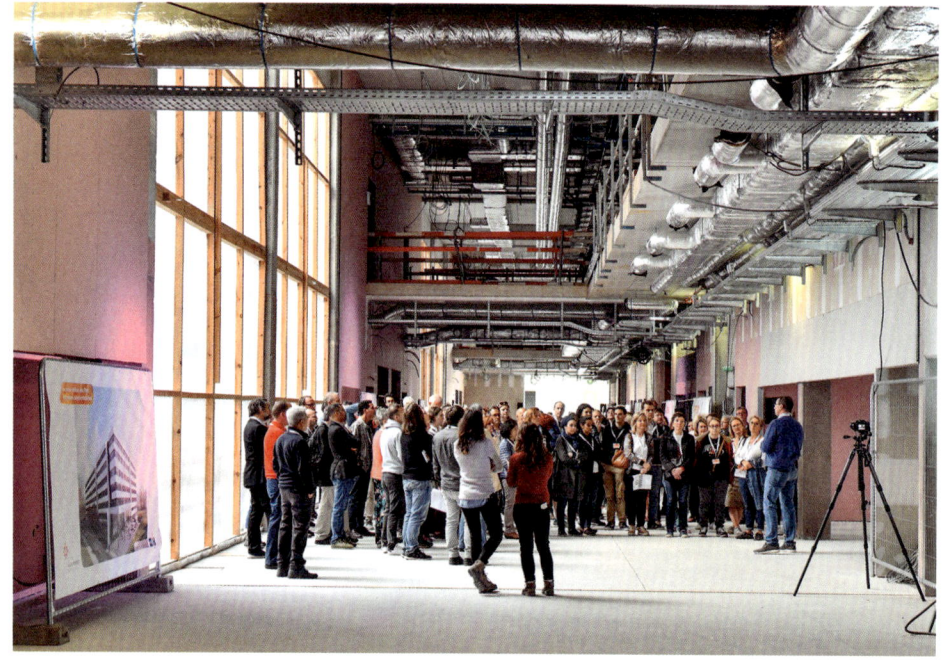

L'Institut Jules Bordet est un lieu de vie et de soins pour des usagers aux profils et aux besoins variés. Certes, il y a d'un côté les patients et de l'autre le personnel hospitalier, pour qui l'Institut est un lieu et un outil de travail. Ces deux catégories d'usagers ne sont pas pour autant homogènes. Du côté des patients, les fréquences de visites à l'hôpital fluctuent fortement en fonction du type et du stade du cancer. Parmi les plus de 30 000 patients annuels accueillis en hospitalisation – classique ou de jour –, certains sont amenés à ne venir qu'une seule fois, d'autres à de multiples reprises sur une période plus ou moins longue, quand d'autres encore restent plusieurs mois à l'hôpital. Certains sont en début de traitement, d'autres en période de rémission. L'appréhension des espaces, des équipements et du personnel est très différente selon la situation de chacun. L'hôpital doit également pouvoir accueillir au mieux les familles et les visiteurs, eux-mêmes indirectement touchés par la maladie. Du côté du personnel, l'Institut emploie 1 200 personnes dont 237 docteurs médicaux. Les services de soins et de diagnostic regroupent l'ensemble du personnel médical et paramédical : chirurgien.ne.s, docteurs, radio-oncologues, radiologues, infirmier.e.s, aide-soignant.e.s, urgentistes, kinésithérapeutes, diététicien.ne.s, psycho-oncologues, tabacologues, ergothérapeutes, logopèdes, etc. Les laboratoires et plateformes de recherche concentrent les activités et services adaptés, dont par exemple le comité d'éthique, le service de gestion informatique et le service de gestion administrative. Parmi les 158 professionnels dédiés spécifiquement à la recherche, on retrouve des docteurs en sciences, des post-doctorant.e.s et doctorant.e.s, mais aussi des statisticien.ne.s, des coordinateur.rice.s de recherche, des *data managers*, des pharmacien.ne.s-chercheur.se.s, des technicien.ne.s et des agents administratifs. Enfin, les services généraux sont en charge de toutes les fonctions supports aux activités de soins et de recherche. Au sein de ces services, les compétences sont extrêmement diverses. Secrétaires, agents d'accueil, agents d'entretien, assistant.e.s social.e.s, bibliothécaires, archivistes, chargé.e.s de communication, direction financière, direction générale,

*The Jules Bordet Institute is a living place and a care environment for users with various profiles and needs. Of course, on the one hand there are the patients and on the other hand the hospital staff, for whom the Institute is a place of work. These two categories of users are not, however, homogeneous groups. On the patients' side, the frequency of visits fluctuates enormously, depending of the type of cancer and what stage it is at. Amongst more than 30'000 patients that come to the hospital each year–overnight or day-care–some only come once, others many times over a more or less lengthy period, and some others remain for several months in the hospital. Some are at the beginning of their treatment, others are in remission. The perception of the spaces, the equipment, and the staff is very different according to each person's situation. The hospital must also provide a welcoming environment for families and visitors, themselves indirectly affected by the illness. On the staff side the Institute employs 1'200 people, of whom 237 are doctors. The healthcare and diagnostic services make up the entirety of the medical and paramedical staff: surgeons, doctors, radio-oncologists, radiologists, nurses, auxiliary nurses, emergency doctors, physiotherapists, dieticians, psycho-oncologists, tobacco addiction specialists, occupational therapists, speech therapists, etc. The laboratories and research areas contain the appropriate activities and services, for example the ethics committee, the IT service, and the administrative management service. Amongst the 158 professionals working specifically on research one can find science professors, postgraduate students but also statisticians, research coordinators, data managers, research chemists, technicians, and administrative officers. Finally, the general services are in charge of all the support functions for the healthcare and research services. Within these services are extremely diverse levels of expertise. Secretaries, reception staff, cleaners, social workers, librarians, archivists, communication managers, financial directors, general directors, medical directors, IT workers, infrastructure managers, technicians, mediators, chemists, and human resources staff all use the Jules Bordet Institute each day. The supporting associations also have an important role to play, either those in situ, such as the Jules Bordet Association, or those that visit the Institute for specific purposes such*

direction médicale, informaticien.
ne.s, direction des infrastructures,
technicien.ne.s, médiateur.rice,
pharmacien.ne.s et responsables des
ressources humaines arpentent ainsi
chaque jour l'Institut Jules Bordet.
Les associations ont également un
rôle déterminant, qu'elles soient ins-
tallées sur place, comme l'Association
Jules Bordet, ou qu'elles visitent l'Institut pour des actions spécifiques,
comme les associations Volont'R ou
Vivre comme Avant. Ces associations
sont composées, en partie ou exclusivement pour certaines, de béné-
voles dédiés à l'accueil, à la distribution des collations de l'après-midi
ou tout simplement au partage
d'un moment avec les patients.

Tous ces usagers, aux rythmes et
aux besoins variés, cohabitent au
sein d'une même structure chargée
d'en orchestrer les proximités. Si,
pour les patients, il s'agit d'aména-
ger une mise à distance suffisante ;
pour le personnel, il s'agit plutôt
de favoriser les croisements et les
convergences. La concentration au
sein d'une même infrastructure des activités de recherche, de
soin et de diagnostic pousse chercheurs et praticiens à se rencontrer, de manière planifiée ou fortuite, répondant ainsi à l'objectif
premier d'un centre intégré de lutte contre le cancer. De la même
manière, la recherche doit pouvoir naviguer rapidement jusqu'au
patient et, inversement, les informations liées aux patients
doivent pouvoir remonter facilement jusqu'aux chercheurs.

Dans le New Bordet, chaque plateau possède sa coloration pro-
grammatique première, ce qui permet aux différents services de
gagner en efficacité, de fonctionner en autonomie et de contrôler
les flux d'entrées et de sorties. D'un autre côté, les circulations ainsi que les nombreux espaces partagés permettent aux différentes
strates de l'Institut de se connecter et de s'entremêler en certains
points clés. Ces espaces sont ouverts et propices aux rencontres
sans que l'intimité et le calme des chambres ou des bureaux
n'en soient perturbés. Le New Bordet est ainsi tout à la fois une
plateforme de soins, une interface d'échanges et un milieu habité.

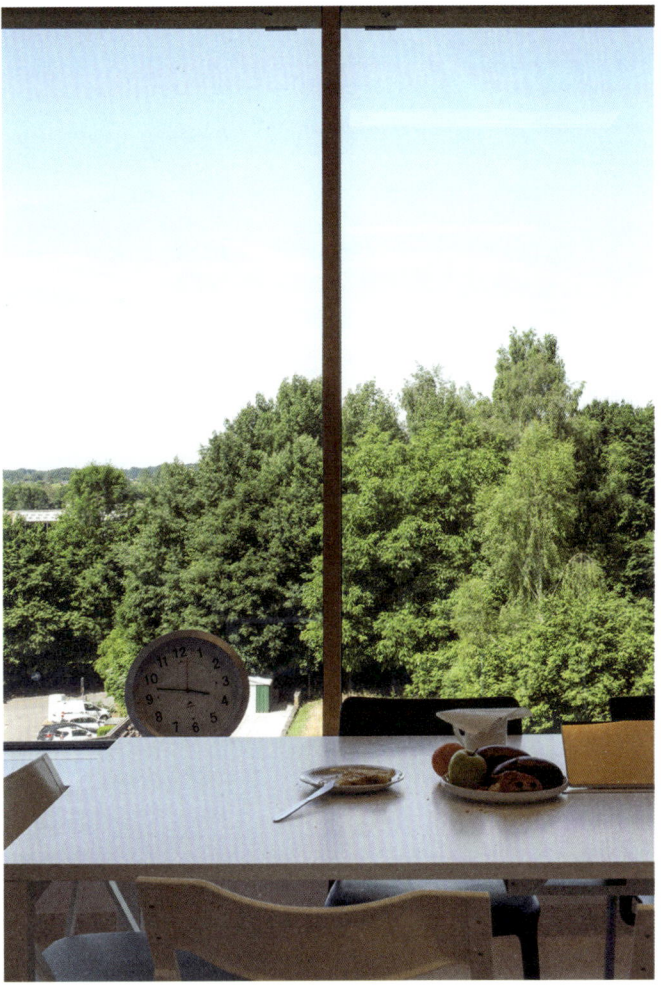

as Volont'R or Vivre comme Avant.
These associations are partly or entirely
made up of volunteers who help to
welcome patients, distribute light meals
in the afternoon, or just simply share
moments together with the patients.

All these users, with their different
needs and rhythms, cohabit together
at the heart of the same structure, in
charge of orchestring this close cooperation. If for the patients it's about
keeping sufficient distance, for the staff
it's more about encouraging meetings
and encounters. The concentration of
research, healthcare, and diagnostic
activities within the same infrastructure
encourages researchers and practicians
to meet, by chance or design, thus
satisfying the first objective of a comprehensive cancer center. In the same way,
research must find ways to be made
quickly available for patients, and con-
versely patient information must be able
to be fed back easily to the researchers.

In the New Bordet, each area has its
own programmatic emphasis, which
allows the different services to improve
their efficiency, to function independently and to control the flow of
arrivals and departures. On the other hand, the circulation, as well
as the numerous shared areas, allow different parts of the Institute to
be connected and intermingle at certain key points. These open spaces
encourage encounters without disturbing the privacy and the calm of
the bedrooms or offices. The New Bordet is therefore simultaneously a
healthcare center, a sharing platform, and an inhabited environnement.

La recherche sur le cancer progresse à grands pas. Ces dernières années, elle a permis de passer d'une lutte globale à l'élaboration de traitements précis et ciblés pour tous les cancers. On ne parle plus en effet « du » cancer mais « des » cancers. Il n'y a par exemple pas *un* cancer du sein mais *des* cancers du sein. Cette oncologie de précision est rendue possible grâce à l'essor des thérapies ciblées – qui permettent de ne pas atteindre les cellules saines et d'éviter les effets secondaires – mais aussi grâce à l'individualisation du traitement selon le profil pathologique et moléculaire du patient et au développement de nouvelles technologies et équipements de pointe. La radiothérapie notamment est en pleine évolution grâce à l'acquisition rapide d'images d'une qualité équivalente à celle obtenue en radiologie, concomitamment à l'émission de rayonnements. Cette technologie permet d'adapter en temps réel la position et l'intensité des rayons en fonction de la réponse au traitement. On parle alors de radiothérapie « adaptative en direct ». Cette incomparable précision de calcul permet de cibler et d'irradier avec une très haute précision et une dose optimale les cellules tumorales tout en épargnant davantage les tissus sains voisins.

Avec son plateau de recherche intégré et ses nouvelles technologies embarquées, le New Bordet s'inscrit dans ce nouveau paradigme du sur-mesure oncologique. Le premier sous-sol, étage semi-enterré ponctué de patios et ouvert sur l'extérieur au sud, est ainsi entièrement dédié à la radiologie et à la médecine nucléaire. Il permet et va permettre d'élargir la gamme de techniques développées par l'Institut, dans le but de gagner en précision et en spécificité. Le 27 avril 2022, l'IJB a ainsi inauguré son Centre d'excellence en Radiothéranostique, fusion entre le diagnostic nucléaire et la thérapie radionucléide. Ce centre dispose d'un service d'hospitalisation de cinq chambres d'isolement pour les patients en cours de traitement et pour des séjours de courte durée. Ces chambres sont spécialement construites et équipées pour protéger l'environnement de la contamination radioactive. Leurs toilettes et douches sont reliées à six grandes cuves de 12 000 litres pour recueillir les déchets radioactifs. Un laboratoire

*Cancer research advances quickly. In recent years, this has allowed a shift from a general battle to the development of precise targeted treatments for all cancers. In effect, we no longer talk about cancer in general terms but about different types of cancers. For example, there isn't one type of breast cancer but several types. This precision in oncology is made possible thanks to the development of targeted therapies–which don't affect healthy cells and remove the threat of side effects–but also thanks to the personalization of treatment that takes account of the pathological and molecular profile of the patient and of the development of new leading-edge technology and equipment. In particular, radiotherapy is developing very quickly thanks to the rapid acquisition of images with the same quality to those obtained via radiology, and simultaneously with the radiation. This technology allows the adjustment, in real time, of the position and the intensity of the radiation in relation to the patient's response to the treatment. We now talk about "adaptive and direct" radiotherapy. This unparalleled precision allows cancer cells to be targeted and treated extremely accurately and with an optimum dosage, while increasingly leaving the neighboring healthy tissue untouched.*

*With its comprehensive research area and its new technologies in place, the New Bordet is an up-to-date example of a made to measure oncology service. The first semisubmerged basement floor, with its interior courtyards and open to the outside on the south side, is entirely dedicated to radiology and nuclear medicine. It allows, and will further allow in the future, an expansion of the range of techniques developed by the Institute, with the aim of becoming more precise and specific. On April 27th, 2022 the IJB thus opened its Radiotheranostic center of excellence, a merger between nuclear diagnostics and radio nuclear therapy. The center has five separate hospital beds for patients undergoing treatment and for short stays. The rooms are specially built and equipped to protect the surroundings from radioactive contamination. Their toilets and showers are connected to six large reservoirs of 12'000 liters which receive the radioactive waste. A laboratory produces radiolabeled pharmaceutical products on demand. The center is also equipped with an entirely new generation digital*

produit à la demande des produits pharmaceutiques radiomarqués. Le centre est également équipé d'une caméra SPECT/CT (StarGuide) entièrement numérique de nouvelle génération – il est ainsi possible de visualiser l'emplacement des produits radiopharmaceutiques administrés dans le corps du patient après la thérapie et de calculer les doses de rayonnement – ainsi que d'une caméra PET/CT numérique supplémentaire qui servira exclusivement à la recherche sur l'imagerie des caractéristiques moléculaires des tumeurs.

En tout, sept bunkers de radiothérapie ont été aménagés dans le New Bordet. Ils accueillent le *MRI-Linac Elekta Unity*, acquis peu avant l'inauguration du nouvel hôpital, deux nouveaux accélérateurs linéaires (*Versa HD linear accelerators*), les deux accélérateurs *Elekta Infinity linacs* déjà présents dans le « vieux » Bordet et mis à jour, ainsi que le système *Leksell Gamma Knife® Icon™* pour la radiochirurgie des lésions cérébrales. L'Institut possède également un accélérateur linéaire pour la radiothérapie intra-opératoire de certains cancers du sein. Elle consiste en une séance unique d'irradiation immédiatement après la résection chirurgicale de la tumeur et permet d'éviter les nombreuses séances de radiothérapie post-opératoires. Cet accélérateur linéaire est installé au sein d'une salle d'opération radioprotégée disposée dans le quartier opératoire au niveau 2 du New Bordet.

Le service de radiologie de l'Institut Jules Bordet rassemble également les différentes techniques d'imagerie médicale que sont la radiologie conventionnelle (dont la mammographie et la sensitométrie osseuse), la tomodensitométrie, l'échographie et l'imagerie par résonance magnétique. L'unité de tomodensitométrie est équipée de deux scanners à rayons X : un scanner dernier cri, travaillant en double énergie avec un double tube permettant la délivrance de doses très réduites de rayons X, et un scanner équipé pour la radiologie interventionnelle. L'unité de résonance magnétique est équipée de deux machines d'IRM à la pointe de la technologie, l'une à 1.5 et l'autre à 3.0 Tesla. Toutes les techniques actuelles

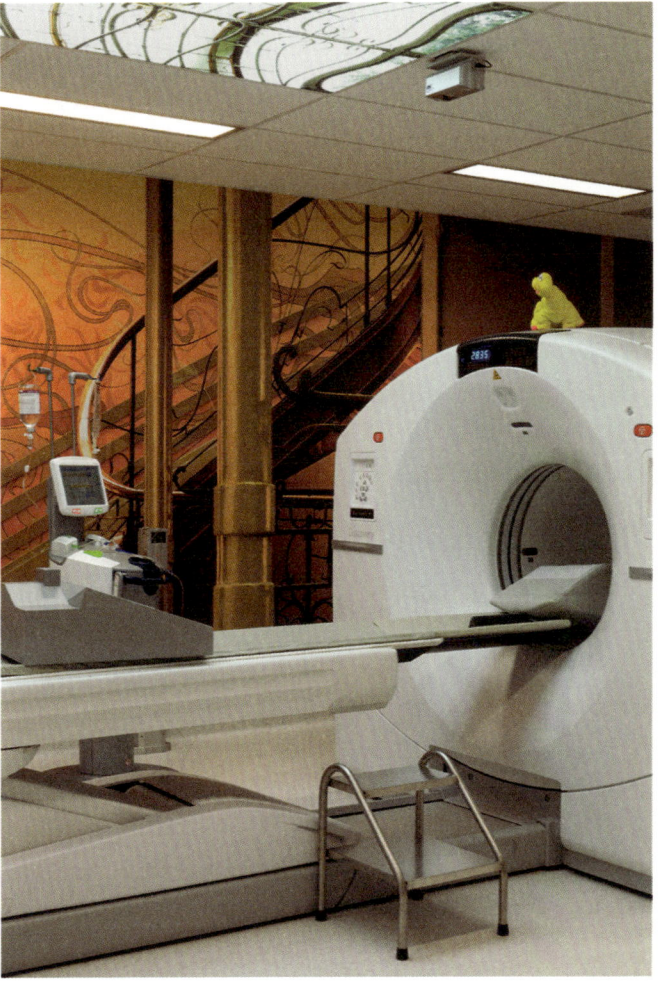

*SPECT/CT (StarGuide) camera–it is therefore possible to visualize the position of radiopharmaceutical products in the body of the patient after the therapy and to calculate the required doses of radiation–as well as a supplementary digital PET/CT camera which will be used exclusively for visual research into the molecular characteristics of tumors.*

*All seven radiotherapy bunker rooms were set up in the New Bordet. They are equipped with the MRI-Linac Elekta Unity, acquired shortly before the opening of the new hospital, two new linear accelerators (Versa HD linear accelerators), two updated Elekta Infinity linacs, which were already in place at the "old" Bordet, as well as the Leksell Gamma Knife® Icon™ system for radio surgery on brain lesions. The Institute also possesses a linear accelerator for intra-operational radiotherapy for certain breast cancers. It provides a single session of radiation immediately after the surgical resection of the tumor and allows the patient to avoid having to have several postoperational radiotherapy sessions. This linear accelerator is installed at the heart of a radioprotected operating theater in the operating area on the second floor of the New Bordet.*

*The radiology service of the Jules Bordet Institute also brings together different medical imaging techniques, such as conventional radiology (mammography and bone sensometrics), CT scanning, echography, and magnetic resonance imaging. The CT scan unit is equipped with two x-ray scanners: a latest generation scanner which works with a double energy with two tubes that allow the delivery of very low doses of x-rays, and a scanner equipped for interventional radiology. The magnetic resonance unit is equipped with two latest model MRI machines, one at 1.5 and the other at 3.0 Tesla. All current techniques are available, from ultralocalized imagery to complete body high resolution imagery. The echography unit is notably equipped with a TDM system for corecording and fusion of images, MRI and/or nuclear medicine in three dimensions to help with the draining of lesions guided by ultrasound.*

y sont disponibles, de l'imagerie ultra-localisée à haute résolution à l'imagerie du corps entier. L'unité d'écho-graphie est notamment équipée d'un système de co-enregistrement et fusion d'images TDM, IRM et/ou de médecine nucléaire en trois dimensions pour l'assistance à la ponction de lésions guidée par ultrasons.

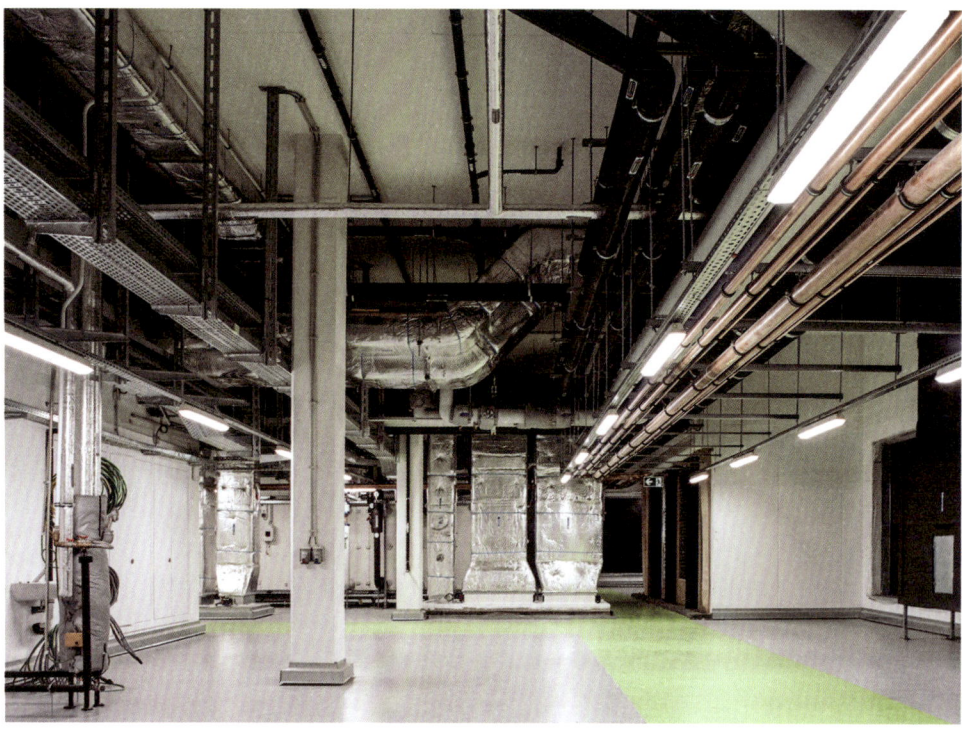

*The hydraulic, electrical and computer networks also benefited from the latest technology in order to make the equipment work and satisfy the IJB's ambitions in terms of comfort, energy consumption, and hygiene. The sanitary equipment and the hydraulic network were fitted out in ways to reduce the risk of bacteria spreading. As for the electrical network, it was designed in order to assure the safety of patients and the constant availability of critical equipment: uninterruptible power supply solutions (UPS),*

Les réseaux hydrauliques, électriques et informatiques ont également bénéficié des technologies les plus avancées pour pouvoir alimenter ces équipements et répondre aux ambitions de l'IJB en termes de confort, de consommation d'énergie et d'hygiène. Les équipements sanitaires et le réseau hydraulique ont été aménagés de sorte à réduire les risques de prolifération bactérienne. Quant au réseau électrique, il a été pensé pour assurer la sécurité des patients et la disponibilité des équipements critiques : solutions d'alimentation sans interruption (UPS), groupes électrogènes, réseau de secours... Un système de contrôle d'accès et de vidéo-surveillance garantit, par ailleurs, la sûreté des lieux. Les espaces de l'hôpital sont totalement interconnectés grâce à un puissant système de communication. Des systèmes de sonorisation, de vidéophonie et d'interphonie offrent, en outre, un environnement de travail confortable à l'ensemble du personnel. L'éclairage est relié à un système de gestion intelligent avec capteurs de présence, programmation des horaires, gestion automatisée afin de réduire les consommations d'énergie et d'adapter les installations lumineuses à l'utilisation et à l'occupation des locaux. Enfin, une salle informatique dédiée aux serveurs de l'hôpital et équipée d'un réseau d'eau glacée, d'armoires de climatisation, de batteries froides et de ventilateurs permet d'assurer la sécurité des données. Son bon fonctionnement est essentiel aux activités de l'Unité de Gestion de l'Information qui gère et exploite le Registre du Cancer hospitalier et la *data warehouse* de l'IJB.

*electric generators, back-up networks. An access and video surveillance system guaranteed the security of the building. The different areas of the hospital were completely interconnected thanks to a powerful communication system. In addition, the public address system, videophones, and intercoms provide a comfortable working environment for the whole staff. The lighting is connected to an intelligent control system with movement sensors, adjustable timings, and automatic settings in order to reduce energy consumption and to adapt the lighting levels to the needs of the specific area. Finally, a computer room for the hospital servers, equipped with an iced water network, air-conditioned cabinets, cold batteries, and ventilators in order to guarantee the security of the data. Its efficient functioning is essential for the work of the Information Management Unit, which uses and looks after the hospital's Cancer Register and the IJB's data warehouse.*

L'hôpital est un millefeuille d'environnements dont chaque composante est essentielle au confort du patient. Plusieurs études plaident en effet pour une approche globale de l'environnement de soin, non pas qu'il ait un effet « magique » sur la maladie – le lien entre conditions psychiques et guérison fait encore débat parmi les oncologues – mais tout simplement parce que l'amélioration de la qualité de vie du patient cancéreux est un objectif noble en soi[1]. La langue anglaise possède deux mots pour traduire le mot français « guérir »[2] : *to cure* et *to heal*, proche du vocable *whole* (entier). Le terme *health* vient notamment du vieil anglais *hælþ* qui signifie « wholeness, a being whole, sound or well » (totalité, un être entier, sain ou bien portant). La stratégie curative est celle pratiquée par les médecins pour éradiquer le cancer à l'aide de leurs connaissances et des technologies déjà citées. La stratégie du *healing*, qui ne se substitue pas à la première, vise à accompagner le patient dans les bouleversements déclenchés par la maladie et à lui donner un rôle actif – et non fataliste – dans son processus de guérison. Ainsi, s'il n'est pas vraiment prouvé que le *healing*, et tout ce que ce terme embrasse, a un quelconque pouvoir curatif, il a un rôle certain dans la lutte contre les syndromes dépressifs, la gestion du stress, l'acquisition de nouvelles habitudes de vie, la resocialisation et, finalement, la reconquête d'une existence au-delà ou par-delà le cancer.

L'environnement matériel et technologique est, nous l'avons vu, essentiel pour l'administration de soins curatifs. Il peut également permettre d'améliorer l'environnement social du patient. En étant connecté en permanence depuis son lit au reste de l'hôpital, mais aussi au reste du monde, via un moniteur relié à internet, le patient peut s'échapper temporairement de ses quatre murs d'hospitalisation et se raccrocher aux rythmes de la ville. Les soins supports, dont les services de psycho-oncologie, mais aussi de diététique, de kinésithérapie, d'assistance sociale ou de socio-esthétique, participent également d'un climat de bienveillance et d'écoute. Autrefois dédiés aux soins palliatifs,

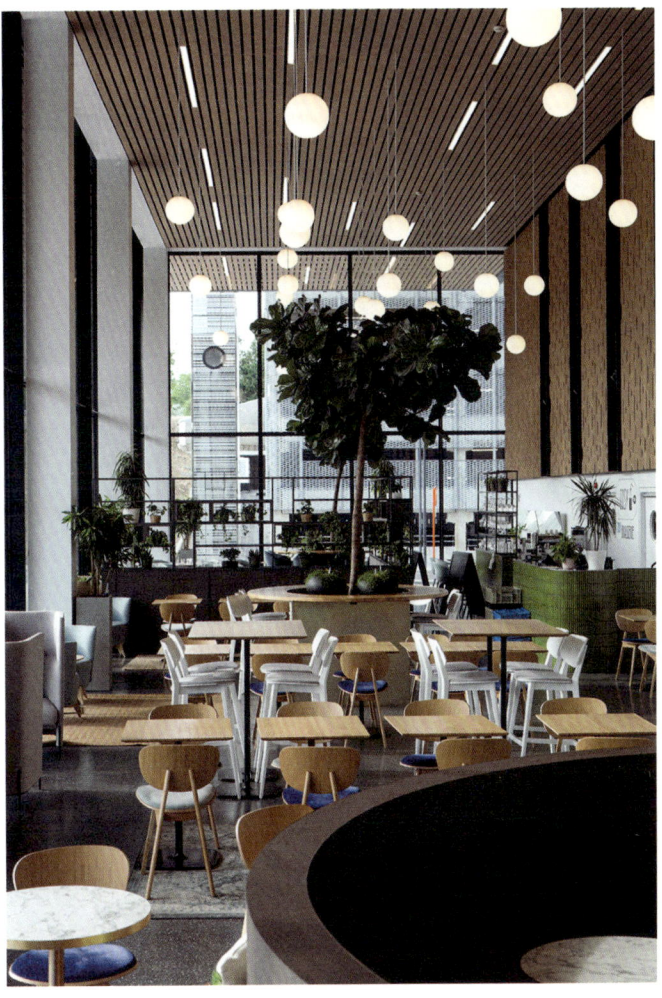

*The hospital is a multilayered environment where each component is essential for patient comfort. In fact, several studies are in favor of an overall global approach to the healthcare environment, not because it has a "magical" effect on illness–the link between psychological conditions and healing are still being debated amongst oncologists–but quite simply because the improvement of the quality of life of a cancer patient is a noble aim in itself.[1] The English language has two words to translate the French word "guérir"[2]; to "cure" and to "heal", close to the sound "whole". The word health comes from the old English* hoelþ *which indicates "wholeness, a whole being, sound or well." The curative strategy is that practiced by doctors in order to eradicate cancer using their knowledge and the technology available, already mentioned. The healing strategy, which doesn't replace the curative strategy, aims to accompany the patients in a search for meaning triggered by the illness and to give them an active–and not fatalistic–role in the process of healing. If it is not really proven that healing, and everything that the term entails, has the power to cure, it certainly has a role in the fight against depression, the management of stress, the adoption of new life styles, the reintegration into society and finally, the recovery of a life above and beyond cancer.*

*The technological and material environment is, as we have seen, essential in managing curative healthcare. It can also create an improvement in the social environment of the patient. By being permanently connected to the rest of the hospital, but also the rest of the world via a bedside monitor connected to the internet, the patient can briefly escape the four walls of the hospital and participate in the life of the outside world. The support services, such as psycho-oncologists, but also dieticians, physiotherapists, social services, or social beauty therapists also participate to create a climate of well-being and attentiveness. Previously used for palliative care, they are now used in treatment for cancer patients. The Jules Bordet Institute is even a pioneer in this field. Professor Jean Klastersky, medical oncologist at the IJB since 1977, was in effect the first person to have published work on the ways of managing and treating secondary infections during cancer treatment.*

ils s'inscrivent désormais au cœur de la prise en charge des patients cancéreux. L'Institut Jules Bordet fait même figure de pionnier dans ce domaine. Le professeur Jean Klastersky, oncologue médical à l'IJB depuis 1977, est en effet le premier à avoir publié des travaux sur la façon de gérer et de traiter les infections secondaires aux traitements du cancer. Rejoint par plusieurs médecins et infirmiers américains et suisses, il créera en 1990 la *Multinational Association for Supportive Care in Cancer* (MASCC). Il est aussi un des membres fondateurs de l'Association francophone pour les Soins oncologiques de Support (AFSOS). Le programme RESTART, développé par l'association Oncobulle[3] pour accompagner les patientes en rémission d'un cancer du sein, offre un suivi après-cancer personnalisé par une approche globale et multidisciplinaire des effets secondaires persistants et prévient les risques de récidive. Il sera bientôt étendu à d'autres pathologies cancéreuses. Les proches

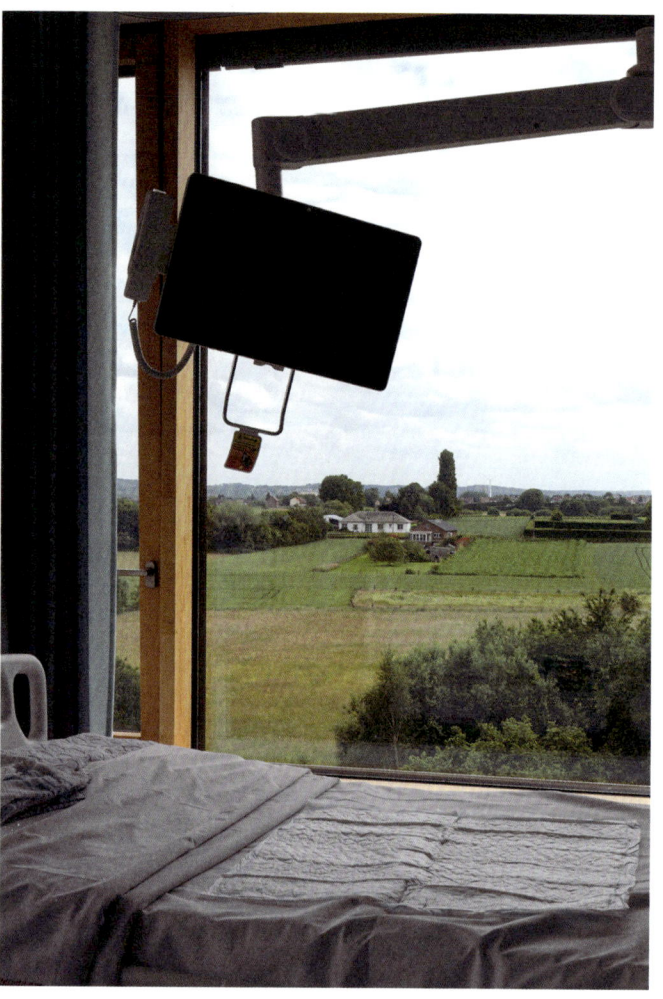

sont également de plus en plus sollicités et impliqués dans le processus de soin. L'Institut Jules Bordet a mis en place, depuis 2007, *Bordet'n Family*[4], un espace de soutien et d'écoute pour les patients et leurs proches, avec une attention particulière portée aux enfants et adolescents. Les salons des familles permettent également aux patients et aux proches de se retrouver en dehors des chambres et de rencontrer d'autres familles ou patients.

L'environnement social à l'hôpital est aussi modelé par le personnel hospitalier. L'environnement physique est, dans cette perspective, déterminant. Le personnel soignant doit être dans de bonnes conditions pour pouvoir *prendre soin* des patients et non simplement leur *administrer des soins*. La stratégie du « pas compté » fait polémique car elle sert une politique comptable du faire plus avec moins de soignants. Cependant, elle est à l'origine fondée sur un gain en efficacité du personnel soignant qui, ayant moins de distance à parcourir, a plus de temps à consacrer aux patients. C'est en tout cas avec cette ambition que les services du New Bordet ont été optimisés.

*Joined by several American and Swiss doctors and nurses, he created the Multinational Association for Supportive Care in Cancer (MASCC) in 1990. He is also one of the founder members of the* Association francophone pour les Soins oncologiques de Support *(AFSOS). The RESTART program, developed by the Oncobulle association[3] to accompany patients in remission from breast cancer, offers a personalized postcancer monitoring service through a global and multidisciplinary approach for persistent secondary effects and explains the risks of the return of the illness. It will soon be extended to other cancer cases. Close family and friends are also more and more involved in the healthcare process. The Jules Bordet Institute has, since 2007, set up Bordet'n Family,[4] a support area for patients and their loved ones, with particularly attention paid to children and adolescents. The family lounges also allow patients and their families to meet up outside the bedrooms and to meet other families or patients.*

*The social environment in the hospital is also created by the hospital staff. The physical environment is, from this perspective, very important. The care staff must be able to work in good conditions to be able to take care of patients and not just simply give them treatment. The "counted steps" strategy is controversial because it can serve a cost-led policy of doing more with fewer care staff. However, originally it was intended to improve efficiency of care staff who, having shorter distances to walk, had more time to devote to patients. It is, in any case, with this objective in mind that the New Bordet services were optimized. In addition, the hospital provides several relaxion areas, some of which benefit from views to the outside. The staff can also use several meetings rooms of differing sizes as well as a private restaurant in addition to the public cafeteria on the ground floor.*

*The idea of healing has also made progress in architectural terms since its introduction in the 1970s as part of environmental psychology. "The view from the window" maybe doesn't possess the curative powers that certain doctors and architects attribute to it,[5] but it does, however, play a certain role in the patient's well-being and*

Il offre en outre de nombreuses salles de détente dont certaines, disposées dans les brèches, bénéficient d'une large ouverture vers l'extérieur. Le personnel dispose également de plusieurs salles de réunion de différentes tailles ainsi que d'un restaurant privé en complément de la cafétéria publique du rez-de-chaussée.

Le *healing* a aussi fait son chemin en architecture depuis l'apparition dans les années 1970 de la psychologie environnementale. « La vue à travers la fenêtre » n'a peut-être pas les pouvoirs curatifs que lui ont attribués certains médecins ou architectes[5], mais elle joue cependant un rôle certain dans le bien-être du patient et dans l'amélioration de son état général. Ce qui devrait être, une fois encore, un objectif en soi. Un environnement sain, agréable et beau est plus à même de donner au patient la patience de son diagnostic ou de son rétablissement. Il le renvoie à des choses tangibles, matérielles, mesurées, sensuelles. Le contrôle de cet environnement par le patient est également essentiel. Il doit pouvoir choisir ses conditions de soin, filtrer la lumière quand elle devient trop agressive, se cacher des vues lorsqu'elles sont trop envahissantes, ouvrir la fenêtre pour changer d'air et de perspective. Chaque espace, du hall aux chambres, des circulations aux salons, est alors pensé pour recevoir et favoriser ces différentes écologies du soin.

*in the improvement of their general state. Which should be, once again, an objective in itself. A healthy, comfortable, and attractive environment can also help the patient's patience during his diagnosis or his recovery. It connects him with tangible things, tactile, restrained, sensual. The control of this environment by the patient is also essential. He must be able to choose the conditions of his surroundings, adjust the lighting when it becomes too bright, be shielded from the outside when it becomes too invasive, open the window for fresh air and a view. Each space, from the entrance hall to the bedrooms, from the circulating pathways to the sitting rooms, is therefore designed to allow and encourage these different care ecologies.*

1. Sylvie Dolbeault, « Quel est l'impact des facteurs psychologiques dans la période de rémission d'un cancer du sein ? État des lieux », *La Lettre du Sénologue*, n° 59, janvier–février–mars 2013 (en ligne : www.edimark.fr/lettre-senologue/quel-est-impact-facteurs-psychologiques-periode-remission-cancer-sein-etat-lieux).

2. Eckhard Frick, « L'accompagnement des malades cancéreux. Un défi pour la psychothérapie », *Études*, vol. 405, n° 11, 2006, pp. 485-495 (en ligne : www.cairn.info/revue-etudes-2006-11-page-485.htm).

3. Conçu par l'association Oncobulle, le programme RESTART s'articule autour d'une remise en forme physique, d'informations et de solutions concrètes pour pallier les effets secondaires persistants et prévenir les récidives. Il propose aussi un accompagnement psychologique et des soins esthétiques et de bien-être. Source : www.oncobulle.eu/restart/

4. www.association-jules-bordet.be/fr/actualite/bordetn-family-un-espace-de-soutien-pour-les-patients-et-leurs-proches

5. Auteur de nombreux articles – notamment le célèbre « La vue à travers une fenêtre peut influencer le rétablissement suite à une opération chirurgicale » –, le professeur d'architecture Roger S. Ulrich aurait par exemple établi la preuve scientifique de l'influence de l'environnement bâti et naturel sur le temps de guérison des patients (« View through a window may influence recovery from surgery », *Science*, 27.4.1984, vol. 224, p. 420. En ligne : https://lebonheurestdanslejardin.files.wordpress.com/2019/06/ulrich-1984.pdf).

1. Sylvie Dolbeault, "What is the impact of psychological factors during the remission period for breast cancer? Current thinking," La Lettre du Sénologue, no. 59 (January, February, March 2013), www.edimark.fr/lettre-senologue/quel-est-impact-facteurs-psychologiques-periode-remission-cancer-sein-etat-lieux.

2. Eckhard Frick, "L'accompagnement des malades cancéreux. Un défi pour la psychothérapie," Études 405, no. 11 ( 2006): 485-495, www.cairn.info/revue-etudes-2006-11-page-485.htm.

3. Developed by the Oncobulle association, the RESTART program is based on physical recovery, information, and concrete solutions to overcome persistent side effects and prevent the risk of recurrence. It also offers psychological support and beauty and weel-being care. See www.oncobulle.eu/restart/

4. See www.association-jules-bordet.be/fr/actualite/bordetn-family-un-espace-de-soutien-pour-les-patients-et-leurs-proches

5. The author of many articles – particularly the famous « View through a window may influence recovery from surgery », the professor of architecture Roger S. Ulrich would have for example established scientific proof of the influence of the built and natural environment on the length of time patients took to heal. (Science, 27.4.1984, vol. 224, p. 420. Online: https://lebonheurestdanslejardin.files.wordpress.com/2019/06/ulrich-1984.pdf).

Le hall d'accueil est situé en tête de bâtiment côté ouest et se prolonge en une rue centrale déployée sur deux niveaux. D'une longueur de 135 m et d'une largeur de 7,5 m, cette rue traverse le New Bordet et débouche, du côté de l'Hôpital Érasme, sur l'entrée des urgences. Elle sera à terme prolongée jusqu'au New Érasme au niveau du 1er étage et servira de liaison publique, enjambant les espaces extérieurs dédiés aux urgences et aux accès pompiers qui sont eux nécessairement privés et sécurisés.

La rue centrale assure le lien entre les différentes fonctions et usages de l'Institut. Axe majeur de circulation, c'est un lieu de croisement entre les médecins, soignants, chercheurs, patients, familles et étudiants de l'IJB. Accolée aux services de consultation et à l'hôpital de jour, elle constitue un espace d'attente pour les patients avant ou entre deux consultations. Elle accueille également les déambulations des usagers des bureaux du second niveau et leur offre des points de vue variés sur l'entrée et sur le rez-de-chaussée. Au deuxième niveau toujours, l'extrémité de la mezzanine donne accès à un auditoire de 100 places. Le foyer de cet auditoire est habituellement ouvert sur la rue centrale mais peut être cloisonné par de larges parois vitrées amovibles et des rideaux. Un piano a été récemment installé à proximité pour l'organisation de concerts privés à destination des patients.

La rue centrale est enfin un lieu d'information et d'animation. Elle regroupe tous les panneaux d'affichage visant à communiquer aux patients les dernières actualités de l'Institut ou à relayer certaines annonces. C'est aussi là que sont organisés, souvent par les associations partenaires, les campagnes de sensibilisation et de dépistage, mais aussi les événements liés aux collectes de don. En 2021, l'Association Jules Bordet a par exemple célébré le nouvel Institut Bordet et remercié ses donateurs avec la soirée gastronomique *101 tables pour la vie* mis en scène sur deux soirées par le directeur artistique Luc Petit[1]. Pour l'occasion, une table continue mettant en valeur les dimensions hors normes de la rue centrale avait été installée.

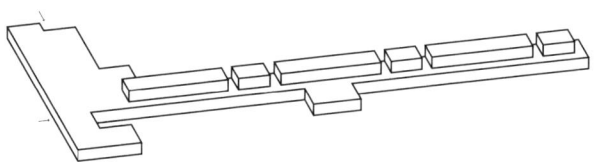

*The entrance hall is situated at the head of the building on the west side and extends along one large central corridor which covers two floors. 135 meters long and 7.5 meters wide, this corridor runs the length of the New Bordet and leads to, at the Erasmus Hospital end, the emergency entrance. Eventually it will be extended to the 1st floor of New Erasmus and will serve as public access, spanning the outside spaces dedicated to emergencies and the fire department, access to which are by necessity private and cordoned off.*

*The central street ensures connections between all the different functions and uses of the Institute. A major axis for circulation, it's a place where doctors, nurses, researchers, patients, families, and students of the IJB meet. Next to the consultation services and the day-care center, it's also an area for patients to wait before or between consultations. It's also used by office staff on the second floor and gives them various points of view over the entrance and the ground floor. Still on the second floor, the far end of the mezzanine level leads to a one-hundred-seat auditorium. The foyer of this auditorium usually remains opened up to the central corridor but can be partitioned off by large glass removable panels and curtains. A piano has recently been installed nearby so that private concerts can be organized for the patients.*

*Finally, the central street is an animated area and a place to get information. It groups together all the information boards, which give patients the latest news about the Institute or pass on certain announcements. It's also here that campaigns to raise awareness or encourage screening are organized, often by partner associations, and also announcements of charitable events to raise donations. In 2021, for example, the Jules Bordet Association celebrated the new Bordet Institute and thanked its sponsors with a gastronomic dinner, called "101 tables for life" and spread over two evenings, organised by the artistic director Luc Petit.[1] A long table ran the whole length of the central corridor, underlining its impressive dimensions.*

1. Se reporter à la page dédiée de l'événement : www.101tables.com/homepage.php.

1. See the page devoted to this event: www.101tables.com/homepage.php.

# HALL D'ACCUEIL
## *ENTRANCE LOBBY*

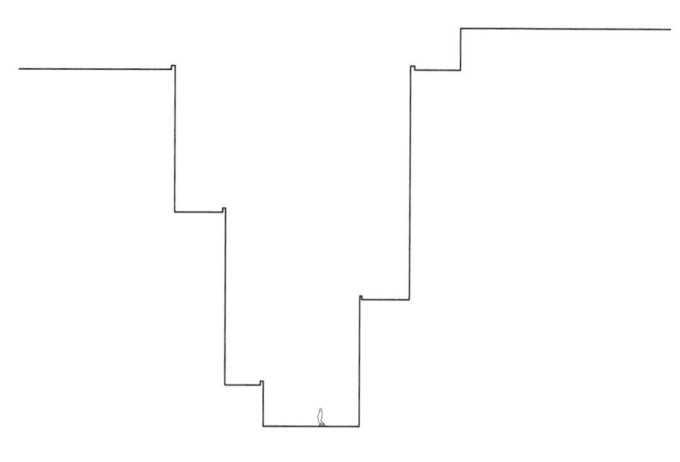

Dans un bâtiment d'une telle compacité, les patios sont essentiels à l'apport de lumière naturelle. Ils sont des paysages intérieurs autant que des composantes fonctionnelles. Inscrits dans la trame de 7,5 x 7,5 m, les six patios du New Bordet sont, selon leur position et selon l'étage, d'échelles variées. De deux trames de large au niveau -1, ils passent en effet à un peu plus de trois trames au dernier niveau. En longueur, ils s'adaptent ponctuellement aux fonctions qui les bordent. Cette coupe en gradins ou pyramide inversée fait ainsi pénétrer la lumière jusqu'au sous-sol malgré la hauteur importante du bâtiment et permet à un maximum de locaux de recevoir un éclairage naturel.

L'intérieur des patios reprend le même langage que les façades extérieures – bandeaux vitrés horizontaux, stores et allèges doublées en verre – en étant toutefois entièrement teinté de blanc. Les parois des patios reflètent ainsi les rayons du soleil et les distribuent à l'intérieur de l'hôpital. Seuls les parterres de végétation du rez-de-chaussée parent de vert la base de ces atriums.

Les patios ne sont pas accessibles aux usagers de l'Institut. Ils ménagent néanmoins des connexions visuelles dans plusieurs directions et permettent de lier entre elles les différentes strates de l'hôpital. Qu'elles soient plongeantes ou contre-plongeantes, les vues offertes par les patios assurent la coprésence des usages tout en les tenant à distance. Agissant comme des fenêtres sur cour, les larges pans vitrés de ces patios animent les pièces attenantes et offrent une mise en abyme de la vie à l'intérieur de l'Institut.

*With such a compact building the interior courtyards are essential in bringing in natural light. They are interior landscapes as much as functional elements. Following a basic design proportion of 7.5 by 7.5 meters the six courtyards of the New Bordet are of varying sizes, according to their position and floor location. From two modules of the grid at the first basement level, they go to a bit more than three modules on the top floor. In length they adapt to the services next to them. This stepped cross-section or inverted pyramid shape allows light to penetrate the basement despite the great height of the building and allows a maximum number of services to be lit by natural light.*

*The insides of the courtyards echo the same visual language of the exteriors–banded horizontal glass windows, doubled glazed blinds, and window ledges–but being entirely tinged with white. The courtyard walls thus reflect the sunlight into the hospital interior. Only the plant beds on the ground floor add a touch of green at the atrium base.*

*The courtyards are not open to the Institute's users. They do, however, provide visual openings in several directions and link together the different levels of the hospital. Whether they are down or up, the views provided by the courtyards show people moving around, although from a distance. Functioning like rear windows, the large glass panels of these courtyards animate the adjacent rooms and provide an image within an image of the Institute's interior.*

# PATIOS
# *COURTYARDS*

La version idéale
et archétypale du
monospace se développe
horizontalement sur
une grande emprise.
Les transferts verticaux
sont des ruptures de
charge et sont donc
autant de pertes de
temps et de risques de
pannes. Les déplace-
ments horizontaux sont
au contraire privilégiés
car ils sont fluides et
directs. Au-delà de
ces prises de position
fonctionnelles, le déve-
loppement vertical et
la compacité sont par-
fois privilégiés en raison
du contexte d'implan-

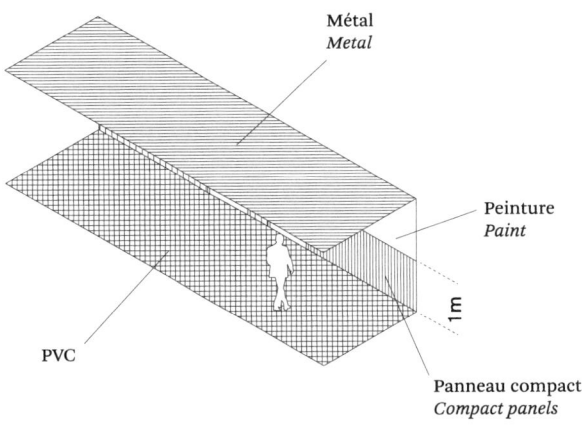

Métal
*Metal*

Peinture
*Paint*

PVC

Panneau compact
*Compact panels*

1m

tation de l'hôpital et du programme. C'est le cas du New Bordet
qui n'a pu être étendu horizontalement et s'est dès lors déployé
sur neuf niveaux. La compacité ainsi générée correspond en
outre aux ambitions de la maîtrise d'ouvrage qui souhaitait maximiser les synergies entre les différents usagers de l'Institut.

Afin d'organiser ces convergences, les circulations verticales ont
été concentrées sur l'arête centrale du bâtiment et réparties de
manière régulière sur la grille. Elles permettent d'irriguer largement chaque strate avec un système de double circulation privée/
publique. Des liaisons verticales complémentaires ont également
été prévues aux angles
des patios. Les circu-
lations horizontales
innervent chaque
plateau à partir de
la rue centrale et de
ces colonnes verticales.
Ce quadrillage circula-
toire tridimensionnel
multiplie les croise-
ments et donc les ren-
contres potentielles tout
en séparant les flux qui
ne doivent pas se mêler.
Il assure également
l'évolutivité des plateaux

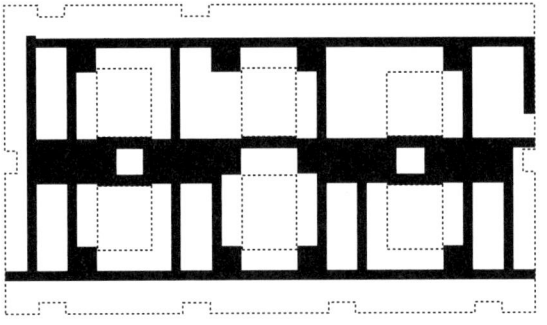

*The ideal arche-
typal version of
the monospace concept
develops horizontally on
a large footprint. Vertical
flows are considered
as load breaks and can
therefore waste time
and introduce potential
breakdowns. On the
contrary, horizontal
movement is fluid and
direct and is therefore
preferred. Beyond these
functional positions,
the program and the
context of the planned
hospital call for vertical-
ity and compactness.
This was the case with the-
New Bordet which couldn't
be horizontally deployed and was raised up over nine floors. The resulting
compactness of the design did match the Institute's wishes, who wanted
to maximize the synergies between its users.*

*In order to organize these convergences, the vertical pathways were
concentrated on the central spine of the building and grouped together
in a regular way on the grid. This allows the flow to be planned on
each floor through a double pathway system, private and public.
Complementary vertical connections are also provided at the corner
of each courtyard. The horizontal pathways irrigate each level from
the central corridor and the vertical columns. This three-dimensional
circulation grid system
multiplies the crossing
points and the resulting
potential meeting points,
whilst keeping the flows
that shouldn't be overlap-
ping, separate. This also
assures the possible
evolution of the floor
plans, since each space is
identically accessible and
connected to the whole
of the New Bordet. Several
routes can be taken to
get to the same place.*

puisque chaque espace est iden-
tiquement accessible et connecté
à l'ensemble du New Bordet.
Plusieurs routes sont possibles pour
se rendre à un même endroit.

La largeur des circulations principales et des circulations des plateaux
d'hospitalisation (2,40 m minimum)
permet aux soignants de manipuler
aisément les lits et brancards malgré
les chariots de transport et autres
appareils encombrant parfois les couloirs. Les brancards peuvent même
se croiser sans difficulté et être facilement manœuvrés en entrée et sortie
des chambres. Ces espaces de circulations étant arpentés autant à pied
qu'à roulettes, ils sont recouverts de
matériaux résistants, ni trop fermes,
ni trop souples. Les bruits des couloirs, sources majeures d'inconfort
à l'hôpital, sont ainsi absorbés sans
pour autant ralentir les roulettes.

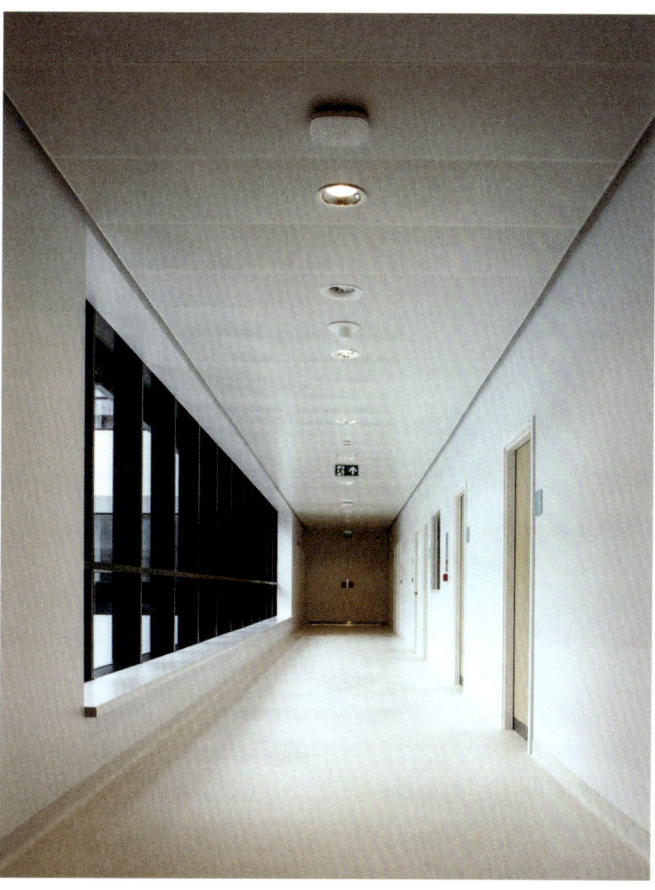

*The width of the main pathways and
the corridors in the hospital area
(2.4 meters minimum) mean the staff
can easily maneuver beds and stretcher
trolleys despite transport trolleys and
other items sometimes impeding the
corridors. The stretcher trolleys can
even pass each other without difficulty
and can be easily be moved in and
out of the bedrooms. These corridors
being used as much by foot traffic as
by wheel-based traffic are covered
with resistant material, which is not
too hard nor too soft. The corridors
noises, a major source of discomfort in
hospitals, are thus absorbed without
slowing down the wheel movement.*

*All horizontal pathways are lit natu-
rally by the courtyards and by breaks
in the façade. In the courtyards,
large banded windows accompany
movement flow. Full-length window
ledges forty-five centimeters high
serve as benches, as in the bedrooms
or the laboratories. Pathways*

Toutes les circulations horizontales
sont éclairées naturellement par les patios et par les brèches
en façade. Côté patios, de larges bandeaux vitrés accom-
pagnent la déambulation. Des allèges pleines de 45 cm de haut
servent de banquettes, comme dans les chambres, les bureaux
ou les laboratoires. Les circulations sont ainsi également des
espaces d'attente et de repos. Les transversales à l'axe principal
débouchent en façade et sont éclairées naturellement. Les vues
alternent entre paysages extérieurs et perspectives intérieures.

*are also waiting and resting areas. The cross paths to the main
axis lead to the façade and are naturally lit. The views alternate between the outside landscape and interior perspectives.*

Au New Bordet, il a été fait le choix d'orienter les usagers par
des numéros de « routes ». Chaque service est ainsi désigné par
un chiffre et non, de manière plus classique, par une dénomi-
nation. Il suffit dès lors de suivre le numéro de la route pour
atteindre le service souhaité. Ce système se révèle plus facile à
mémoriser et plus universel. Les indications sont réduites au strict
minimum afin de ne pas surcharger les couloirs d'informations.

*In the New Bordet, the choice was made to direct users using "route"
numbers. Each service is therefore allocated a number and not, as
is usual, a name. Now you just have to follow the route number to
get to the service required. This system is easier to memorize and
is more standardized. The signposting is reduced to the strict minimum in order not to overburden the corridors with information.*

Le New Bordet présente quatre brèches sur sa façade sud, deux sur sa façade nord, une à l'est et une à l'ouest. Côtés est et ouest, elles sont disposées au centre du bâtiment dans la continuité de l'artère centrale où sont positionnés les circulations verticales, les gaines et les locaux techniques. Elles marquent l'entrée publique à l'ouest et l'entrée des urgences à l'est.

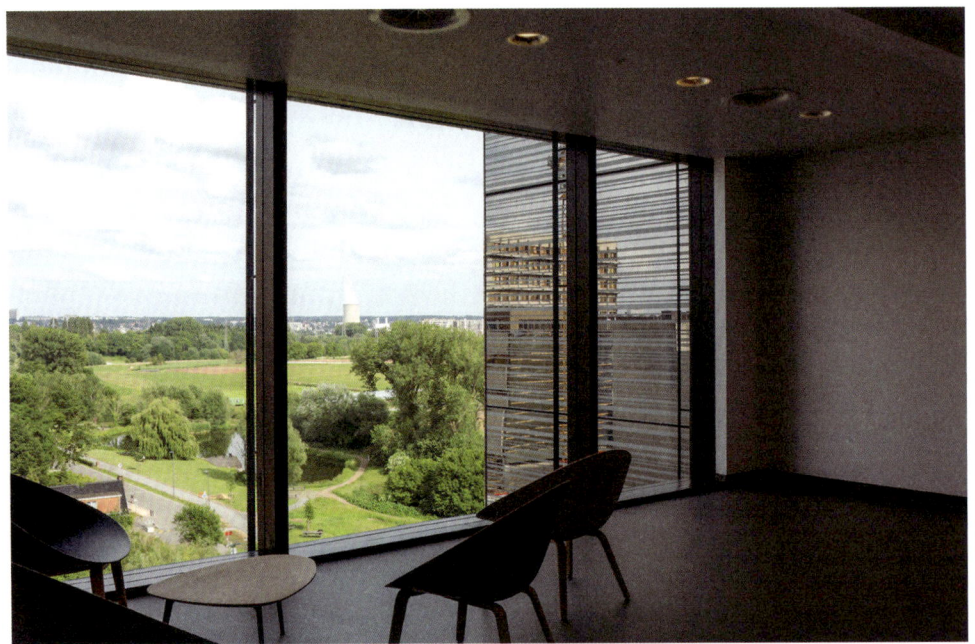

Ces brèches sont formées par des pièces en creux disposées entre les patios. Aussi appelées « salons », ces pièces servent pour la plupart d'espaces collectifs de rencontre et de repos.

Au niveau -1, elles sont équipées d'une kitchenette et utilisées comme salles de détente pour le personnel. Au rez-de-chaussée bas, elles accueillent les espaces d'attente pour les consultations et l'hôpital de jour. Une bibliothèque a récemment été installée dans l'une de ces pièces pour faire patienter les patients. Au rez-de-chaussée haut, d'autres espaces de détente sont mis à disposition des utilisateurs des bureaux. Aux niveaux 1 et 2 des hospitalisations, ils deviennent des salons pour les familles. Meublés de fauteuils et de tables, ils permettent aux visiteurs de patienter ou de rencontrer les patients en dehors de leurs chambres. Un espace fumeur est également aménagé au niveau 1 au sein de la brèche ouest. Enfin, aux niveaux 4 et 5 dédiés aux laboratoires, des salles de réunion alternent avec des salons ouverts sur la circulation, utilisés par les chercheurs pour se divertir ou pour organiser des réunions informelles.

Les salons sont des moments de respiration et d'exception dans la trame générique du monospace. Ils fondent la spécificité du New Bordet, autant en élévation qu'en plan ou en volume. Grâce à leur vitrage fixe toute hauteur et toute largeur, ces volumes projettent l'intérieur vers l'extérieur et inversement. Entièrement habillés de bois, ils se démarquent des circulations aux teintes plus neutres et plus claires.

*The New Bordet has four breaks in its south face, two on the north side, one on the east and one on the west. On the east and west sides, they are positioned at the center of the building as a continuation of the central corridor, where the vertical access points, ducts, and technical shafts are located. They mark the public entrance at the western end and the emergency entrance at the eastern end.*

*These breaks are formed by rooms that are set back from the main façades and located between the courtyards. Called "lounges," these shared rooms are mainly meeting and resting spaces.*

*At the basement level they are equipped with a small kitchen and are used as staff rooms. On the lower ground floor, there are waiting rooms for the consultation and day-care services. A library has recently been installed for waiting patients. On the upper ground floor, other sitting rooms are available for the office workers. On the first and second hospitalization floors, they become family lounges. Furnished with armchairs and tables, they allow visitors to wait or to meet patients outside their bedrooms. A smoking area has also been installed on the first floor in the break on the west side. Finally, on the fourth and fifth floors dedicated to the laboratories, meeting rooms alternate with open lounges, used by researchers for relaxation or to organize informal encounters.*

*The lounges are highlights within the generic monospace grid. They are a specific feature of the New Bordet, as much in elevation as in plan or in volume. Thanks to the windows, which cover the whole height and width, these spaces take the inside outside and vice versa. Entirely lined with wood, they stand out from the pathways' more neutral and lighter tones.*

# SALONS DES FAMILLES
## *FAMILY LOUNGES*

L'Institut Jules Bordet présente de nombreuses surfaces de bureaux réparties à différents niveaux et dans différents services. Le niveau rez-bas accueille les services nécessitant d'être en contact direct avec les patients. Occupant l'angle sud/ouest, ce secteur « premier plan » est directement accessible depuis le hall et jouxte le module 4 des consultations. Il offre un espace d'attente, des box d'admission pour le règlement des

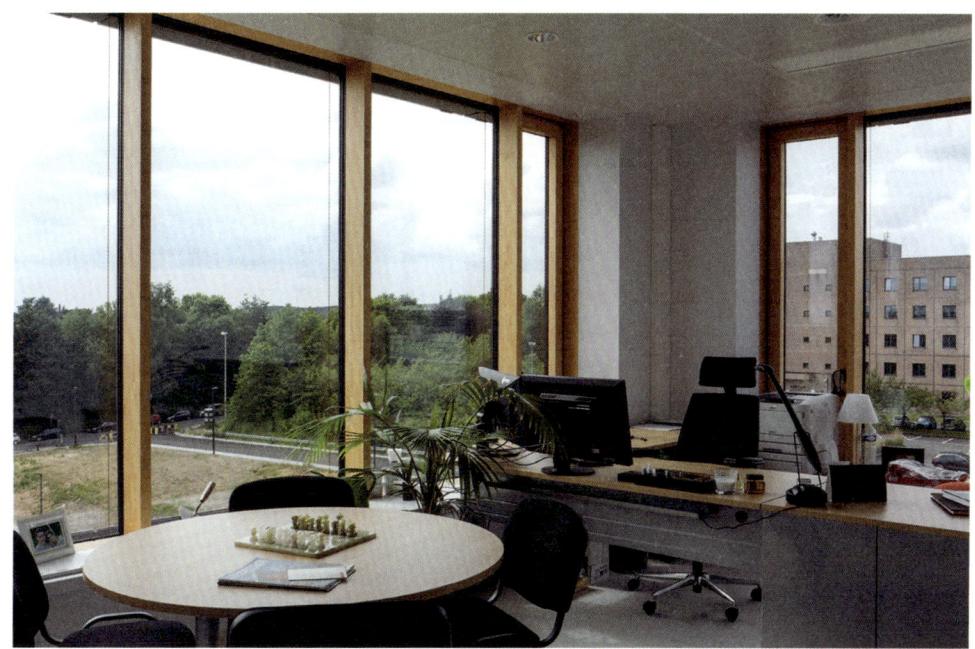

détails administratifs ainsi qu'un bureau administratif polyvalent accolé aux box. Ce service comprend également le standard et l'accueil téléphoniques ainsi que les bureaux des assistantes sociales, du service du contentieux/recouvrement, des médiateurs et des agents polyvalents d'entretien.

Un secteur tertiaire à part entière occupe l'ensemble du niveau rez-haut. Une grande partie des bureaux est réservée aux soignants du paramédical : psychologues, diététicien.ne.s, kinésithérapeutes, médecins hygiénistes et logopèdes. Les bureaux de l'Association Jules Bordet, la direction générale de l'hôpital et les bureaux des post-doctorant.e.s se partagent le reste du niveau rez-haut.

L'administration médicale est quant à elle située aux niveaux 3 et 5. Au niveau 5, on retrouve surtout les bureaux des encodeurs, de la direction information hospitalière ou encore de l'épidémiologiste. Un certain nombre de bureaux simples et doubles sont également disponibles pour les différents services médicaux.

Le confort du personnel de l'Institut est aussi important que celui des patients, même s'il n'impose pas les mêmes exigences d'hygiène ou d'intimité. Les bureaux sont largement ouverts sur l'extérieur et sont équipés de nombreux rangements. Leurs tailles sont variées pour répondre aux configurations diverses des équipes qui les occupent. Chaque unité bénéficie d'un espace de repos dédié ou d'une salle de réunion avec point d'eau.

*The Jules Bordet Institute contains several office areas spread over different floors and in different services. The lower ground floor hosts the services that need direct contact with the patients. Occupying the southwest corner this "foreground" area is directly accessible from the entrance hall and is next to the module 4 for consultations. It provides a waiting area, admission cubicles for the processing of administrative details as well as a multipurpose office next to the cubicles.*

*This area also includes the telephone reception as well as the office for social services, the collection and claims department, and space for the support and cleaning staff.*

*A separate tertiary area occupies the whole of the upper ground floor. A majority of these offices are used by paramedical workers: psychologists, dieticians, physiotherapists, hygienists, and speech therapists. The offices for the Jules Bordet Association, the general hospital management, and the postdoctoral researchers share the rest of the upper ground floor.*

*The medical administration for its part is on levels 3 and 5. On level 5 are above all the offices for the computer programmers, the hospital information center and the epidemiologists. A certain number of single and double offices are also available for different medical services.*

*The comfort of the hospital staff is as important as that of the patients, even if they don't have the same needs in terms of hygiene and privacy. The offices are largely open to the outside and are equipped with extensive shelving. Their size varies in order to satisfy the various needs of the teams that use them. Each unit has its own dedicated rest area or a meeting room with a water dispenser.*

# BUREAUX
# *OFFICES*

La recherche à l'Institut Jules Bordet, c'est entre 100 et 120 projets approuvés chaque année par le Comité d'éthique et 800 nouveaux patients inclus dans des études prospectives, 158 professionnels se consacrant exclusivement à la recherche, 9 % du budget annuel de l'Institut et environ 300 publications scientifiques annuelles. Ses sources de financement sont variées (organisations internationales, financements publics...) même si

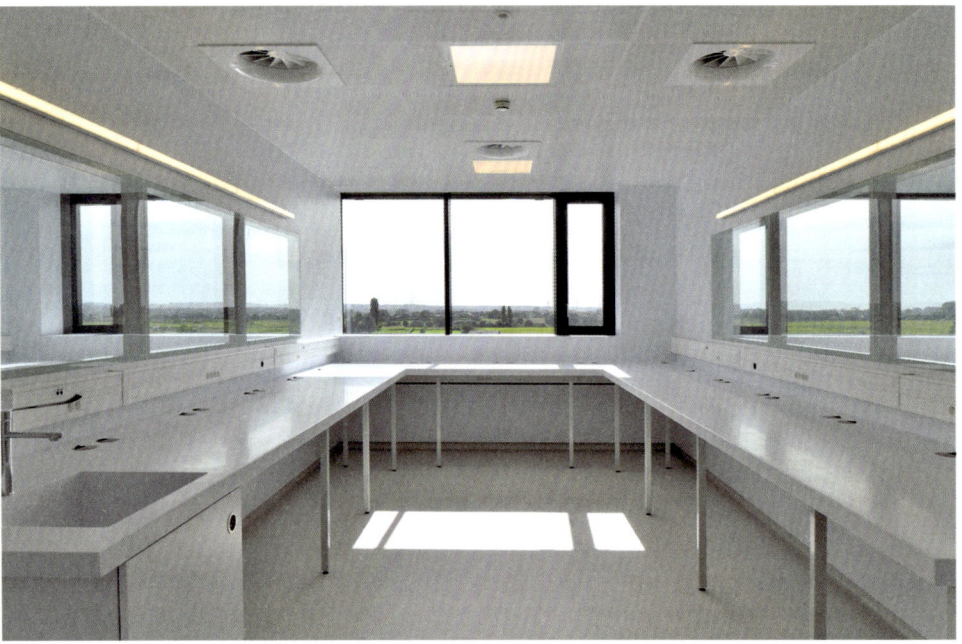

l'Association Jules Bordet compte parmi ses plus grands donateurs.

Ses principaux programmes s'organisent autour de cinq piliers :
• dissection des mécanismes de survie tumorale et du microenvironnement tumoral. Cette recherche transversale au sein des laboratoires de l'IJB peut conduire à la découverte de nouvelles cibles thérapeutiques ;
• suivi et ciblage des maladies résiduelles minimales dans le but de découvrir de meilleures façons de les diagnostiquer et de les traiter, tout en endiguant les cellules cancéreuses occultes qui échappent non seulement aux thérapies locorégionales, mais aussi aux thérapies médicamenteuses systémiques ;
• imagerie moléculaire de nouvelle génération pour mieux personnaliser les traitements dans les domaines de la chirurgie, de la radiothérapie et de la pharmacothérapie ;
• développement de médicaments anticancéreux dans le cadre de nouveaux modèles de partenariat avec l'industrie pharmaceutique appelés à renforcer la liberté académique ainsi que la conduite efficace d'essais cliniques de preuve de concept avec des conceptions innovantes, en particulier dans le domaine de l'immunothérapie ;
• développement de nouvelles approches pour l'autonomisation et le bien-être des patients, non seulement pendant le traitement, mais aussi pendant la période de survie et dans un contexte palliatif.

Dans le « vieux » Bordet, les équipes dédiées à ces recherches travaillaient éloignées les unes des autres. Dans le New Bordet, elles sont regroupées au sein d'un seul et même étage et peuvent

*Research at the Jules Bordet Institute represents between 100 and 120 projects approved each year by the Ethical Committee, 800 patients involved in trials, 158 professionals devoted exclusively to research, 9 percent of the Institute's annual budget, and about 300 scientific publications a year. Its sources of funding are varied (international organizations, public finance...) even if the Jules Bordet Association is among its most generous benefactors.*

*The main programmes are based on five areas of research:*
*• dissection of tumor survival mechanisms and the microenvironment of tumors. This transversal research in the IJB laboratories could lead to the discovery of new therapeutic targets;*
*• monitoring and targeting of small residual illnesses, the aim being to discover the best ways to diagnose and treat them, while containing hidden cancer cells that resist not only locoregional therapies but also systemic medical therapy;*
*• using the latest molecular imaging technology to better personalize treatments for surgery, radiotherapy and pharmacotherapy.*
*• development of anticancer medicines using new partnership models with the pharmaceutical industry, which reinforce academic freedom as well as the effective running of proof-of-concept clinical trials with innovative ideas, in particular in the area of immunotherapy;*
*• development of new approaches to patient autonomy and wellbeing, not only during treatment but also during the remission period and in a palliative context.*

*In the "old" Bordet the research teams worked far away from one another. In the New Bordet they are brought together on the same floor and can therefore share materials and knowledge. In all over 10'000 square meters are exclusively given over to research. These new areas provide researchers with greater possibilities, more opportunities, more visibility, more appeal, and also a greater capacity to welcome research teams from outside the IJB, such as researchers from the ULB or other hospitals. There is also the possibility of pooling the resources of certain laboratories, for example radiotherapy, nuclear medicine, and radiology, to encourage development of studies related*

ainsi partager matériels et connaissances. En tout, ce sont plus de 10 000 m² dédiés exclusivement à la recherche. Ces nouvelles surfaces offrent aux chercheurs plus de possibilités, plus d'opportunités, plus de visibilité et d'attractivité et aussi plus de capacités à accueillir des équipes de recherche externes à l'IJB comme les chercheurs de l'ULB ou d'autres facultés et hôpitaux. Elles permettent également de mettre en commun certains laboratoires entre, par exemple, la radiothérapie, la médecine nucléaire et la radiologie, pour favoriser le développement d'études liées à la radioactivité. Ou encore de concentrer les activités de recherche transactionnelle afin que les chercheurs cliniciens puissent côtoyer les chercheurs de laboratoire et ainsi alimenter les recherches d'une double vision médicale et expérimentale. L'autre point essentiel au positionnement de ce plateau dédié au sein de l'Institut est l'intégration de la recherche au plus près du patient afin de lui donner la possibilité de bénéficier de nouveaux traitements le plus rapidement possible.

Le niveau 4 dédié à la recherche est organisé en trois « plateaux » : le plateau tertiaire, le plateau cellulaire et le plateau de biologie moléculaire. Le premier concentre les bureaux individuels et partagés, les bureaux des chefs de laboratoire et des secrétaires de recherche, les salles de réunion, les salles de repos et les espaces de reprographie. Le travail de recherche ne se limite en effet pas au travail en laboratoire mais consiste également à rédiger des rapports, à développer des partenariats et à rechercher des financements. Les essais cliniques sont organisés et conduits autant par les chercheurs que par les membres du Comité d'éthique[1], de la *Clinical Trials Conduct Unit* (CTCU)[2] et de l'Unité de Gestion administrative de la Recherche (UGAR)[3]. Les deux autres plateaux sont essentiellement composés de laboratoires – dont certains avec sas –, de salles de microscopie et macroscopie, de chambres noires, d'espaces avec congélateurs, d'espaces de stockage, de pièces protéomiques, de salles de culture et de salles techniques. Un espace supplémentaire de recherche est aménagé au niveau 5. Il héberge un laboratoire d'anatomie pathologique et cytogénétique ainsi qu'un service de biologie clinique.

Toujours dans le but de favoriser les synergies et de décloisonner la recherche, certains laboratoires ont été vitrés et ainsi rendu visibles, soit depuis les circulations, soit depuis les laboratoires connexes.

*to radioactivity. Or even to focus on transactional research activities so that clinical researchers can work alongside laboratory researchers to develop a dual approach, both medical and experimental. The other essential point about the location of this dedicated floor at the heart of the Institute is that research is carried out as close as possible to the patients, in order to give them the possibility of benefitting from new treatments as quickly as possible.*

*The 4th floor dedicated to research is organized into three areas: the tertiary area, the cellular area, and the molecular biology area. The tertiary area contains individual and shared offices, the offices of the laboratory heads and research secretaries, meeting rooms, staff rooms, and space for printing and photocopying. Research work is not limited to laboratory work but also entails the writing of reports, forging partnerships, and looking for finance. Clinical trails are organized and executed as much by researchers as by the members of the Ethical Committee[1], Clinical Trials Conduct Unit (CTCU)[2] and the Research Administrative Management Unit (UGAR).[3] The two other areas are essentially made up of laboratories–some with airlocks–microscopy and macroscopy rooms, dark rooms, areas for freezers, storage areas, proteomic areas, bacteriological breeding rooms, and technical areas. An additional research area is on the 5th floor. It contains a pathological and cytogenetic anatomy laboratory as well as a clinical biology service.*

*With the aim of again encouraging synergies and the opening up of research, certain laboratories have been given glass windows and thus can be seen from the outside, either from the corridors or from the adjacent laboratories.*

1. Ce comité indépendant analyse et évalue les projets de recherche d'un point de vue du respect des règles éthiques avant qu'ils ne soient proposés aux patients.

2. Il s'agit d'une unité composée d'infirmier.e.s de recherche, de *data managers* et de médecins-investigateurs qui suivent les patients participant à des essais cliniques au sein de l'Institut.

3. Cette unité centralisée de gestion administrative des projets de recherche aide les chercheurs d'un point de vue juridique, contractuel et financier.

1. This independent committee analyzes and evaluates research projects from the point of view for respect of ethical rules, before they are applied to patients.

2. This is a unit made up of research nurses, data managers, and research doctors who follow the patients participating in clinical trials at the Institute.

3. This centralized unit for administrative management of research projects helps researchers from the legal, contractual, and financial points of view.

L'Institut Jules Bordet est équipé d'un seul bloc opératoire de 1 750 m² rassemblant huit salles d'opération. L'organisation fonctionnelle du bloc suit le schéma « d'isolement du sale » ou « à simple couloir », basé sur le principe de conditionnement des déchets et instruments sales à la source, dans la salle d'opération même. Emballés dans des sacs en plastique soudés ou dans des containers hermétiques, ils sont considérés comme propres et évacués par les mêmes flux que les patients et le personnel.

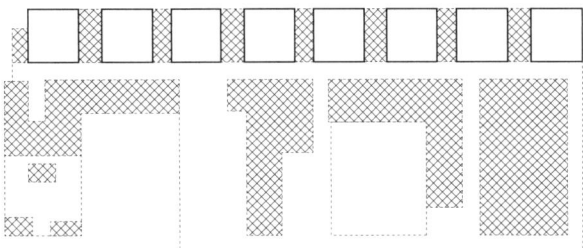

*The Jules Bordet Institute is equipped with a single operating theater of 1'750 square meters which has eight operating rooms. The functional organization of the theatre follows the "isolation of the dirty" or "single corridor" models based on the principle of the treatment of waste and dirty instruments at the source, in the operating room itself. Consigned to sealed plastic bags or hermetically sealed containers, they are then considered as being "clean" and are removed using the same flows as patients and staff.*

Le quartier opératoire s'étend en façade et autour de deux patios, se divisant ainsi en trois unités, elles-mêmes organisées en fonction des entrées/sorties et de la gestion des flux propres et sales. L'unité la plus à l'ouest est consacrée aux entrées et sorties du personnel. Deux espaces dédiés à la distribution automatique des blouses propres et au retour des blouses sales encadrent l'accès aux vestiaires hommes et femmes. Ces vestiaires, de respectivement 42 m² et 46 m², disposent de leurs propres sanitaires avec WC et douches, mais partagent un même espace lave-sabots ainsi qu'un double sas propre et sale, permettant aux soignants d'accéder au bloc opératoire ou de le quitter. L'unité installée entre les deux patios organise l'entrée et la sortie des patients. Les salles d'attente couchés, le sas de transfert des malades ainsi que la salle de réveil bénéficient tous de lumière naturelle. Entre ces deux espaces pré et post-opératoires sont positionnés les espaces techniques de nettoyage et stockage des plateaux, de remise en état des lits, et du stockage des utilités propres et sales. Enfin, on retrouve l'arsenal stérile, quelques bureaux et deux locaux

*The operating area extends to the façade and around two courtyards. It is divided up into three units, each one organized in relation to the entrances and exits and the management of clean and dirty flows. The unit on the west side is for the staff entry and exit. Two areas dedicated to the automatic distribution of clean overalls and the collection of dirty overalls are next to the entrances to the men's and women's changing rooms. These changing rooms, respectively forty-two square meters and forty-six square meters, have their own washrooms with WC and showers, but share the same shoe-cleaning area as well as two sealed areas, clean and dirty, allowing medical staff to enter or leave the operating theater. The area between the two courtyards is for patients arriving and leaving. The waiting rooms for stretchered patients, the sealed room for the transfer of patients as well as the recovery room all benefit from natural light. Between these two pre- and postoperational areas are the technical areas for cleaning and storage, the preparation of beds and the storage of clean and dirty items. Finally, there is the sterile room for all the cleaned and disinfected material, a few offices, and two storage areas for clean and dirty*

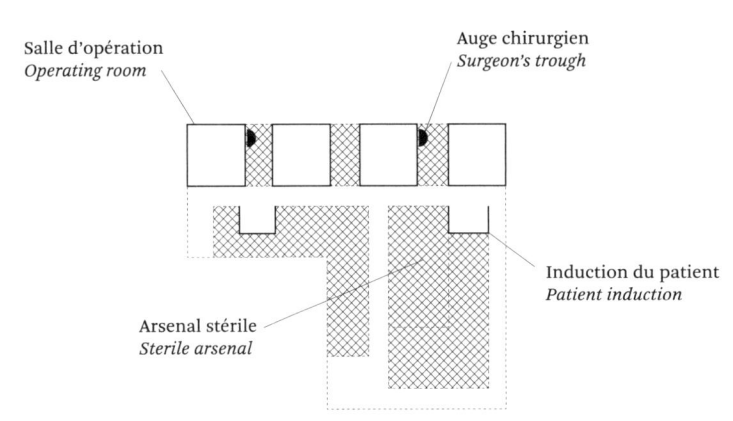

Salle d'opération
*Operating room*

Auge chirurgien
*Surgeon's trough*

Induction du patient
*Patient induction*

Arsenal stérile
*Sterile arsenal*

de stockage de chariots propres et sales avec cabine de lavage. Un sas d'admission propre et un sas de sortie sale marquent l'entrée et la sortie de cette zone stérile.

Les salles d'opération sont disposées en ligne le long de la façade nord de l'Institut. Elles sont ainsi toutes éclairées naturellement et disposent d'une vue sur l'extérieur. Ces dispositions offrent un confort supplémentaire au personnel soignant – chirurgien.ne.s, anesthésistes, infirmier.e.s – qui est parfois amené à passer plusieurs heures en salle d'opération. Les huit salles ont chacune une surface standard – et alignée sur les besoins maximaux – de 49 m². Elles ont ainsi une utilisation polyvalente. Les patients sont introduits dans les salles depuis la circulation principale du bloc où sont également disposées les zones de préparation des patients. Les chirurgiens entrent par le côté à travers des sas de préparation et de stockage disposés entre les salles. Les salles sont doublées en verre pour une hygiène accrue et pour l'intégration de tous les appareils et écrans de contrôle. L'espace est ainsi libéré et désencombré, rendant plus aisés les mouvements du personnel. Les salles d'opération sont équipées de plusieurs sources de lumière artificielle, outre l'apport de lumière naturelle en façade. Leur intensité lumineuse peut être modulée par les usagers des espaces d'opération en fonction des besoins. L'équipement et l'organisation de ces salles, et du bloc en général, ont été supervisés par les différentes équipes médicales qui ont pu, lors de sessions de micro-implantation, en vérifier la fonctionnalité.

Une partie de la circulation interne au bloc est disposée en façade ou le long des patios, ouvrant ainsi une partie de cet univers, autrement clos et sécurisé, vers l'extérieur. Cette circulation sera à terme reliée au New Érasme via deux passerelles permettant au personnel hospitalier de naviguer rapidement d'un hôpital à l'autre.

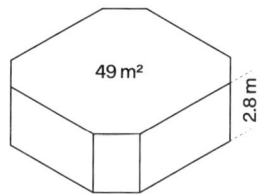

*trolleys with a cleaning unit. A sealed clean admission area and a sealed dirty exit area mark the entrance and exit of this sterilized zone.*

*The operating rooms are arranged along the length of the north side of the Institute. They therefore all benefit from natural light and have a view to the outside. This arrangement provides extra comfort for the medical staff–surgeons, anaesthetists, nurses–who are sometimes required to spend several hours at a time in the operating room. The eight rooms each have a standard surface area–in accordance with maximum needs–of forty-nine square meters. They can therefore be used in various ways. Patients are brought into the operating rooms using the main entrance to the theater where the patient preparation area is also to be found. The surgeons enter from the side through the sealed preparation and storage areas positioned between the rooms. These areas have double glazing for increased hygiene and house all the machinery and monitoring screens. The operating area is therefore free and unencumbered, making it easier for staff to move around. The operating rooms are provided with several sources of artificial light and natural light. The lighting levels can be adjusted by the users depending on their needs. The equipment and layout of these rooms, and of the operating theater in general, have been overseen by the different medical teams who were able, during preliminary test sessions, to check on their functionality.*

*A part of the internal activity of the operating theater is positioned along the façade or around the interior courtyards, which thus opens up some of this environment, otherwise closed off and private, to the outside world. This area will eventually be linked to the New Erasmus via two walkways, which will allow hospital staff to move quickly from one hospital to another.*

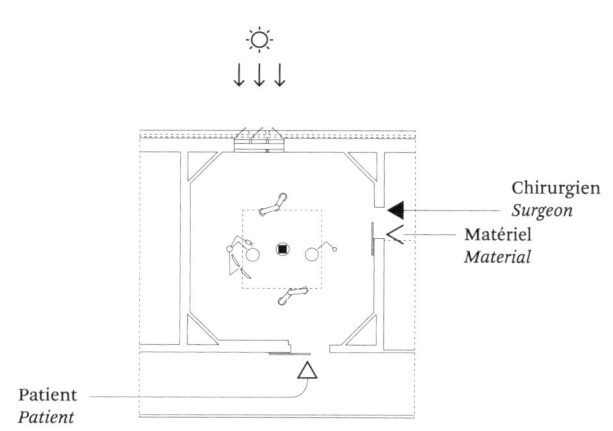

Chirurgien
*Surgeon*

Matériel
*Material*

Patient
*Patient*

OPERATING THEATER & ROOMS

Les chambres sont regroupées en unités d'hébergement dont la taille est ajustée à la charge de travail d'une équipe de soins. Ces unités sont, dans le cas du New Bordet, composées de 18 chambres environ. Elles répondent à deux exigences contradictoires : multiplier les vues vers l'extérieur et apporter le plus de lumière possible tout en optimisant les surfaces et les distances pour le personnel. Le poste des infirmiers et infirmières doit ainsi être positionné le plus près possible de l'ensemble des chambres de l'unité d'hébergement et de l'arrivée des monte-charges, monte-malades et ascenseurs.

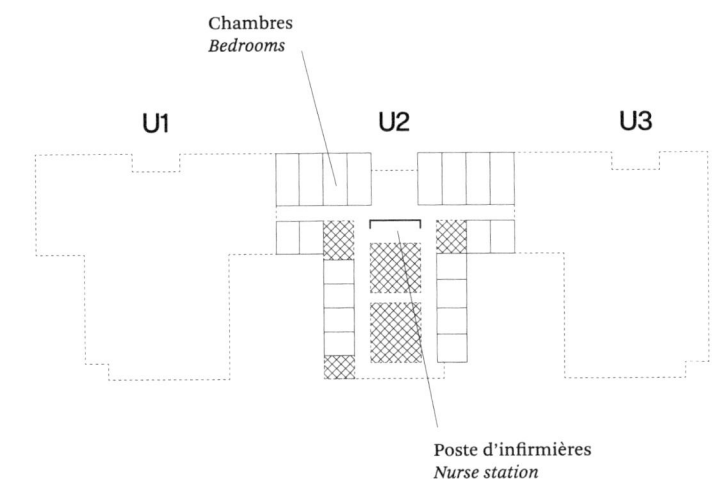

Chambres
*Bedrooms*

U1    U2    U3

Poste d'infirmières
*Nurse station*

*The bedrooms are grouped together in accommodation units whose size is adjusted to the healthcare team's workload. These units are, in the New Bordet's case, made up of about eighteen bedrooms. They satisfy two contradictory requirements: to maximize outside views, allowing as much natural light to enter as possible, as well as optimizing the walking distances for the staff. The nurses' stations must be positioned as close as possible to all the bedrooms in the accommodation unit and to the patient and service lifts.*

Le modèle en « T » à double couloir des unités du New Bordet répond à ces exigences. Il est d'une grande compacité et permet une dissociation des flux. Les chambres sont disposées en périphérie le long des façades ou des patios. Les locaux de soin occupent le centre tout en étant éclairés par les larges baies des salons en creux. Les unités sont reliées entre elles via les circulations principales et sont directement connectées aux noyaux de circulation verticale. À proximité de ces noyaux, aux extrémités des « T » ou entre eux, sont placés les vestiaires, les salles de détente et les sanitaires du personnel.

Au sein du New Bordet, 80 % des chambres sont des chambres individuelles, soit beaucoup

*The double corridor T-shaped model of the New Bordet units satisfies these needs. It is very compact and allows the separation of the movement flows. The bedrooms are arranged on the periphery along the length of the façades or around the interior courtyards. The care rooms occupy the center while being lit by the large windows of the set-back sitting rooms. The accommodation units are linked together by the main pathways and are directly connected to the vertical circulation cores. Next to these networks, at the extremities of the "T" or between them, are the cloakrooms, the staff rooms and the staff toilets.*

*In the New Bordet 80 percent of the bedrooms are private bedrooms, a much higher proportion than at the "old" Bordet. The rooms with a single bed have a surface area of about eighteen square*

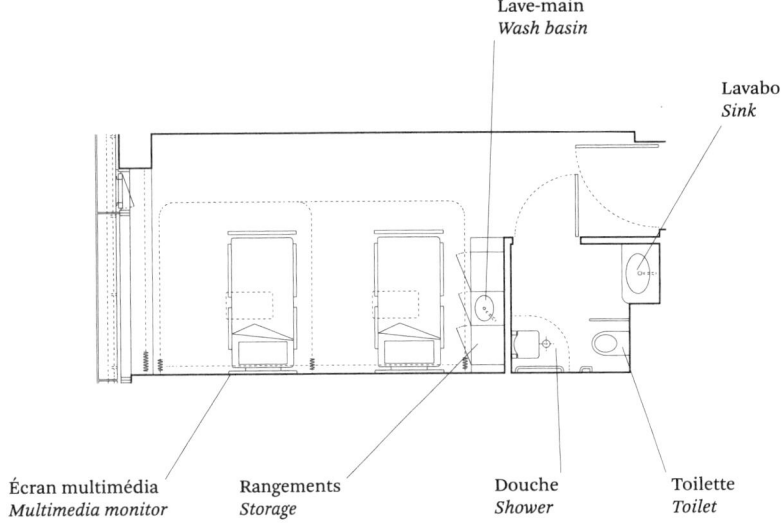

Lave-main
*Wash basin*

Lavabo
*Sink*

Écran multimédia
*Multimedia monitor*

Rangements
*Storage*

Douche
*Shower*

Toilette
*Toilet*

plus qu'au sein du « vieux » Bordet.
Les chambres à un lit ont une surface
d'environ 18 m² pour 27 m² environ
pour celles prévues pour deux lits.
Le plan des chambres répond aux
standards d'une chambre d'hôpital. L'accessibilité et les circulations
autour du lit sont optimisées. La salle
de bain est disposée côté couloir
pour rendre les gaines techniques
accessibles depuis les espaces de
circulation. Certaines chambres
sont équipées d'un sas avec lavabo et
désinfectant. Des placards sécurisés
sont adossés aux sanitaires. La tête
de lit, disposée en continuité des
placards, rassemble tous les équipements électriques et médicaux, ainsi
placés hors du champ de vision du patient alité. Un moniteur sur
bras articulé lui sert à la fois de télévision, d'écran d'ordinateur et
de poste de communication.

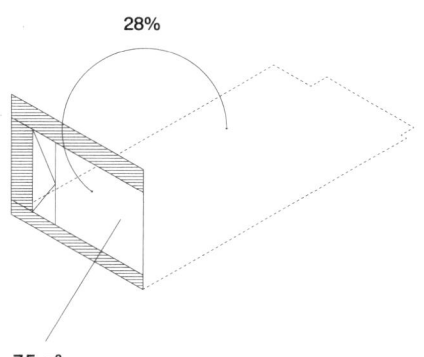

Chaque chambre dispose d'environ 7,5 m² de surface vitrée, ce qui
correspond à 28 % de la surface au sol d'une chambre double et
42 % d'une chambre simple. La fenêtre occupe presque toute la
largeur et la hauteur de la chambre, permettant au patient de pro-
fiter, depuis son lit, et même, en position allongée, d'une vue très
large sur l'extérieur. Elle est majoritairement fixe mais un ouvrant
de confort avec limitateur d'ouverture permet de ventiler la pièce et
de faire pénétrer à l'intérieur les sons
du dehors. Enfin, chaque chambre
dispose d'un double système d'occul-
tation. Des stores extérieurs à lames
rétractables, motorisés et automa-
tisés régulent la température inté-
rieure et jouent le rôle de brise-soleil.
Des rideaux colorés disposés dans
les cadres intérieurs des fenêtres
filtrent les vues et adoucissent l'apport de lumière. Ils confèrent à la
chambre une apparence domestique
et en dissimulent en partie la fonction médicale.

meters compared to about twenty-seven
square meters for those with two beds.
The room design matches the usual
standards of a hospital bedroom.
The accessibility and space around
the bed is optimized. The bathroom is
positioned on the corridor side to allow
the access of technical ducts from the
corridors. Certain bedrooms include
a protected and isolated entrance
equipped with washbasin and disinfec-
tant. The cupboards are built up against
the bathroom wall. The bedhead, which
continues the line of the cupboards,
holds all the electric and medical
equipment, which is thus placed out of
the line of vision of the patient when in
bed. A monitor on an articulated arm
acts simultaneously as a television, a computer screen, and a means of
communication.

Each bedroom has a window surface of about 7.5 square meters which
corresponds to 28 percent of the surface area of a double room and
42 percent of a single room. The window takes up almost all of the
width and height of the room, allowing the patient to enjoy, from his
bed, even when lying down, a good view of the outside. The window is
mainly fixed, but a small opening with a safety catch allows ventilation
of the room and also allows sounds from the outside to enter. Finally,
each room has a double system to control the outside light. Motorized,
automatic blinds on the outside of the
windows regulate the indoor tempera-
ture and act as a sunshade. Colored curtains on the inside of the windows filter
the views and soften the light. They give
the bedroom a homely feel, which partly
masks the medical setting.

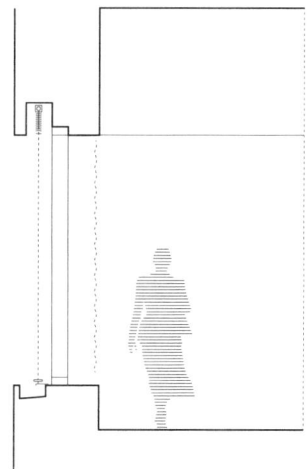

Store extérieur & rideau intérieur
*Outside blind & inner curtain*

# Habitudes renouvelées
## *Newfound habits*

ANTOINE ESPINASSEAU

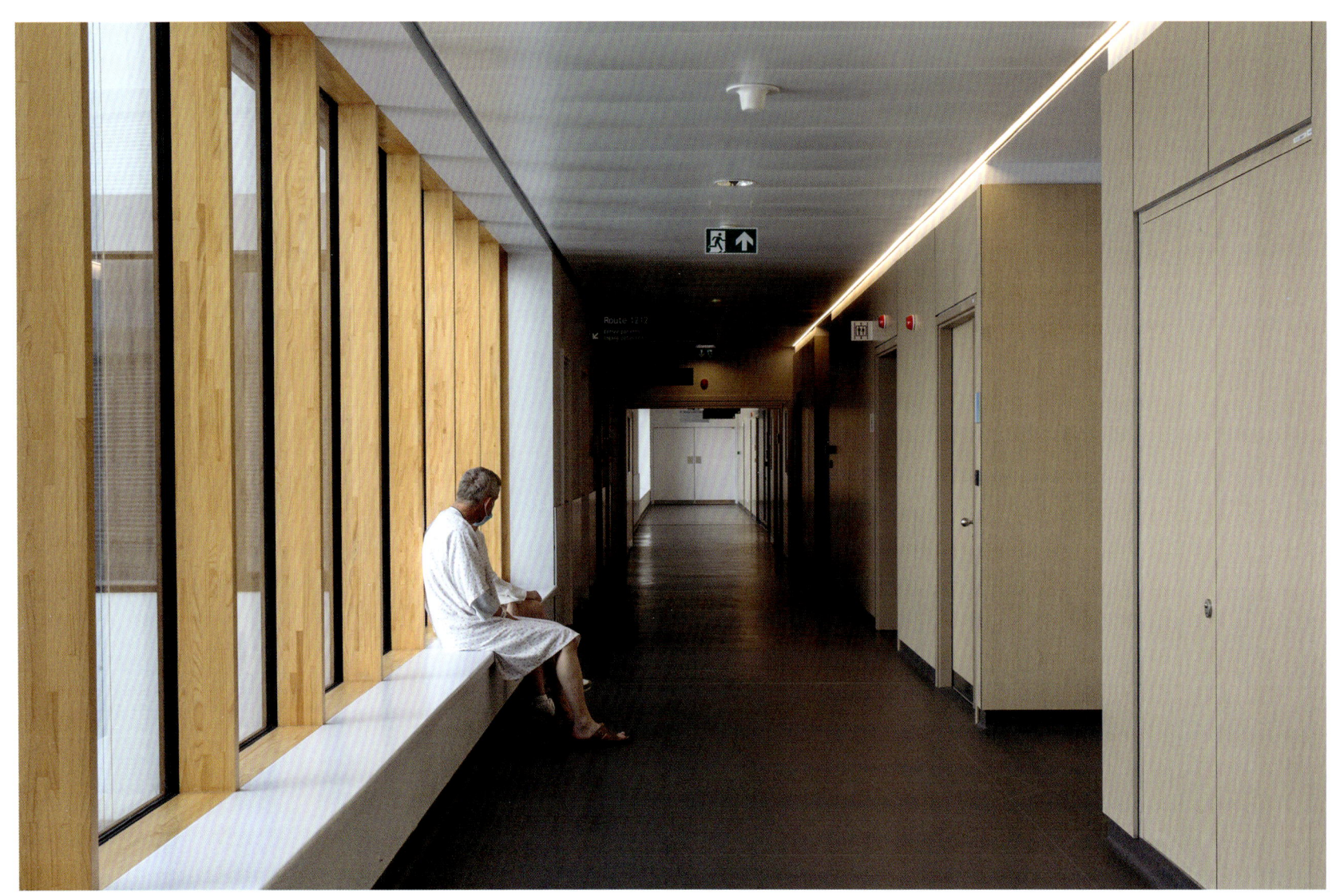

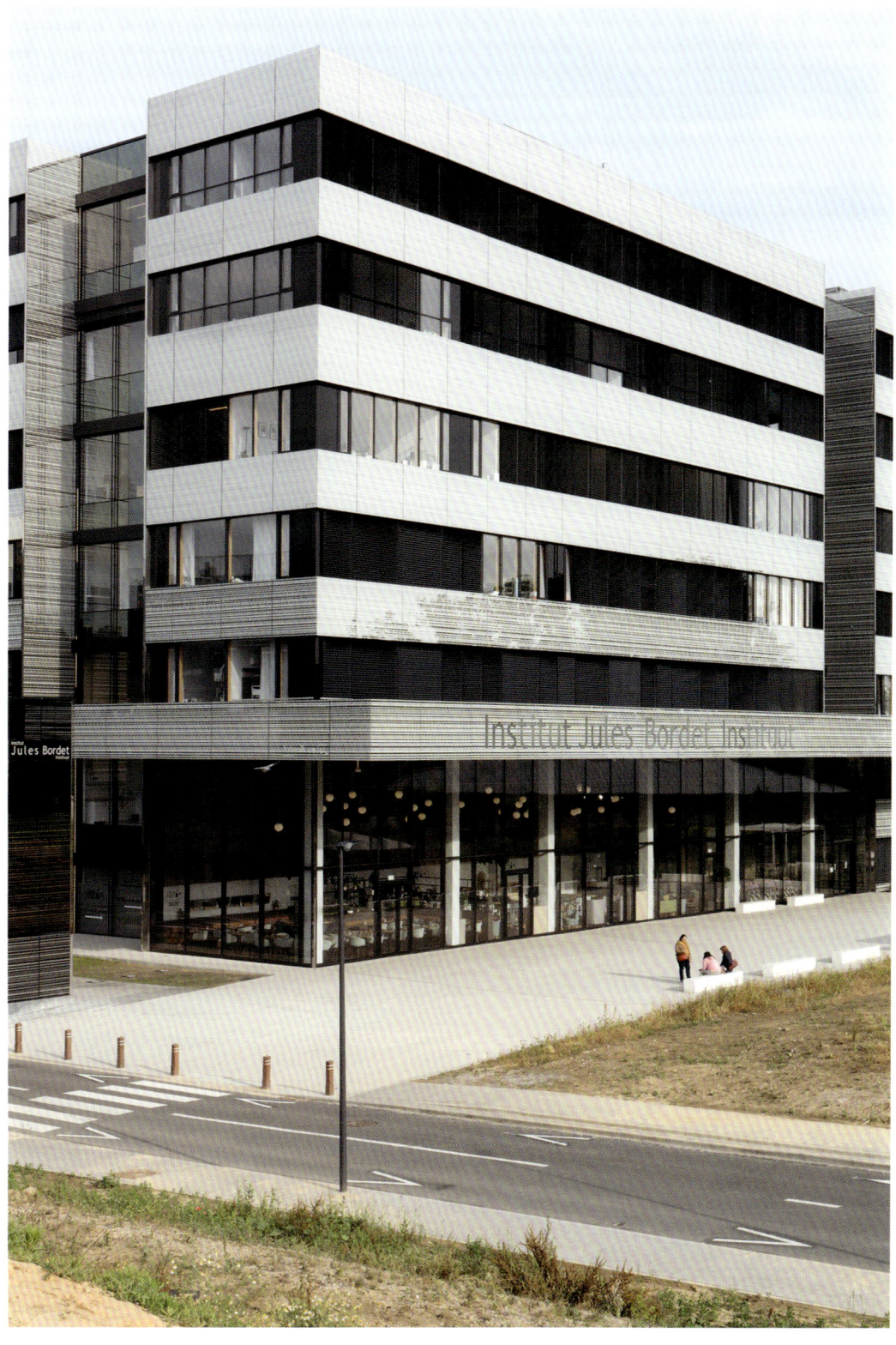

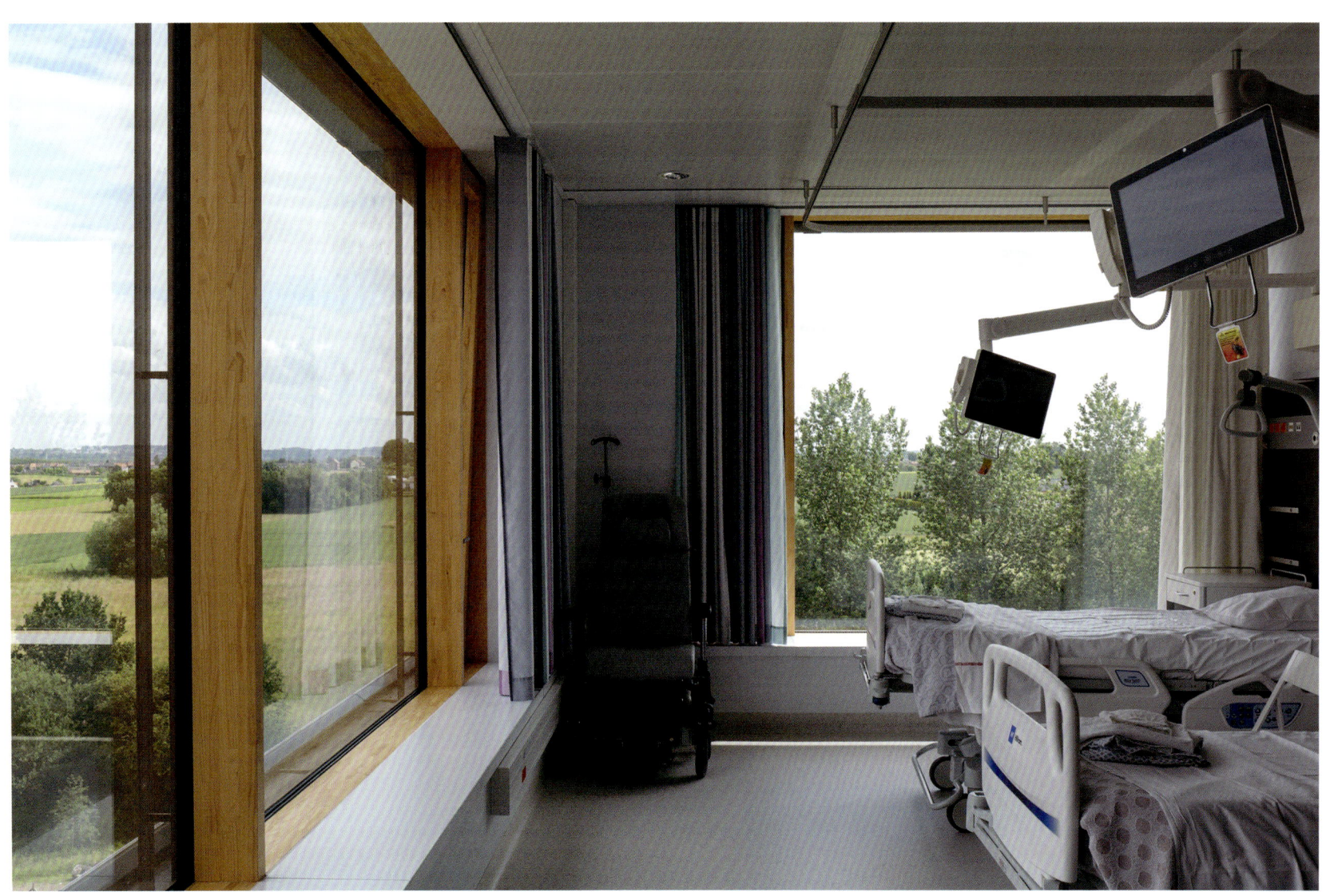

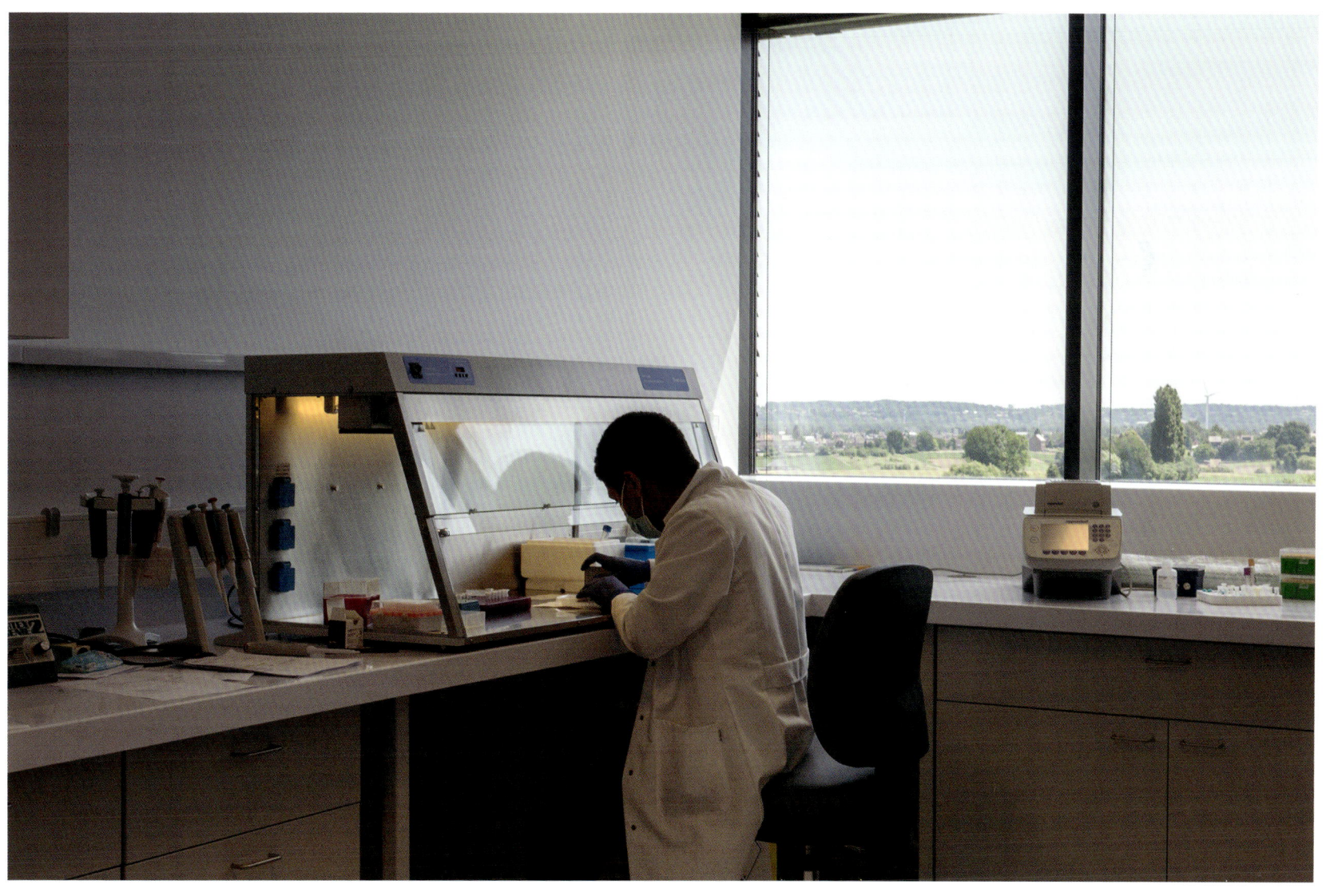

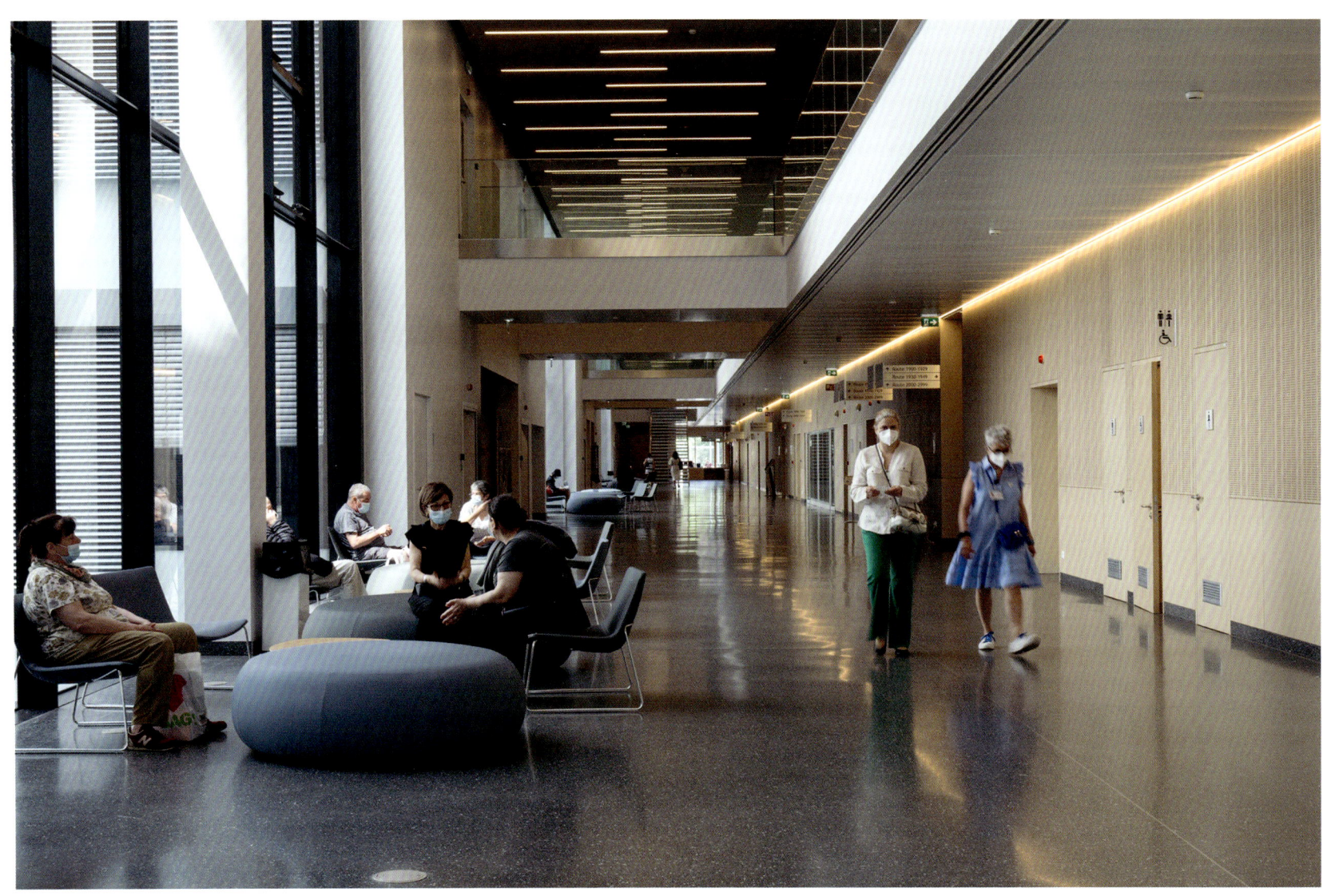

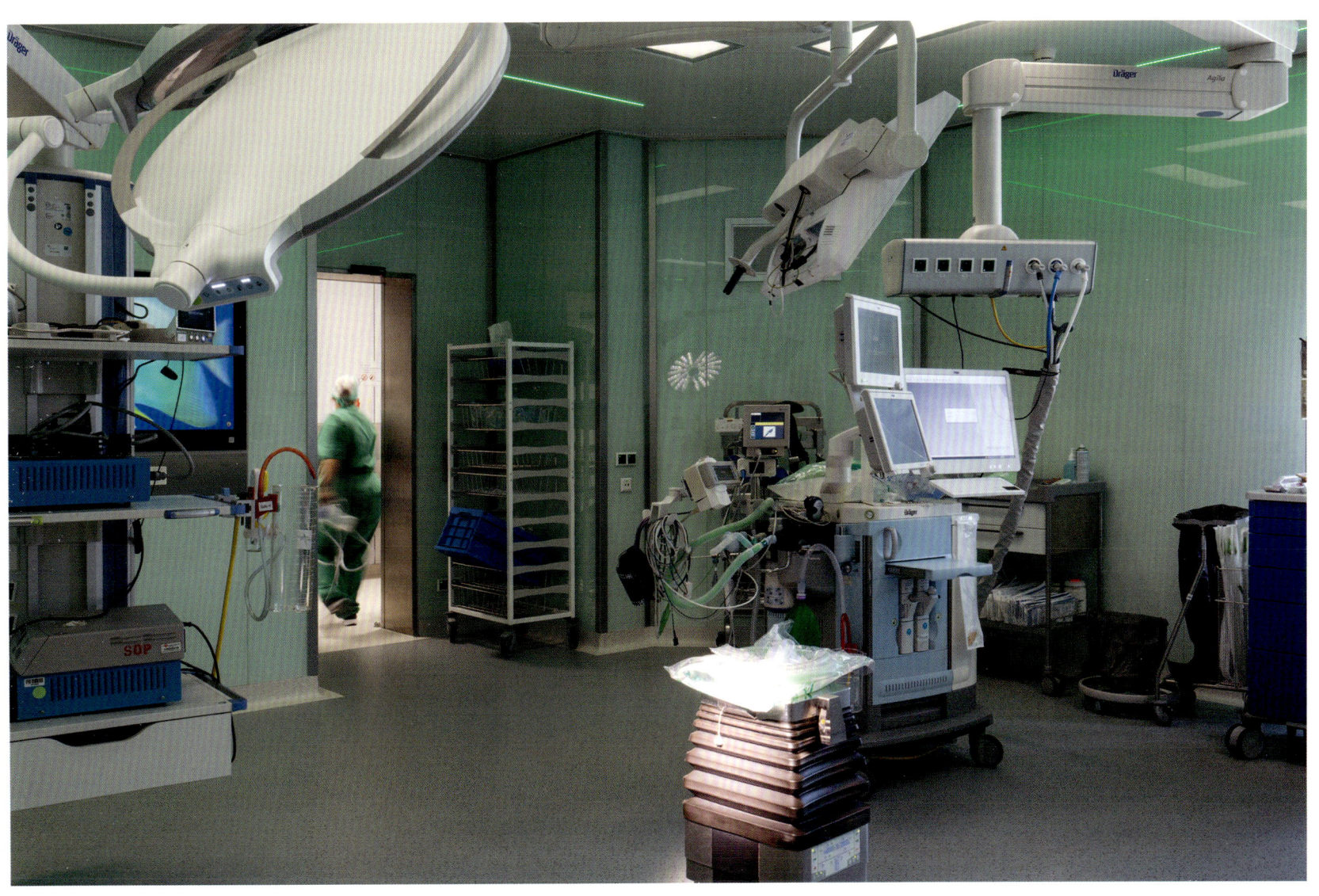

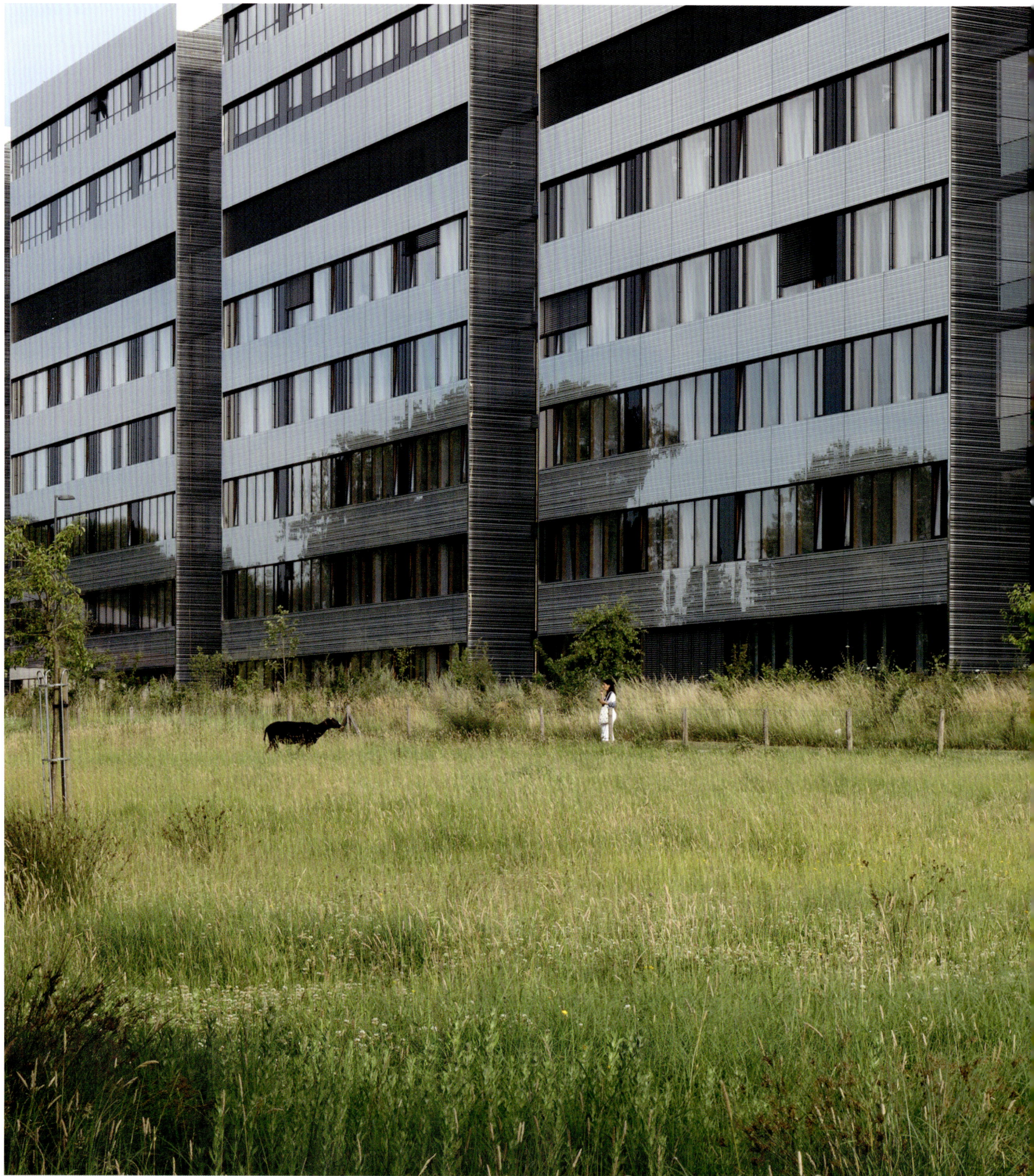

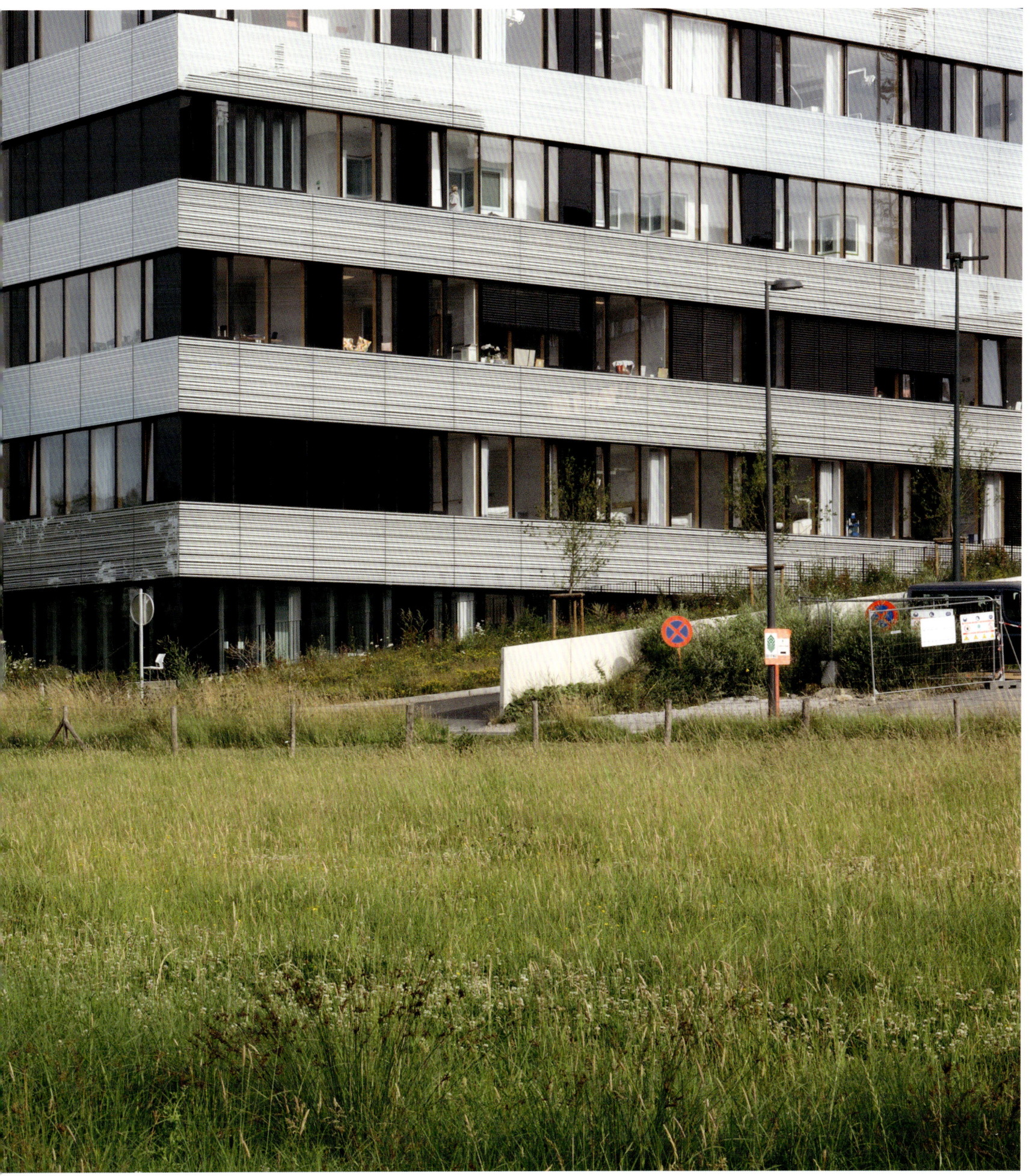

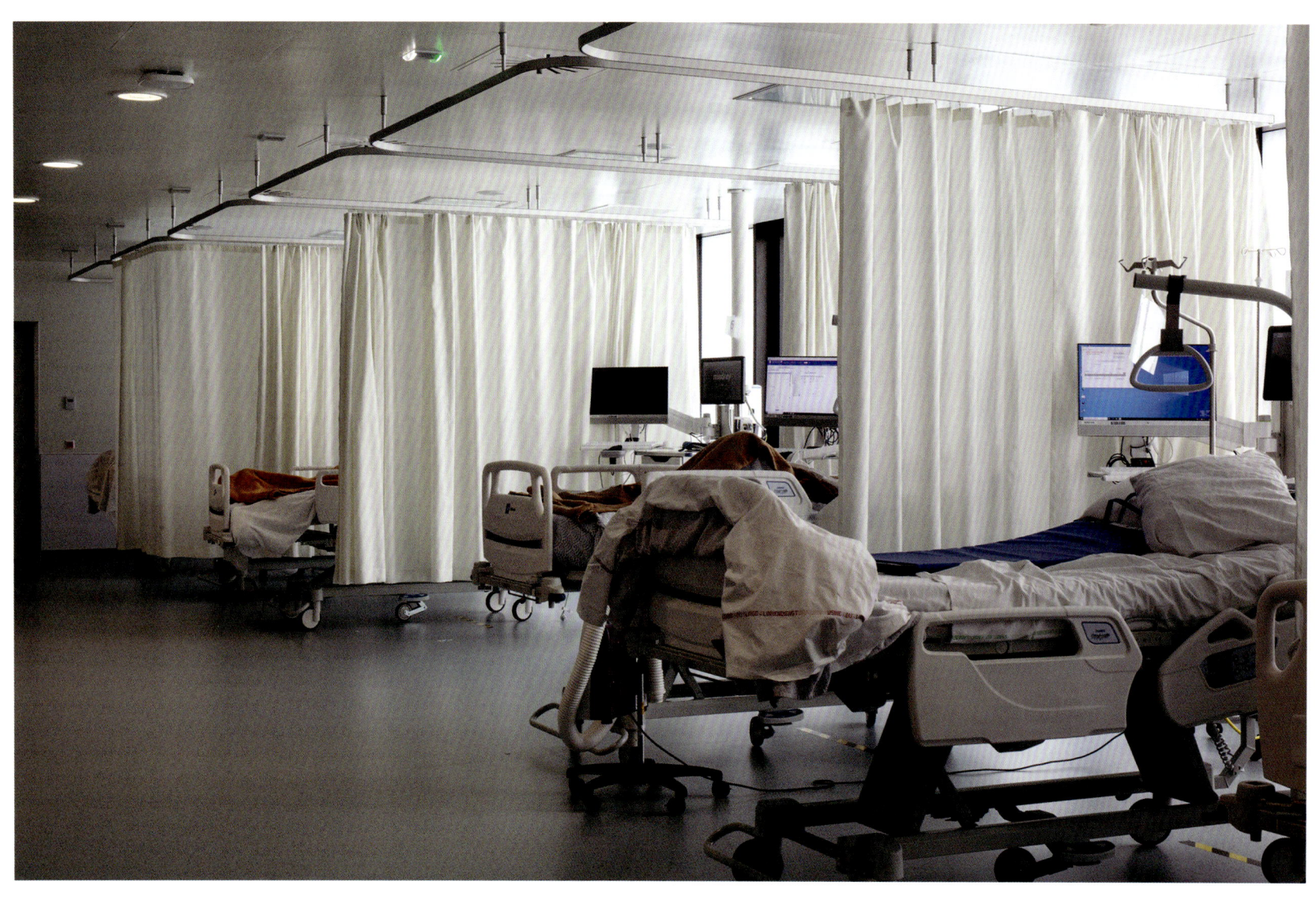

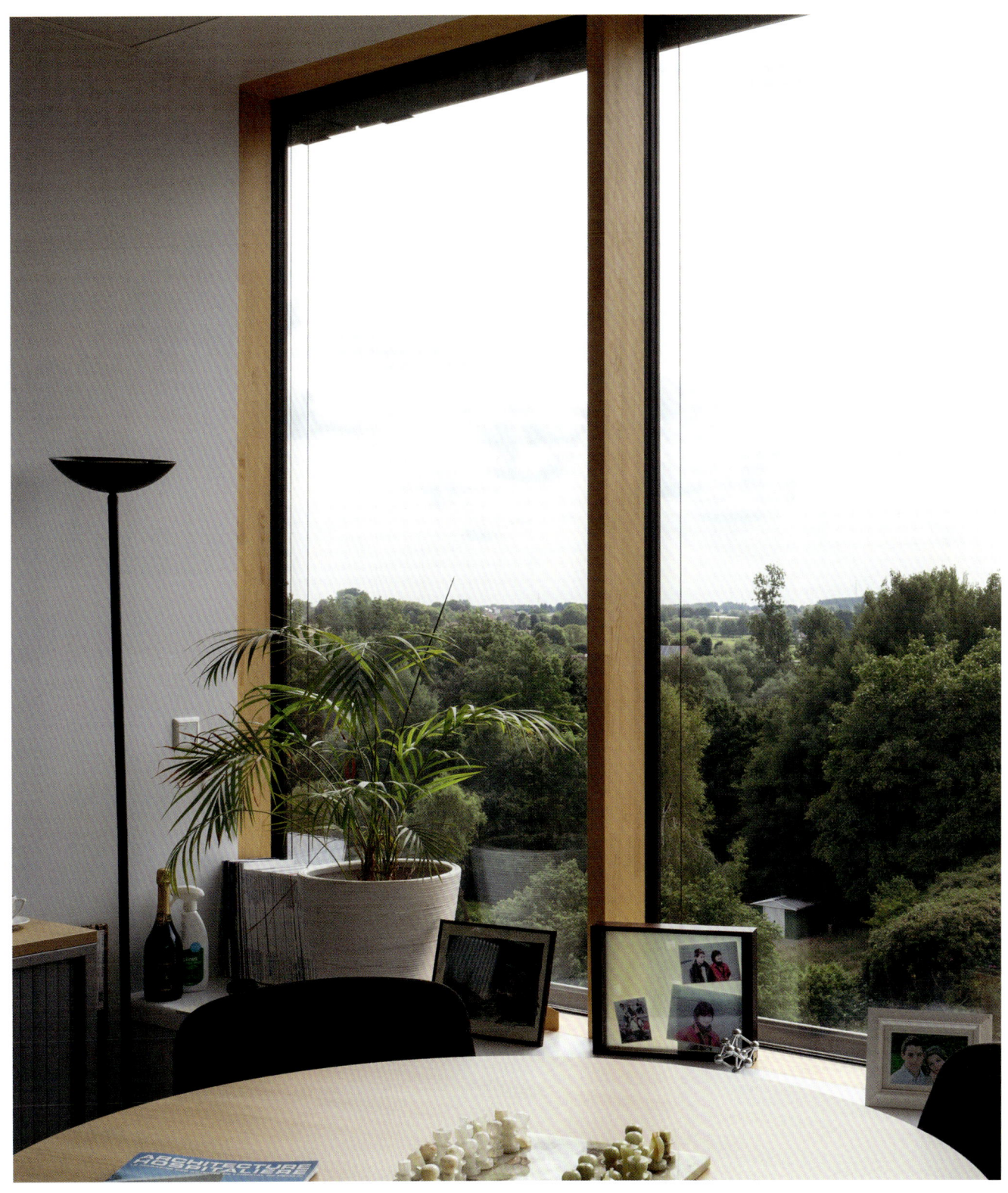

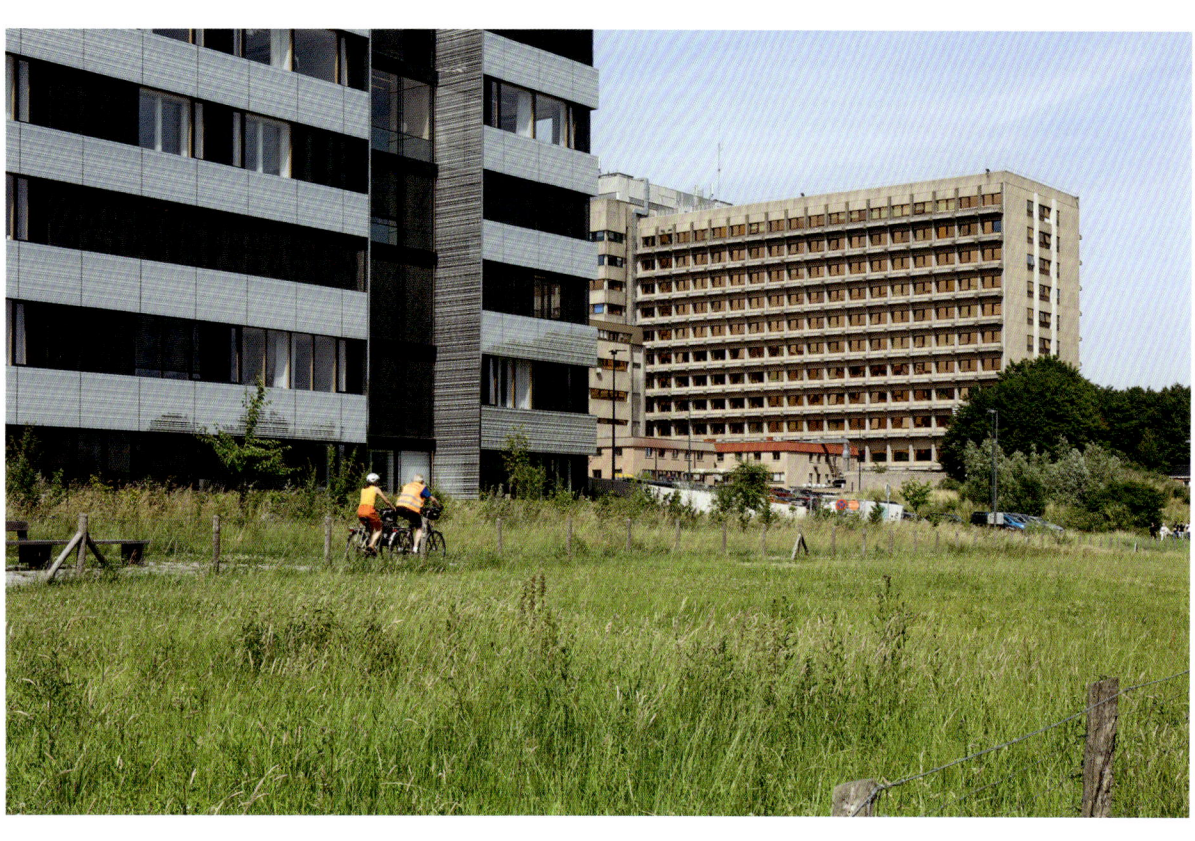

# Appendice
## *Appendix*

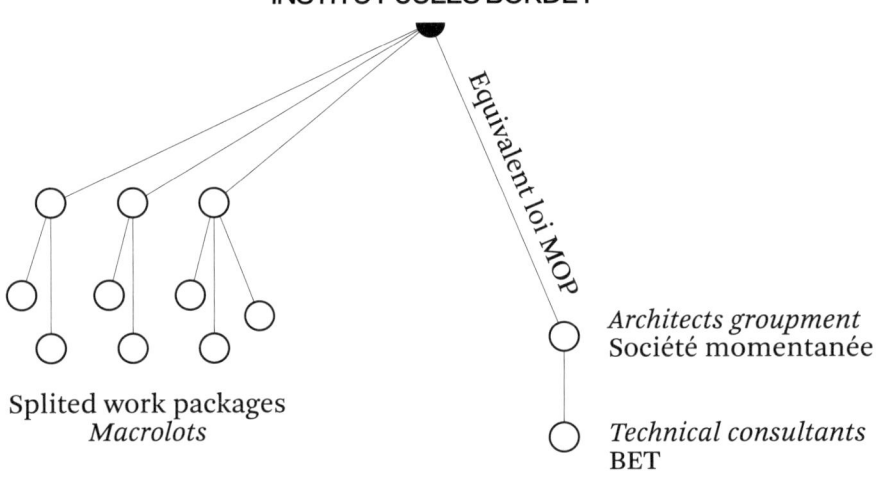

*Client*
Maîtrise d'ouvrage

**INSTITUT JULES BORDET**

Equivalent loi MOP

*Architects groupment*
Société momentanée

*Technical consultants*
BET

Splited work packages
*Macrolots*

*Prime contractor*
Maîtrise d'œuvre

MAÎTRISE D'OUVRAGE / *CLIENT*
Institut Jules Bordet

ASSISTANT À LA MAÎTRISE D'OUVRAGE / *CLIENT ASSISTANT*
AAMR

PROGRAMME / *PROGRAM*
Laboratoires de recherche cancérologique
8 blocs opératoires
7 bunkers de radiothérapie
250 lits d'hospitalisation
40 places d'hôpital de jour
*Cancer research laboratories*
*8 operating theaters*
*7 radiotherapy bunkers*
*250 hospital beds*
*40 day hospital places*

SURFACE CONSTRUITE / *BUILT SURFACE*
80 779 m²

MONTANT DES TRAVAUX / *CONSTRUCTION BUDGET*
208 401 000 € HT (valeur 2022)

CALENDRIER / *SCHEDULE*
2008-2021

ARCHITECTES / *ARCHITECTS*
Archi 2000
Brunet Saunier Architecture

ARCHITECTE CONSULTANT HOSPITALIER / *ARCHITECT HOSPITAL CONSULTANT*
Gerold Zimmerli

BET TCE / *ENGINEERING*
TPF Engineering

BET FAÇADES / *FAÇADE ENGINEERING*
Emmer Pfenninger Partner AG

ACOUSTIQUE / *ACOUSTICS*
Venac

MICRO-IMPLANTATION / *MICROIMPLANTATION*
APOR

CONSULTANT ZONES CLASSIFIÉES / *CONSULTANT CLASSIFIED AREAS*
Ekium (Ex Air Consult)

BUREAU DE CONTRÔLE / *CONTROL OFFICE*
Socotec

COORDINATEUR DE SÉCURITÉ ET DE SANTÉ / *SAFETY AND HEALTH COORDINATOR*
Mommaerts Safety

CERTIFICATEUR PEB EN PHASE EXÉCUTION / *PEB CERTIFIER IN THE EXECUTION PHASE*
M&R Engineering

GROS-ŒUVRE FERMÉ / *ENCLOSED SHELL*
SM CFE-Brabant
CIT Blaton
Louis de Waele

HVAC / *HVAC*
SM Cegelec
Close
Delta Thermic

ÉLECTRICITÉ / *ELECTRICITY*
Engie

SANITAIRE / *SANITARY*
SM Cegelec
Danneels

FLUIDES MÉDICAUX / *MEDICAL FLUIDS*
SM Dräger
Air Liquide

ASCENSEURS / *ELEVATORS*
Schindler

TRANSPORT PNEUMATIQUE / *PNEUMATIC TRANSPORT*
Aerocom

PERSPECTIVES / *IMAGE RENDERING*
Golem Images
Philippe Harden
Frédéric Manen

MAQUETTE / *MODEL*
Alpha-Volumes

Archi 2000 est un bureau d'architecture qui aborde les projets et les idées sans complexes, ni préjugés, en essayant de répondre au mieux aux besoins et aux attentes de ses clients, en intégrant la ville et le bâti existant à ses réflexions. Spécialisé en architecture, laissant aux autres disciplines le soin de venir compléter la réflexion, Archi 2000 se focalise plutôt sur les grandes échelles, et est actif en Belgique, partout dans le pays – mais principalement à Bruxelles – ainsi qu'au Luxembourg. Rénovations, reconversions, constructions neuves… : au fil des ans, le bureau a réalisé l'ensemble de ces interventions, permettant ainsi à son équipe d'une cinquantaine d'architectes d'acquérir le savoir-faire nécessaire pour aborder ces multiples domaines.

Durant les premières années de son existence, Archi 2000 s'est démarqué en créant et en rénovant des immeubles de bureaux qui se veulent contemporains et intemporels. Une identité Archi 2000 s'est graduellement constituée, reconnaissable et appréciée. La crise du marché immobilier du tertiaire à Bruxelles, couplée à une expansion démographique significative, a été une opportunité de démontrer son approche qualitative du logement et de s'affirmer également comme un bureau d'architecture reconnu dans le secteur résidentiel. Aujourd'hui, le bureau conçoit des projets passionnants lui permettant d'aborder dès aujourd'hui les grands défis de la ville de demain et de les intégrer dans ses réflexions.

Au sein du paysage bruxellois, Archi 2000 s'est développé sur des valeurs architecturales fortes d'intégration au bâti environnant et de ligne claire et contemporaine. Les projets Archi 2000 sont caractérisés par leur caractère intemporel et pérenne. Le bureau met également un point d'honneur à respecter les budgets et les plannings. Enfin, Archi 2000 est aussi une entreprise familiale au sein de laquelle les relations interpersonnelles et le bien-être des collaborateurs sont des valeurs essentielles.

www.archi2000.be

*Archi 2000 is an architectural firm who approaches projects and proposals with confidence and without preconceived ideas, rising to the needs and expectations of its clients, and ensuring that the surrounding environment and existing buildings are fully taken into account. Architectural specialists, leaving other aspects to be handled by other relevant specialists, Archi 2000 focuses more on large scale projects and is active throughout Belgium–although mainly in Brussels–as well as Luxembourg. Renovations, conversions, new builds … over the years the firm has covered all these areas, in the process allowing its team of around fifty architects to acquire the necessary knowledge to take on a wide variety of projects.*

*In its early years Archi 2000 stood out by designing and renovating contemporary and timeless office buildings. In this way Archi 2000 gradually established its identity, becoming recognizable and well known. The crisis in the service sector property market in Brussels, coupled with significant demographic growth in the city, created an opportunity to demonstrate its high-quality approach to housing design and also to establish itself as a recognized architectural firm for the residential sector. Currently the firm is working on some very exciting projects, which allow it to take on the significant challenges of contemporary urban design and to anticipate and integrate future needs as part of their overall strategy.*

*At the center of the Brussels architectural scene, Archi 2000's growth has been based on architectural values that include the integration of the surrounding built-up environment and a clear contemporary approach. Archi 2000's projects are distinctive in their timelessness and sustainability. The firm also makes a point of respecting budgets and schedules. Finally, Archi 2000 remains a family business within which personal relationships and the well-being of staff are of fundamental importance.*

ÉDITEURS

L'agence Brunet Saunier Architecture a été créée en 1981 à Paris par Jérôme Brunet et Éric Saunier (†). Forte de quatre décennies de pratique, d'une quarantaine de collaborateurs, et de plus de 100 réalisations, l'agence se distingue, tant en France qu'à l'étranger, dans de multiples domaines. Des premières réalisations hospitalières comme l'Institut Saint-Pierre à Palavas-les-Flots aux plus récentes comme celle décrite dans le présent ouvrage, l'agence développe une réflexion typologique sur l'hôpital, ayant donné naissance à l'archétype du « monospace ». Cette vision continue d'évoluer dans le cadre des projets en cours, tels les centres hospitaliers universitaires de Rennes, d'Alger et d'Helsinki, ou encore pour l'Assistance publique – Hôpitaux de Paris (AP-HP), le Nouveau Lariboisière et le Campus hospitalo-universitaire Saint-Ouen Grand Paris-Nord (CHSOGPN) avec Renzo Piano Building Workshop. Au-delà du domaine de la santé, l'agence réalise des bâtiments de toute nature : citons les gares RER du Grand Paris Issy et de la Porte de Thiais en cours de construction, le centre de recherche de l'Institut de la Vision à Paris ou encore les campus universitaires de Condorcet à Aubervilliers et de Staoueli, à Alger.

De ces bâtiments pionniers dans le domaine de la technique du verre structurel comme le centre administratif de Saint-Germain-en-Laye ou les laboratoires de recherche du Louvre, en passant par le pôle de recherche Ecotox à Alixan et ses façades bioclimatiques passives, ou encore l'Hôpital Nord Franche-Comté et sa mise en œuvre unique du bois en façade verrière, Brunet Saunier Architecture conçoit des solutions techniques maîtrisées et contextuelles. Cette démarche prospective et innovante sur les méthodes de construction assure aux maîtres d'ouvrage des projets singuliers et iconiques, souvent primés et cités : lauréat du Prix de l'Équerre d'Argent pour l'hôpital Nord Franche-Comté, trophée BIM d'argent pour l'hôpital Limmattal de Zurich, ou encore inscription au registre « Architecture Contemporaine Remarquable » du commissariat d'Hérouville-Saint-Clair.

La confrontation à la complexité conduit l'agence à innover dans ses méthodes de travail. Précurseur dans l'usage des outils numériques et en particulier du BIM, Brunet Saunier Architecture a également intégré dans son processus de conception de nombreuses technologies connexes telles que l'impression 3D, la réalité virtuelle et les plateformes de gestion de données. Le « generative design » et l'intelligence artificielle l'aident en outre à anticiper les évolutions de la pratique architecturale et à répondre aux enjeux du 21e siècle : comment concevoir durablement, pour le temps long, pour le futur incertain, imprévisible ?

www.brunet-saunier.com

*Brunet Saunier Architectural office was founded in 1981 in Paris by Jérôme Brunet et Éric Saunier (†). With four decades of experience, forty members of staff and more than a hundred completed projects, the office is well known, as much as in France as abroad, in many areas of activity. From the first hospital projects such as the* Institut Saint-Pierre *at Palavas-les-Flots to the most recent ones like the one described in this book, the office has developed a typological approach to hospital architecture, giving rise to the archetypal concept of "monospace." This concept continues to evolve with current projects already underway, such as the university hospital centers in Rennes, Algiers and Helsinki, as well as for the Assistance publique–Hôpitaux de Paris (AP-HP), the New Lariboisière, and the University Hospital Campus at Saint-Ouen Grand Paris-Nord (CHSOGPN) with Renzo Piano Building Workshop. Apart from hospital design, the agency works on all types of buildings: for example, the RER stations at Grand Paris Issy and the Porte de Thiais currently under construction, the research center for the* Institut de la Vision *in Paris, as well as the university campuses for Condorcet in Aubervilliers and Staoueli in Algiers.*

*For the pioneering buildings using structural glass techniques, like the administrative center in Saint-Germain-en-Laye or the research laboratories for the Louvre, as well as the Ecotox research center in Alixan with its passive bioclimatic façades, and the Nord Franche-Comté hospital with its unique use of wood within its glass façade, Brunet Saunier Architecture designs controlled contextualized technical solutions. This visionary and innovative approach to construction methods assures that project managers can work on distinctive and iconic buildings that are often nominated for and win prizes: winner of the Prix de l'Équerre d'Argent for the Nord Franche-Comté hospital, the BIM silver trophy for the Limmattal Hospital in Zurich, as well as the listing of the Hérouville-Saint-Clair police station as a "Remarkable Contemporary Building."*

*Complex challenges have led the agency to adopt innovative working practices. A pioneer in the use of digital tools, with BIM in particular, Brunet Saunier Architecture has also integrated numerous related technologies into its design processes such as 3D printing, virtual reality, and database platforms. Generative design and artificial intelligence also help to anticipate evolutions in architectural practice and to address the challenges of the twenty-first century: How to design buildings that last long term, for an uncertain and unpredictable future?*

EDITORS

TPF Engineering constitue le pôle Ingénierie multidisciplinaire belge du groupe TPF, une société plurinationale, multiculturelle et interculturelle de plus de 4 200 collaborateurs. Depuis sa création en 1948, la filiale s'est développée sur le marché de la construction et de la rénovation d'infrastructures, de bâtiments industriels et de prestige dans le secteur secondaire et tertiaire. Tout comme sa société mère, TPF Engineering considère les valeurs d'intégrité, d'excellence, de respect, d'ouverture et d'esprit d'équipe comme essentielles à son succès.

Le maintien de la certification ISO 9001 depuis 1999 récompense les efforts déployés pour mettre en œuvre une méthodologie de travail rigoureuse, qui s'applique à tous les projets réalisés pour des multinationales comme pour des PME, et qui permet d'assumer de bout en bout l'exécution d'un projet, de l'étude de faisabilité à la réception des travaux.

TPF Engineering se compose de trois divisions : Stabilité et Génie civil (recherches préliminaires, études techniques, calculs de stabilité, avant-projets et projets complets, métrés et devis estimatifs, cahiers des charges, etc.) ; Techniques spéciales (froid, HVAC, électricité, énergies, fluides, climatisation, traitement des données, techniques de Haute Qualité Environnementale, etc.) et Bâtiment. La division « Bâtiment » prend en charge tous les services liés à la gestion technique d'un projet, des études et analyses préliminaires à la gestion, à la coordination et à la réception des travaux, en passant par la phase d'adjudication.

La parfaite symbiose de ces techniques permet à TPF Engineering de disposer d'une parfaite vue d'ensemble du projet et d'offrir un service complet intégré et efficace, tout en garantissant le respect du budget, des délais et de l'environnement.

www.tpf.eu

*TPF Engineering is the Belgian multidisciplinary engineering center for the TPF Group, a multinational, multicultural, and cross-cultural company with more than 4'200 employees. Since its creation in 1948, this subsidiary has developed and grown by working on infrastructure construction and renovation, industrial buildings, and important projects in both the secondary and tertiary sector. Just like the parent company, TPF Engineering believes that the values of integrity, excellence, respect, openness, and team spirit are essential to its success.*

*The ISO 9001 certification, first awarded in 1999, rewards the efforts made to implement a rigorous working methodology, which is applied to all projects undertaken for multinationals as well for small- and medium-sized companies, and which allows the management of projects from start to finish, from the feasibility studies through to the final completion of the work.*

*TPF Engineering is made up of three divisions: Structural and Civil Engineering (preliminary research, technical studies, stability calculations, project preplanning and completed projects, surface area and cost projections, specification documents, etc,); Technical Services (cooling methods, HVAC systems, electricity, energy management, fluid systems, air conditioning, database management, high quality environmental standards (HQE), etc,) and Construction. The Construction division is responsible for all the services linked to the technical management of a project, from the preliminary planning studies and analysis, the tendering process, through to the coordination and final completion of the work.*

*The faultless symbiosis of all these technical services allows TPF Engineering to have a perfect overview of the whole project and to offer a complete, integrated, and efficient service, while ensuring that budgets, schedules, and the environment are fully respected.*

Institut Palmyre est un laboratoire de recherche indépendant à la croisée de l'architecture, des arts, de l'artisanat et des sciences sociales. Fondé en 2017 par Julia Tournaire et Antoine Kersse, Institut Palmyre accompagne les démarches exploratoires de ceux qui pensent et font la ville. Employant l'écriture, le design et la fabrication comme medium, il initie également ses propres recherches autour de quatre grandes thématiques : modes de vie et habitats, partages et communs, fantasmes et imaginaires, maintenance et soins.

Depuis 2018, Institut Palmyre dirige, pour Brunet Saunier Architecture, une recherche sur la production de l'agence dans le domaine de la santé. Cette recherche intitulée Phylum H a donné lieu à une exposition à la Galerie de l'Architecture en 2018, à un premier ouvrage *Phylum H, Brunet Saunier Architecture on Healthcare* publié en 2020, ainsi qu'à une série d'articles et de conférences. La monographie sur le nouvel Institut Jules Bordet poursuit cette recherche sous la forme d'une analyse détaillée du projet et de son processus de conception.

www.institutpalmyre.eu

*Institut Palmyre is an independent research laboratory at the crossroads of architecture, arts, handcrafts, and social sciences. Founded in 2017 by Julia Tournaire and Antoine Kersse, Institut Palmyre manages exploratory approaches for those who think about and act on the urban realm. Through writing, design, and manufacturing, it also undertakes its own research around four main themes: housing and lifestyle, sharing and commons, fantasies and imagination, maintenance and care.*

*Since 2018 Institut Palmyre has led research, for Brunet Saunier Architecture, into the office's work in the healthcare sector. This research, entitled Phylum H, led to an exhibition at the Galerie de l'Architecture in 2018, a book* Phylum H, Brunet Saunier Architecture on Healthcare *published in 2020, as well as a series of articles and conferences. The monograph on the new Jules Bordet Institute continues this research in the form of a detailed analysis of the project and its design and construction processes.*

CRÉDITS PHOTOGRAPHIQUES

IMAGE CREDITS

REMERCIEMENTS

Nous souhaitons remercier dans un premier temps les protagonistes du nouvel Institut Jules Bordet qui ont généreusement offert leurs temps, leurs souvenirs et leurs expertises pour permettre la réalisation de cet ouvrage et la reconstitution de la genèse du projet :
*We would firstly like to thank the protagonists of the new Jules Bordet Institute, who generously gave up their time, shared their memories, as well as their knowledge in order to allow the completion of this book and the reconstitution of the early stages of the project:*

Frédéric Coteur, Dominique de Valeriola, Martine Piccart, Philippe Close, Francis de Drée, Annemie Schaus, Ariane Cambier, Philippe Verdussen, Jérôme Verdussen, Karl Potoms, Vanessa Dourov, Jérôme Brunet, Gerold Zimmerli, Mauve Esteoule-Sibilli, Franck Courari

Nous tenons également à vivement remercier toutes les personnes qui ont contribué au projet du nouvel Institut Jules Bordet, dont :
*We would also like to sincerely thank all the people who contributed to the new Jules Bordet Institute project, namely:*
Les membres et architectes de l'agence Archi 2000 / *Staff members and architects of the Archi 2000 office:*

Karl Potoms, Vanessa Dourov, Patrick Ma, Bénédicte Nef, Pascale Velghe, Sylvie Galand, Laurence Sanguinetti, Ophélie Hénault, Lucile Neyrinck, Pierre Hinkeltz, Jessica Smissaert, Philippe Verdussen, Thierry Descheemaecker, Thaï Phan, Ileana Catalin, Jean-Jacques Van Berkel, Caroline Boxus, Thibault Van Honacker, Denis James, Aude Domart, Renaud Dardenne, Michaël Flohimont, Nathan Fonteyn, Élodie Noorbergen, Natacha Camerman, Johan Wellens, Jérôme Verdussen, Sophie Burton, Stéphanie Leppert

Les membres et architectes de l'agence Brunet Saunier Architecture :
*Staff members and architects of the Brunet Saunier Architecture office:*

Mauve Esteoule-Sibilli, Charles Bazzaz, Jürgen Fallert, Astrid Beem, Jérôme Brunet, Frédéric Alligorides, Cédric Baelde, Simon Berger, Florence Canal, Marie Chaumaz, Franck Courari, Aurélie Estorges, Myrtille Fakhreddine, Marine Leconte, Delphine Lottin, Mawari Nunez, Isabelle Redon, Julie Rosier, Mounia Saiah, Nicolas Senly, Magdalena Sroczyńska, Isabelle Vasseur, Gerold Zimmerli, Vincent Marchand, Régine Le Couteur, Véronique Brunet

Les membres et ingénieurs de TPF Engineering :
*Staff members and engineers at TPF Engineering:*

Stéphan Bussing, Jean-Pierre Minne, Alain Sandron, Anass El Yakoubi, Paul Destoop, Fabian Urbain, Yves Curfs, Bernard Dhondt, Céline Vanderheyden, Hubert Sinzogan, Patrick Biava, Jean-Michel Frenay, Yves Dieleman, Frédéric Detandt, Stefanie Debrabander

Et leurs sous-traitants / *And their subcontractors:*
Tom Vandervorst (Venac), Philippe Scauflaire (Epibe), Thomas Mathieu, Badrig Baghdikian (Ekium), Pascal Froment (Be.Sure)

Nos partenaires dans ce projet / *Our partners in this project:*
Raymond Puech, Gérard Lauret (JACOBS), Philippe Gillet (APOR), Steffi Neubert (Emmer Pfenninger Partner AG)

Les perspectivistes / *The 3D architectural visualization:*
Xavier Depaule (Golem Images), Philippe Harden, Frédéric Manen

Les maquettistes / *The model makers:*
Alpha-Volumes

Nous remercions tout particulièrement le Bourgmestre de la Ville de Bruxelles pour la rédaction de la préface de cet ouvrage :
*We especially thank the Mayor of the city of Brussels for writing the foreword to this book:*
Philippe Close

Les photographes pour leur regard porté sur le bâtiment à ses différents stades :
*The photographers for their work in recording the building in its different stages:*
Marc Detiffe, Jeroen Verrecht, Séverin Malaud, Antoine Espinasseau

Pour la traduction des textes / *For the text translation :*
Michael Abbott (En), Wouter Meeus (Nl)

Pour la relecture des textes / *For the text proofreading:*
Claude Fagne (Fr), Aaron Bogart (En), Els Brinkman (Nl)

Pour la photogravure / *For the reproductions:*
Didier Chorlet, Lionel Beaugendre (DLG graphic)

La maison d'édition Hatje Cantz pour son professionnalisme et le soin apporté à cet ouvrage :
*Hatje Cantz publishers for its professionalism and for the care taken with this publication:*
Nicola von Velsen, Richard Viktor Hagemann, Thomas Lemaître, Adam Jackman

Institut Palmyre pour la direction, la rédaction et la coordination de cet ouvrage :
*Institut Palmyre for the direction, writing, and coordination of this book:*
Julia Tournaire, Antoine Kersse

ÉDITEURS / *EDITORS*
Archi 2000, Brunet Saunier Architecture, TPF Engineering

DIRECTION DE PUBLICATION / *DIRECTED BY*
Institut Palmyre

COORDINATION ÉDITORIALE / *EDITORIAL MANAGEMENT*
Richard Viktor Hagemann

TEXTES / *TEXTS*
Julia Tournaire

RÉVISION / *PROOFREADING*
Claude Fagne (Fr), Aaron Bogart (En), Els Brinkman (Nl)

TRADUCTIONS / *TRANSLATIONS*
Michael Abbott (En), Wouter Meeus (Nl)

CONCEPTION GRAPHIQUE / *GRAPHIC DESIGN*
Institut Palmyre

CARACTÈRES / *TYPEFACE*
Arnhem Blond
Sequel Sans

PHOTOGRAVURE / *REPRODUCTIONS*
DLG Graphic

FABRICATION / *PRODUCTION*
Thomas Lemaître

PAPIER / *PAPER*
GardaMatt Art 170 gr.
Salzer Touch white 120 gr.

IMPRESSION / *PRINTING*
Printer Trento s.r.l.

PUBLIÉ PAR / *PUBLISHED BY*
Hatje Cantz Verlag GmbH
Mommsenstrasse 27
10629 Berlin
Allemagne / Germany
www.hatjecantz.com
Une entreprise du groupe d'édition Ganske
*A Ganske Publishing Group Company*

ISBN : 978-3-7757-5295-4

Imprimé en Italie
*Printed in Italy*

APPENDICE

# COLOPHON
## *INPRINT*

# INSTITUT
# JULES BORDET
# INSTITUUT

## Nederlandse
## vertaling

ARCHI 2000
BRUNET SAUNIER ARCHITECTURE
TPF ENGINEERING

HATJE
CANTZ

INSTITUT PALMYRE

# Voorwoord

PHILIPPE CLOSE
BURGEMEESTER VAN BRUSSEL

'Het bouwen van ziekenhuizen is een zaak van de wetenschap, niet van de verbeelding', zei hoogleraar Antoine Depage naar aanleiding van de oprichting in 1924 van de 'Dienst der tumoren' in het Brugmann ziekenhuis. Dat wordt schitterend bevestigd door het strakke parallellepipedum van het nieuwe Bordet op de Erasmuscampus in Anderlecht.

De architecturale elegantie en techniciteit van deze gebouwen vol licht creëren een rustige omgeving, precies wat nodig is voor ziekenzorg en multidisciplinair onderzoek. De gebruikelijke afstand tussen onderzoeksafdelingen en patiëntenkamers is verdwenen. Het gaat hier immers evenzeer om de ziekte als om de zieke. De gebouwen van het Bordet Instituut aan de Hallepoort werden te krap. Nu is er plaats voor meer patiënten.

Onze geneeskunde richt zich zowel op rijken als op armen. Dat is de basis van een openbaar ziekenhuis. In Brussel hebben alle patiënten recht op toegang tot dezelfde kwaliteitszorg van vooraanstaande specialisten. Ze hebben overigens ook een eigen inbreng in het geheel van de steeds completere zorg dat hun welzijn garandeert.

Dat het nieuwe Bordet Instituut dicht bij de faculteit geneeskunde van de ULB ligt, versterkt de band tussen de leerstoel en het centrum voor translationeel onderzoek. Dit centrum moet een snelle overdracht van de resultaten van het fundamentele onderzoek naar klinische toepassingen waarborgen. Ter plaatse vervaardigde innovatieve geneesmiddelen staan zó op het nachtkastje van de patiënt. Hier wordt de brug gelegd tussen langdurig onderzoek en direct ingrijpen. Ook wordt het therapeutische protocol toegespitst op het pathologische profiel van de individuele patiënt, zodat het effectiever, psychologisch acceptabeler en fysiek comfortabeler wordt.

Het Bordet Instituut wil een wereldreferentiecentrum in de strijd tegen kanker zijn. Op grond van zijn uitmuntende spitsonderzoek, zijn zeer bekwaam gespecialiseerd personeel, de ontwikkeling van andere diagnostische methoden en nieuwe generaties geneesmiddelen die effectiever en minder invasief zijn, heeft het Instituut al het kwaliteitslabel 'Geïntegreerd multidisciplinair antikankercentrum' van de OECI (Organisation of European Cancer Institutes) gekregen.

Het Erasmusziekenhuis, de faculteit Geneeskunde en de faculteit Bewegingswetenschappen van de ULB, de School of Public Health en het departement Gezondheid van de HELB (Haute École libre de Bruxelles) liggen op dezelfde site als het nieuwe Bordet Instituut, dat hiermee de mogelijkheid heeft om tevens een kenniscentrum van nucleaire geneeskunde te worden.

Het kan verbazen dat een burgemeester van Brussel aanvaardt om dit prestigieuze ziekenhuis van zijn grondgebied naar een andere gemeente te zien verhuizen. Het Bordet Instituut was immers nauw met de geschiedenis van de stad verbonden. Maar de creatie van de nieuwe multidisciplinaire medische pool zal de reputatie van Brussel in internationale medische kringen alleen maar doen toenemen, en daar kan ik niet anders dan blij om zijn.

Dit is onze manier om voort te gaan met het werk van Jules Bordet, winnaar van de Nobelprijs voor fysiologie of geneeskunde in 1919 en een groot dichter van de wetenschap, zoals schrijver Hubert Krains hem noemde.

# Proloog

JULIA TOURNAIRE
INSTITUT PALMYRE

Wie op 13 oktober 2021 de opening van het nieuwe Jules Bordet Instituut bijwoonde, zag een fonkelend gebouw met een omvang die even groot is als de ambities die het belichaamt. De sprekers waren vol lof en hoop. Hun toespraken waren een mix van trots, optimisme en voorzichtigheid. De stad Brussel, het Brussels Hoofdstedelijk Gewest en zelfs heel België kregen er met het nieuwe Instituut een prachtig middel bij om op menselijk, medisch, technologisch, politiek en economisch vlak te blijven strijden tegen de 'ongecontroleerde deling en vermenigvuldiging van abnormale cellen' die kanker is. In België blijft kanker de belangrijkste oorzaak van vroegtijdige sterfte, ook al kunnen we de ziekte steeds beter behandelen.

Sommige genodigden kwamen die dag voor het eerst in het Nieuwe Bordet, andere kwamen er sinds de eerstesteenlegging in 2014 heel vaak, en weer een andere groep was het twaalf jaar eerder beginnen te ontwerpen en droomde er al bijna twintig jaar van. De eerste ideeën over de bouw van een nieuw Jules Bordet Instituut dateren inderdaad uit de vroege jaren 2000, hun politieke bekrachtiging uit 2005 en het concours voor het projectbeheer uit 2008. De verwonderlijk kleine groep mensen die dit project van meer dan 80.000 m² twee decennia lang heeft gedragen en nu tot leven moet laten komen, was op de openingsdag dan ook sterk ontroerd. Voor hen was en is het Nieuwe Bordet geen project zoals een ander.

Om de eigenheid van het gebouw te begrijpen moeten we allereerst zien hoe het tot stand kwam: hoe werd de opdracht uitgewerkt en wat was daarna bepalend voor het ontwerp en de bouw? Vervolgens moeten we nagaan in welke historische, geografische en politieke context het tot stand is gekomen en hoe het op zijn beurt deze context heeft veranderd. Dit project is inderdaad in vele opzichten emblematisch voor het institutionele functioneren van België, voor zijn gezondheids- en zijn onderwijssysteem en voor de opeenvolgende hervormingen van het land, waar blijkbaar over alles voortdurend opnieuw moet worden onderhandeld. Het Nieuwe Bordet is geen project als een ander omdat het niet gewoon een antwoord is op een behoefte die zich op een bepaald moment op een bepaalde plek voordeed. Het is in alle opzichten een projectie, een toekomstperspectief. Je begrijpt de architectuur en consistentie ervan niet als je geen zicht hebt op de legitieme ambities die het in de loop van de jaren belichaamde.

Aan het nieuwe Jules Bordet Instituut kun je ook zien met welke uitdagingen de gezondheidsarchitectuur wordt geconfronteerd. Hoe kan een ziekenhuis dat meer dan tien jaar eerder werd ontworpen, op de dag van zijn oplevering aangepast en efficiënt zijn? Hoe kan het de veranderingen opvangen die het gevolg zijn van de voortdurende ontwikkeling van de geneeskunde en de standpunt- en agendawijzigingen van de openbare opdrachtgever? Voor een antwoord op de vraag hoe het Nieuwe Bordet ongehavend door die onstabiliteit is gekomen, moeten we kijken naar zijn architectuur, meer bepaald naar het model waaruit deze is gegroeid, de 'monospace'. Hoe interpreteert het nieuwe Jules Bordet Instituut dit archetype van een evoluerend ziekenhuis 'waar niets buiten de zorg blijft'? Hoe belichaamt het dit ideaal van het samengaan van zorg en leven op een en dezelfde plek zonder de historische identiteit van het Instituut los te laten?

De nieuwbouw van het Jules Bordet Instituut is eigenlijk een herbouw. De verhuizing van het Jules Bordet Instituut naar de Erasmuscampus in Anderlecht, na tachtig jaar in het uiteindelijk te krap geworden gebouw aan de Hallepoort in Brussel, is het begin van een nieuw tijdperk en van de overgang naar een nog sterker geïntegreerde, beter uitgeruste en gastvrijere kankerpool van topniveau. Institut Jules Bordet Instituut is het verhaal van de stapsgewijze overgangen tussen het oude en het Nieuwe Bordet, de stad Brussel en het Brussels Hoofdstedelijk Gewest, medische inzichten en politieke ambities, een theoretisch ziekenhuisarchetype en zijn concrete architecturale uitwerking. Tegelijk laten vier fotografen zien hoe deze buitengewone bouwplaats evolueerde – van de eerste betonvloeren tot de aanzetten tot ingebruikname van het Instituut. Het boek eindigt met de overdracht van het Nieuwe Bordet door allen die het hebben vormgegeven – ontwerpers, architecten, ingenieurs, studiebureaus en arbeiders – aan de vele gebruikers die het een duurzaam leven zullen geven – artsen, ziekenhuispersoneel, patiënten, bezoekers en verenigingen.

# Geïntegreerd oncologiecentrum

## HOOFDSTUK 1

## Jules Bordet, de man en het Instituut

1. Robert Tollet, 'De Jules Bordet au New Bordet', *Revue médicale de Bruxelles*, 42, nr. 6 (november–december 2021), p. 516-518 (www.amub-ulb.be/system/files/rmb/publications/2021-12/2021-RMB%206_TOLLET_P516-518.pdf).

2. Meer over zijn wetenschappelijke ontdekkingen in Jean-Marc Cavaillon, Philippe Sansonetti en Michel Goldman, 'Jules Bordet, un homme de conviction. Centenaire de l'attribution de son Prix Nobel', *Médecine/Sciences*, 36, nr. 8-9 (augustus-september 2020), p. 803-809 (www.medecinesciences.org/en/articles/medsci/abs/2020/07/msc200026/msc200026.html); Jean-Louis Vanherweghem (red.), *Les 100 ans d'un Nobel. Jules Bordet, un pastorien à l'ULB*, tent.cat. Brussel: Solbosch-campus, Allende-zaal (9 oktober–21 december 2019); Michel-Louis Simonet, 'Jules Bordet, l'un des fondateurs de l'immunologie', *Revue de Biologie médicale*, nr. 360 (mei/juni 2021) (www.revuebiologiemedicale.fr/biologie-et-histoire/773-jules-bordet-l-un-des-fondateurs-de-l-immunologie.html); Thierry Appelboom, *Jules Bordet, homme et génie*, Brussel, Éditions M.E.O., 2019.

Het portret van Jules Bordet dat Albert Claude, wetenschappelijk directeur van het Jules Bordet Instituut in de jaren 1950–1970, liet schilderen door de Belgische surrealist Paul Delvaux en dat nu in het Nieuwe Bordet op de Erasmuscampus in Anderlecht hangt, pronkte aanvankelijk in de hal van het oude Bordet aan de Hallepoort in Brussel, als teken van de wetenschappelijke en symbolische invloed van de beroemde Belgische immunoloog en microbioloog op het naar hem genoemde instituut.

Jules Bordet, geboren op 13 juni 1870 in Zinnik, studeerde in 1892 af aan de afdeling geneeskunde van de Université Libre de Bruxelles (ULB). Met een regeringsbeurs voor de kwaliteit van zijn universitaire studies kon hij kort daarna aan de slag in het laboratorium van Ilja Metsjnikov, vader van de celimmuniteit, aan het Institut Pasteur in Parijs. In 1901 keerde hij terug naar Brussel, waar hij de leiding kreeg over het Institut Antirabique et Bactériologique du Brabant, dat hij met de toelating van Marie Pasteur herdoopte tot 'Institut Pasteur du Brabant'. In 1907 werd hij ook hoogleraar aan de ULB. Van 1920 tot 1960 zetelde hij in de bestuursraad van deze instelling. Vanaf 1924 maakte hij deel uit van de wetenschappelijke leiding van het Tumorencentrum van het Brusselse Brugmann ziekenhuis. Van 1934 tot 1940 was hij voorzitter van de wetenschappelijke raad van het Institut Pasteur in Parijs. In dezelfde periode werd hij lid van een groot aantal wetenschappelijke verenigingen en doctor honoris causa van meer dan tien universiteiten over de hele wereld. In 1938 ontving hij in Frankrijk het Grootkruis van het Erelegioen. Hij kreeg ook het Grootlint in de Leopoldsorde.[1]

Zijn vele nominaties en onderscheidingen vormden een erkenning van ontdekkingen die een grote impact hadden op het experimenteel onderzoek. Jules Bordet toonde aan hoe belangrijk de samenwerking tussen antilichamen en het complementsysteem in de infectiebestrijding was: dat de alexine (zo noemde hij het complementsysteem) zich aan het antigeen-antilichaamcomplex hecht, kan worden gebruikt om infectieziekten te diagnosticeren. August von Wassermann zou dit principe gebruiken voor de serodiagnose van syfilis. Ook toonde Jules Bordet aan dat elke soort eigen rode bloedcellen heeft en dat die door antilichamen geïdentificeerd kunnen worden. Op basis hiervan kon Landsteiner in 1901 de bloedgroepen identificeren. In 1907 identificeerde Bordet samen met Octave Gengou de verwekkers van vogeldifterie, runderpleuropneumonie en kinkhoest. Van 1901 tot 1920 bestudeerde hij de bloedstollingsmechanismen, waarbij hij de rol van bloedplaatjes aan het licht bracht. Van 1925 tot 1946 boog hij zich over de bacteriofagen, virussen die bacteriën lyseren. Daarbij toonde hij onder meer de rol van calcium in de bacteriolyse aan.[2]

In 1919 werd aan Jules Bordet de Nobelprijs voor fysiologie of geneeskunde toegekend. Tussen 1902 en dat moment zou hij er 115 keer voor zijn voorgedragen. Het was de eerste keer dat een Waal een Nobelprijs won. Door deze internationale erkenning versterkte Jules Bordet de positie van België op het gebied van experimenteel onderzoek en faciliteerde hij de financiering van een nieuwe faculteit Geneeskunde aan de Waterloolaan en de wederopbouw van het Sint-Pietersziekenhuis door The Rockefeller Foundation. Zo droeg hij onrechtstreeks bij aan de reorganisatie van de Université Libre de Bruxelles en haar academische activiteiten. Tot op vandaag is hij het symbool van de wetenschappelijke emulatie in het vroegtwintigste-eeuwse België en van de uitmuntendheid van het universitair onderzoek in Brussel.

Het was zonder twijfel door het belang van zijn wetenschappelijke ontdekkingen en zijn rol in het medische en academische landschap van Brussel dat het nieuwe kankercentrum in het Sint-Pietersziekenhuis, opgericht ter aanvulling van het te klein geworden tumorencentrum in het Brugmann ziekenhuis, zijn naam kreeg. Die naam en zijn geschiedenis werden de getuigen en dragers van de ambitie die ten grondslag ligt aan de oprichting van zowel het oude als het Nieuwe Bordet.

3. Pierre-Louis Flouquet in 'Le Centre Universitaire Anti-Cancéreux. Institut Jules Bordet et Paul Héger', *Bâtir. Revue mensuelle illustrée d'Architecture*, d'Art et de Décoration, nr. 75 (februari 1939), p. 59-62 (RUG01-000134212-1939-2_2014_0001_AC.pdf).

Het waren de universiteit van Brussel en de Commissie van Openbare Onderstand van Brussel, die samen al de bouw van het Tumorencentrum in het Brugmann ziekenhuis hadden geleid, die beslisten om een 'krachtig universitair antikankercentrum', een 'ziekenhuis en klinisch centrum op maat van onze eeuw' op te richten.[3] De nieuwe instelling had een drievoudige missie: de patiënten zouden behandeld worden door een team van artsen uit verschillende disciplines die de ziekte op dezelfde manier benaderden, er zou aan medisch onderzoek worden gedaan om kankers beter te kunnen bestrijden, en er zouden therapeutische en onderzoeksmethodes onderwezen worden. De vestiging zou aan de Hallepoort komen: zo lag ze dicht bij het centrum van Brussel, het pas heropgebouwde Sint-Pietersziekenhuis, de verpleegstersschool en de in 1930 gebouwde faculteit Geneeskunde. Het centrum, dat bestond uit het Jules Bordet Instituut (dienst tumoren) en het Paul Héger Instituut (voor betalende zieken) en ontworpen werd door de Belgische architecten Gaston Brunfaut en Stanislas Jasinski, werd in 1939 door koning Leopold III ingehuldigd, maar werd pas in 1945 voor zijn oorspronkelijke doel in gebruik genomen. In de Tweede Wereldoorlog werd het opgeëist door het Duitse leger en bij de Bevrijding deed het dienst als militair ziekenhuis van de Britten.

4. Idem.

'Je kunt de architecten Gaston Brunfaut en Stanislas Jasinski geen gebrek aan durf verwijten, al was hun werk in hun eigen ogen normaal, dat wil zeggen niet onze tijd vooruit maar strikt eigentijds', schreef Flouquet.[4] Toch boden de gebouwen aan de Hallepoort onderdak aan de activiteiten van het Jules Bordet Instituut tot in 2021, 82 jaar na de voltooiing van het gebouw en 77 jaar na ingebruikname ervan als kankercentrum. Ze waren in 1935 'strikt eigentijds', omdat ze beantwoordden aan de nieuwe regels voor hygiëne en gezondheid en aan de functionaliteit die de moderne beweging voorschreef.[5] Het plan was eenvoudig en rationeel, de routes waren gemakkelijk te volgen en elke versiering was uit den boze. Het geheel oogde steriel en was uitgerust met de nieuwste installaties, technologieën en medische apparatuur. De materialen waren gekozen om hun uiterlijk en hun hygiënische eigenschappen; het op maat ontworpen meubilair moest de gebruikers een maximum aan comfort garanderen.

5. In *X-Ray Architecture* (Zürich: Lars Müller, 2019) toont architectuurhistorica Beatriz Colomina aan dat kankerbestrijding en functioneel bouwen onlosmakelijk met elkaar verbonden zijn.

Het centrum bestond uit twee vleugels: een H-vleugel (met de H van 'hospitaal'), ontworpen door Gaston Brunfaut, en een T-vleugel (met de T van 'traitement': behandeling), ontworpen door Stanislas Jasinski. Op de kruising van beide vleugels waren de verdiepingen van de twee gebouwen verbonden door een hellingbaan van 14 procent, die het vrije verkeer van patiënten en verzorgers mogelijk maakte. De ronding op de buitenhoek waarin dit verkeer plaatsvond, gaf het Instituut ondanks de rationaliteit van de façades een monumentaal voorkomen. De vleugel voor de hospitalisaties was 72 m lang en 13,5 m breed, telde elf verdiepingen waarvan twee ondergronds, en bood plaats aan 180 bedden (120 voor het Jules Bordet Instituut en 60 voor het Paul Héger Instituut). De kamers van maximaal vijf personen waren allemaal op het zuiden gericht en hadden brede, doorlopende balkons die dienstdeden als solaria. Op de achtste verdieping bevond zich een restaurant voor de artsen, het verplegend personeel en de familie van de patiënten. De andere vleugel was minder lang (43 m) en minder hoog (zeven verdiepingen) en bevatte de wacht-, onderzoeks- en therapiezalen, de laboratoria, de bibliotheek, het operatiekwartier, de vertrekken van het verplegend personeel en een linnenkamer. Deze vleugel grensde niet direct aan de straat en had geen balkons.

6. Een Frankipaal is een 'in de grond gevormde cilindrische betonnen heipaal met een in de grond gevormde (over)verbrede voet in droog beton' (www.ffgb.be/nl/techniques/paalfunderingen/geheide-palen/franki-paal).

Beide vleugels hadden een metalen geraamte dat door 420 Frankipalen[6] werd ondersteund en overspanden hiermee de oude wallen van Brussel. Door dit geraamte zagen de façades er opener uit (het is lichter dan een volledig betonnen structuur) en konden het gebouw en de innerlijke structurering indien nodig worden aangepast. Om te beantwoorden aan de nieuwe normen inzake gezondheid en bouwwijze werden begin jaren 1970 de eerste veranderingen aangebracht: gordijngevels aan de buitenzijde van de balkons vergrootten de kamers, maar de karakteristieke keramiektegelfaçade ging er deels door verloren. Desondanks en ondanks verdere

7. Flouquet, *op. cit.*, p. 61.

wijzigingen in de jaren 1980 en 1990 was dit 'kuurhotel'[7] in een bouwtrant die de Brusselaars konden smaken stilaan niet meer in staat om de snelle evolutie van de geneeskunde te volgen en tegemoet te komen aan de ambities die het Instituut vanaf zijn oprichting wilde belichamen. Sommige diensten werden opgedeeld en over meerdere verdiepingen gespreid. Bovendien kon het gebouw niet meer met de nieuwste spitstechnologie worden uitgerust. Na jaren aarzelen werd de bouw van een nieuw Jules Bordet Instituut op de Erasmuscampus in Anderlecht in 2005 vastgelegd in een overeenkomst die werd ondertekend door het JBI, het OCMW van Brussel, de stad Brussel, de ULB, IRIS en het Erasmusziekenhuis. In oktober 2021 verlieten de bewoners het gebouw van Gaston Brunfaut en Stanislas Jasinski. Het portret van Jules Bordet verhuisde mee. Het verhaal gaat nu enkele kilometer verder voort, in het Nieuwe Bordet.

# Ontstaan van het nieuwe Bordet

Het Jules Bordet Instituut is vandaag in België het enige geïntegreerde centrum voor kankerbestrijding dat volledig aan de screening, diagnose, behandeling en onderzoek van kanker is gewijd. In 2012 en 2018 kreeg het van de OECI (Organisation of European Cancer Institutes) het kwaliteitslabel van 'geïntegreerd centrum voor kankerbestrijding'. Het is een openbare instelling die wordt beheerd door de stad Brussel, haar OCMW en de Université Libre de Bruxelles. Het was gevestigd in hartje Brussel, in de volkse Marollenwijk, en was zowel een lokaal als een nationaal ziekenhuis, met een uitstraling tot over de grenzen van het land. De politiek had het dan ook moeilijk om te beslissen dat het naar Anderlecht, buiten de Brusselse Ring, zou verhuizen en die beslissing bij het brede publiek te verdedigen. Alleen een groots project, gedragen door visionaire politici en medici, kon het idee en de bouw van het Nieuwe Bordet buiten de Vijfhoek tot het rijk van de mogelijkheden doen behoren. Die grootse visie is die van een eersterangs geïntegreerde kankerpool naar Amerikaans model.

8. Albert Claude, een Belgische arts die verbonden was aan het Rockefeller Institute in New York en in 1950 wetenschappelijk directeur van het JBI werd, en Henri Tagnon, die als arts verbonden was aan het departement geneeskunde van het Memorial Sloan Kettering Cancer Center in New York tot hij in 1953 de leiding kreeg over de dienst geneeskunde en klinisch onderzoek van het JBI, moedigden vanaf de jaren 1950 jonge artsen uit verschillende diensten van het Instituut aan om zich aan Amerikaanse instellingen te laten doordringen van de nieuwe werkwijzen die toen vooral daar werden ontwikkeld. Zie Claude Gompel, 'L'Institut Jules Bordet: son histoire et son avenir', *Revue Médicale de Bruxelles*, 27, nr. 3 (juni 2006), p. 191-197 (www.amub-ulb.be/system/files/rmb/old/244).

9. 'Kanker begrijpen, markers vinden die zullen helpen bij de diagnose en om het antwoord op bepaalde behandelingen of de prognose van de patiënten te voorspellen, spelen de hoofdrollen bij het zogenaamd translationele onderzoek. Dit onderzoekstype steunt op analyses die werden uitgevoerd op bloed- en/of tumormonsters die – met instemming van de patiënten – werden afgenomen tijdens de diagnose of behandeling. Translationeel onderzoek heeft, geïntegreerd in klinisch onderzoek, de ambitie om ontdekkingen snel te concretiseren in de verzorging die de patiënten wordt aangeboden.' Jules Bordet Instituut, persmap (www.bordet.be).

10. Klinisch onderzoek heeft, bijvoorbeeld, tot doel 'meerdere therapeutische strategieën te vergelijken of nieuwe, innoverende medicatie te testen, vooral voor kankers waarvoor nog geen doeltreffende behandeling bestaat. Klinisch onderzoek is enkel mogelijk indien patiënten zich hiervoor engageren. Dankzij hun medewerking aan klinische proeven kunnen onderzoekers antwoorden vinden voor belangrijke onderzoeksvraagstukken.' Jules Bordet Instituut, persmap (www.bordet.be).

In het Jules Bordet Instituut is het traditie dat artsen zich enkele jaren in de Verenigde Staten in oncologie gaan specialiseren.[8] Zo bracht professor Martine Piccart, diensthoofd geneeskunde aan het JBI, de jaren 1983–1985 door aan het New York University Medical Center, in 2008 herdoopt tot NYU Langone Medical Center. Deze gerenommeerde instelling is een geïntegreerd kankercentrum waar fundamenteel, translationeel[9] en klinisch[10] onderzoek hand in hand gaan. Volgens dit model, dat in de Verenigde Staten wijdverspreid is, werken ook het kankercentrum Gustave Roussy in Villejuif (Val-de-Marne, Frankrijk), het Institut Curie in Parijs en het Charité Comprehensive Cancer Center in Berlijn. Geïntegreerde kankercentra maken het mogelijk kankerpathologieën globaal en multidisciplinair aan te pakken – van het laboratorium waar nieuwe behandelingen worden ontwikkeld, tot het bed van de patiënt waar ze worden getest, en zelfs tot in de herstelfase, waar medische en psychische ondersteuning wordt geboden.

Het is met dit model in gedachten dat professor Martine Piccart en dokter Dominique de Valeriola, sinds 2001 algemeen medisch directrice van het Jules Bordet Instituut, een nieuwbouw extra muros overwogen en verdedigden. Met de hulp van een groep Amerikaanse deskundigen konden ze Philippe Close, Yvan Mayeur en Freddy Thielemans, op dat moment respectievelijk vicevoorzitter van de bestuursraad van de JBI, voorzitter van het OCMW en burgemeester van Brussel, ervan overtuigen dat een verbouwing van de instelling aan de Hallepoort niet alleen ingewikkeld en duur was, maar ook gevaarlijk voor de hoogrisicopatiënten en vooral niet ambitieus genoeg. Het Jules Bordet Instituut moest in staat zijn om zijn missie voort te zetten en zijn activiteiten te versterken om zo een centrum van excellentie te worden op Europees en zelfs op wereldniveau.

Dit hield niet alleen in dat er groter werd gebouwd om meer laboratoria te kunnen huisvesten, meer patiënten te kunnen opnemen en het ziekenhuis met de modernste spitstechnologie te kunnen uitrusten, maar ook dat er een grote universitaire ziekenhuispool tot stand zou komen. Sinds de oprichting van het universitaire Erasmusziekenhuis in de jaren 1970 en de verhuizing van de faculteit Geneeskunde van de Université Libre de Bruxelles naar de campus van Ander-

lecht in 1991 stond het Jules Bordet Instituut ver van het (vooral fundamentele) onderzoek af en kon het niet meer nauw met de facultaire laboratoria samenwerken. De site van de Halle-poort was slechts een tiental kilometer van de Erasmuscampus verwijderd, maar deze afstand volstond om de uitwisseling tussen onderzoekers en artsen minder spontaan te doen verlopen en bij te dragen aan een competitieve sfeer tussen ziekenhuizen. Het Erasmusziekenhuis had een eigen afdeling medische oncologie en eigen klinische proeven en onderzoeksprogramma's ontwikkeld. Het dichter bij elkaar brengen van het JBI en het Erasmus bood de gelegenheid om een eersterangs kankerpool te creëren die alle kankertypes kon behandelen, door de aanwezigheid van alle medische specialiteiten de zorg voor de patiënt kon verbeteren en door het samengaan van klinisch, translationeel en fundamenteel onderzoek de kankerbestrijding kon versterken.

VAN EEN MEDISCHE NAAR EEN POLITIEKE VISIE

Hoe beide ziekenhuizen op dezelfde campus konden worden samengebracht, werd bepaald in een medisch project dat werd uitgewerkt door Dominique de Valeriola in samenwerking met de medische directies van het Jules Bordet Instituut, het Erasmusziekenhuis en het IRIS-netwerk. Het raamakkoord dat het JBI, het OCMW van Brussel, de stad Brussel, de ULB, IRIS en Erasmus in 2005 sloten, was de bestuurlijke en politieke concretisering van een oorspronkelijk medische visie.

Algauw zag men in de verhuizing van het Jules Bordet Instituut naar de Erasmuscampus een kans om de activiteiten van beide instellingen in elkaar te schuiven. Beider oncologische activiteiten zouden geconcentreerd worden in het Instituut, dat ook de leiding zou hebben van een gemeenschappelijk oncologisch zorgprogramma, en de oncologische referentieactiviteiten in de patiëntenzorg zouden geïntegreerd en gecoördineerd worden, van de screening tot de palliatieve behandeling. Deze activiteiten omvatten de ontwikkeling van nieuwe technologieën, klinisch, fundamenteel en translationeel onderzoek, het beheer van de tumorenbank en het kanker-register, en oncologisch onderwijs. Omgekeerd zou het Erasmusziekenhuis de niet-oncologische activiteiten bij kankerpatiënten op zich nemen. Zo zou het JBI kunnen profiteren van de bestaande diensten in dit ziekenhuis: palliatieve zorg, intensieve zorgen, geriatrie, operatie-blokken, chirurgisch dagziekenhuis, anesthesiologie en post-anesthesiezorg. Op wetenschappelijk gebied moesten alle elementen van het klinisch-oncologische onderzoek, in de eerste plaats de labo's voor translationeel oncologisch onderzoek, opgenomen worden in de werking van het nieuwe Instituut, dat deze onderzoeksactiviteiten moest centraliseren en coördineren in een datacenter in zijn gebouw.

Volgens dit medische plan mocht de multidisciplinaire zorg voor kankerpatiënten de autonome ontwikkeling van beide instellingen en het behoud van hun respectieve identiteiten niet in de weg staan. Bepaalde diensten en uitrustingen moesten worden gebundeld en er moesten synergieën worden ontwikkeld die geen van beide instellingen in het gedrang brachten. De identiteit van het Jules Bordet Instituut was en is essentieel om de interesse te wekken van patiënten, artsen, stagestudenten, onderzoeksprojecten en, last but not least, sponsors. Ze was en is onmisbaar voor een omgeving op mensenmaat, aangepast aan de kankerpatiënten, efficiënte zorg, optimale doorstroming en het behoud van een specifieke vorm van financiering. Daarom moest, nog steeds volgens dit medische plan, een architecturale eenheid worden gebouwd die eigen was aan het nieuwe Jules Bordet Instituut. Zo wilde men de bij oncologische zorg horende individualisering en identificatie veiligstellen. Toch zou deze eerder urbanistische dan architectonische convergentie de uitwisseling tussen beide instellingen moeten faciliteren.

Op grond van deze medische visie en het raamakkoord van 2005 stelde het bureau JACOBS een masterplan op waarin de behoeften van het Instituut werden gekwantificeerd en de ligging van zijn activiteitensectoren ten opzichte van elkaar en van die van Erasmus werd vastgelegd. Zo

werd de hoogte van de verdiepingen van het Nieuwe Bordet afgestemd op die van het ziekenhuis om vlot van het ene naar het andere gebouw te kunnen gaan, werd de gemeenschappelijk te gebruiken cyclotron in het midden van het nieuwe complex geplaatst, kwam het operatiekwartier van het Nieuwe Bordet in het verlengde van dat van Erasmus te liggen en werden verbindingen gemaakt tussen het technische plateau in de westvleugel en het Erasmus-dagziekenhuis, zodat de patiënten van het Nieuwe Bordet zich gemakkelijk van het ene naar het andere zouden kunnen begeven. Bij de berekening en de uitwerking van de oppervlakten voor de JBI-activiteiten werd rekening gehouden met de oppervlaktebesparing die de synergie met Erasmus zou opleveren. Zo werd het aantal bedden van 154 in het oude Bordet verhoogd tot 250. Deze verhoging van de opvangcapaciteit moest de oncologische activiteiten van Erasmus (100 bedden) opvangen, anticiperen op de vergrijzing van de bevolking, het hoofd bieden aan de toenemende kankerincidentie en inspelen op de groeivooruitzichten van het Nieuwe Bordet. Voor de te verwachten stijging van het aantal oncologische dagopnames werden 27 extra bedden gepland (in het gebouw aan de Hallepoort waren dat er maar 13).

Wat de architectonische en urbanistische gevolgen van deze medische ambitie zijn, blijkt uit de documenten die de toenadering tussen beide instellingen vastleggen, waaronder de programmerings- en haalbaarheidsstudie van het bureau JACOBS. De bestuurlijke en organisatorische gevolgen zijn te vinden in het raamakkoord van 2005: de nieuwe academische pool, bestaande uit het Erasmusziekenhuis en het geïntegreerde centrum voor kankerbestrijding, wordt paritair beheerd door de ULB en het IRIS-netwerk; elke instelling heeft een eigen medische leiding; de algemene, bestuurlijke, logistieke en financiële leiding van het Bordet Instituut is ten laste van de diensten van het Erasmusziekenhuis; de artsen die kanker behandelen vormen één team onder toezicht van het JBI; artsen die niet-oncologische activiteiten uitoefenen, worden opgenomen in de bestaande Erasmus-structuren; er komt een eenvormig statuut voor de ziekenhuisartsen van beide instellingen.

Toch waren er bij het begin van de werkzaamheden en zelfs bij de oplevering van het Nieuwe Bordet nog onderhandelingen over deze organisatieprincipes, de verdeling van de oppervlakten en de gemeenschappelijkheid van bepaalde diensten. De politiek had vanaf het begin en tot de start van de bouw van het Nieuwe Bordet vragen bij een academische pool met als pronkstuk een eersterangs geïntegreerde kankerpool. De geloofwaardigheid van het project nam toe door de passie van enkele sleutelfiguren (onder wie Frédéric Coteur, directeur infrastructuur bij het JBI), de voortgang van de medische visie en de haalbaarheidsstudie met haar gedetailleerde programmering. Belangrijk was ook dat er in Europa een tendens bestond om afzonderlijke ziekenhuizen te groeperen in dit soort polen, omdat dit niet alleen een bundeling van krachten en nauwe samenwerking mogelijk maakte, maar door de schaalvergroting ook kostenbesparend werkte. En in een centrum voor kankerbestrijding geldt: hoe groter de opvangcapaciteit, des te meer wordt het zorgpersoneel geconfronteerd met verwikkelingen en zeldzame vormen van de ziekte, zodat het daarop beter kan inspelen, en des te meer klinische studies kunnen er worden uitgevoerd, wat tot fundamentele ontdekkingen kan leiden. Philippe Close, burgemeester van Brussel, was voorstander van een medisch polycentrisme met dit soort groeperingen, op voorwaarde dat de lokale uitoefening van de geneeskunde niet wegviel. Daarbij vond hij het noodzakelijk om in de binnenstad – en in het algemeen – een ambulante zorg te behouden die letterlijk dicht bij de bewoners stond. Bordet-patiënten moesten een deel van hun behandeling of onderzoeken kunnen ondergaan in het Sint-Pietersziekenhuis als ze in het stadscentrum woonden, of in het Brugmann als ze in het noordwesten van Brussel woonden. Ze moesten dagelijks of wekelijks terechtkunnen in voor hen bestemde diensten in andere ziekenhuizen, wat inhield dat de informatie over de patiënten meer moest worden gedigitaliseerd en gedeeld tussen de ziekenhuizen van eenzelfde netwerk. Volgens Annemie Schaus, sinds 2020 rector van de ULB, houdt dit ook in dat de concurrentie tussen ziekenhuizen uit dezelfde streek in naam van de openbare gezondheid en van hun onderlinge historische banden moet worden overstegen.

# BORDET
# x
# ERASMUS

Een van de parels van de Belgische geneeskunde heeft het grondgebied van Brussel verlaten. De verhuizing naar Anderlecht versterkt echter de kwaliteit van de gezondheidsdiensten van het hele Brussels Hoofdstedelijk Gewest, dat meteen een nog gastvrijere regio wordt. Het medische project raakte verankerd in een ondersteunend politiek project en vervolgens in een architecturaal project, dat op zijn beurt de twintig jaar oude dubbele ambitie belichaamt.

De Erasmuscampus ligt in Anderlecht, op een tiental kilometer van het centrum van Brussel en op een steenworp afstand van de grens tussen het Brussels Hoofdstedelijk Gewest en het Vlaams Gewest. Het is een van de drie campussen van de Université Libre de Bruxelles. De eerste, Solbosch, in Brussel-stad, is de zetel van de universiteit en biedt sinds de jaren 1920 onderdak aan de faculteiten voor Menswetenschappen en de École polytechnique de Bruxelles. De tweede, La Plaine, in Elsene, herbergt de faculteit Wetenschappen en de faculteit Farmacie. Op de Erasmuscampus bevinden zich het Erasmusziekenhuis en de Gezondheidspool met de faculteit Geneeskunde, de faculteit Bewegingswetenschappen, de School of Public Health en het departement Gezondheid van de HELB (Haute École Libre de Bruxelles).

Het Erasmusziekenhuis, dat in 1977 in gebruik werd genomen en nu een capaciteit van 1.048 bedden heeft, was het eerste gebouw op het terrein van de huidige Erasmuscampus. In 1968 werden de bouw van een academisch ziekenhuis met 1.500 bedden en de toewijzing van gelden van het ministerie van Openbare Gezondheid geregistreerd. Bij de scheiding, één jaar later, van de Université Libre de Bruxelles en de Vrije Universiteit Brussel werd de capaciteit van het ziekenhuis gereduceerd tot 900 bedden; de 600 andere zouden in Jette worden beheerd door de VUB. Later werden aan de campus nieuwe diensten en gebouwen toegevoegd, zonder een echt urbanistisch plan. Nu staan er zo'n dertig gebouwen, verspreid over 30 hectare. In 2007 werd een masterplan opgesteld om de hele campus en de toegang ertoe te herorganiseren.

Het Jules Bordet Instituut is een van de laatste gebouwen die op de Erasmuscampus werden opgericht. Aan één kant grenst het aan het ziekenhuis, aan de andere kant kijkt het uit over de Mijlenmeersvallei, een geklasseerd landschap dat typisch is voor het Pajottenland, een vruchtbaar en heuvelig landbouwgebied. Het Nieuwe Bordet ligt niet meer dicht bij het centrum van Brussel, maar biedt de patiënten een rustgevend uitzicht over een weids landschap. En de multidisciplinaire gezondheidscampus eromheen biedt mogelijkheden voor samenwerking met het academische ziekenhuis en met een brede waaier aan paramedici: verplegers, kinesitherapeuten, psychomotorisch therapeuten enzovoort. De globale zorg voor kankerpatiënten tijdens en na hun behandeling die het Jules Bordet Instituut eerder al verstrekte, zal erdoor versterkt en verrijkt worden. Door de toenadering tot de ULB liggen ook ambitieuze projecten op het snijpunt van oncologie, technologie, recht en economische wetenschappen in het verschiet. Alles is gunstig voor de consolidering van een eersterangs geïntegreerde kankerpool.

HET NIEUWE BORDET EN HET NIEUWE ERASMUS

Aanvankelijk wilde men het Nieuwe Bordet vlak bij Erasmus bouwen, bijna ertegenaan, om de verbindingen en convergenties tussen de diensten te optimaliseren. Om het bouwprogramma te 'illustreren' en te kunnen 'nagaan dat er minstens één bevredigende oplossing voor de vestiging van het Instituut op de site in Anderlecht bestond',[11] was de haalbaarheidsstudie als aanhangsel aan het reglement van de architectuurwedstrijd van 2007 toegevoegd; in die studie werd een eengemaakt ziekenhuiscomplex geschetst waarin de nieuwe gebouwen van Bordet rond de bestaande van Erasmus lagen, met in het midden het gebouw voor de cyclotron en de PET-scan. Ook al ging het hier slechts om een van de mogelijke oplossingen, de schets maakt wel duidelijk dat men de twee instellingen op dat moment zo dicht mogelijk bij elkaar wilde hebben. Het verschil in positionering tussen wat men had gepland en de huidige plaats van het nieuwe Jules Bordet Instituut is symbolisch voor de afstand die beide instellingen van elkaar hebben

11. Reglement van het Concours nr. NIBI 01/0, aanhangsel 5, JACOBS, p. 37.

genomen of moeten nemen naarmate het project en de studies over de technische, logistieke en financiële haalbaarheid vorderden.

Hoe komt het dat de twee instellingen steeds verder van elkaar af kwamen te staan? Doordat het veel voeten in de aarde had vooraleer de medische visie op bestuurlijk en politiek vlak concrete vormen kon aannemen? Doordat de diensten van Erasmus niet klaar waren voor zoveel gemeenschappelijkheid? Doordat sommige convergenties het Jules Bordet Instituut geen voordeel bleken te zullen opleveren? Dat het Instituut uiteindelijk tachtig meter meer naar het westen kwam te liggen, is in werkelijkheid vooral te wijten aan Nieuw Erasmus, een uitbreidingproject uit 2013 – acht jaar na de ondertekening van het raamakkoord voor het Nieuwe Bordet – voor het op dat moment 35 jaar oude Erasmusziekenhuis. Op een vrij groot stuk grond vlak bij het ziekenhuis zou 80.000 m² hospitalisatieruimte worden gebouwd, terwijl er al 30.000 m² logistieke ruimte was gepland. Volgens het masterplan van het Nieuwe Erasmus zouden alle ziekenhuisdiensten naar nieuwe lokalen verhuizen en zouden de oude gebouwen worden verbouwd tot faculteitsruimen, kamers en kantoren. De gemeenschappelijke ruimten van Erasmus en Bordet zouden pas later worden gebouwd en de verbindingen tussen de bestaande diensten vielen weg. Daardoor moest het nieuwe Jules Bordet Instituut niet alleen opschuiven, maar ook een hele reeks ruimten bevatten waardoor het autonoom kon zijn ten opzichte van het Nieuwe Erasmus, waarvan de bouw onzeker bleef. Deze autonomie was nochtans relatief, want op termijn moest er een technische en geografische eenheid tot stand komen waarin zowel het Nieuwe Bordet als de oude en nieuwe gebouwen van het Erasmusziekenhuis waren opgenomen. Zo moesten de verdiepingen van de verschillende gebouwen op gelijke hoogte blijven en werd geanticipeerd op de doorstroming van de ene naar de andere unit.

In 2022 wacht het Nieuwe Bordet nog steeds op het Nieuwe Erasmus, getuige de uitsparingen in de oostgevel. Daarop moeten later loopbruggen worden aangesloten die beide entiteiten met elkaar verbinden. In afwachting van de bouw van het Nieuwe Erasmus kunnen patiënten, materiaal en personeel van de ene naar de andere entiteit via een tunnel op kelderniveau. Al deze wijzigingen vonden plaats terwijl de bouw van het Nieuwe Bordet al aan de gang of zelfs bijna ten einde was. Hoewel men medisch gezien van beide entiteiten één groot geheel wilde maken, konden die hun eigen agenda duidelijk niet loslaten. De politieke concretisering van de eenmaking kwam er pas begin 2022, in de periode waarin het Nieuwe Bordet werd ingehuldigd en opgestart.

HET HUB: EEN LATE POLITIEKE CONCRETISERING

Het HUB (Hôpital Universitaire de Bruxelles), een associatie van het Jules Bordet Instituut, het Universitair Erasmusziekenhuis en het Universitair Kinderziekenhuis Koningin Fabiola (UKZKF), werd bij notariële akte opgericht op 28 september 2021. Drie dagen later werden de leden van de bestuursraad benoemd: voorzitter Renaud Witmeur, autoriteiten van de stad Brussel en de ULB, vertegenwoordigers van Erasmus, Bordet en het UKZKF, en twee onafhankelijke bestuurders. Het HUB is het resultaat van meer dan vijftien jaar gelijktijdige evolutie van de geneeskunde en de politiek in Brussel – vijftien jaar ontwikkeling, op papier en in steen, van het 80.000 m² grote Nieuwe Bordet, dat nu moet beginnen te werken.

Het HUB is een ziekenhuisgroep in de zin van artikel 8 van het koninklijk besluit van 30 januari 1989 'houdende vaststelling van aanvullende normen voor de erkenning van ziekenhuizen en ziekenhuisdiensten alsmede tot nadere omschrijving van de ziekenhuisgroeperingen en van de bijzondere normen waaraan deze moeten voldoen'.[12] Het heeft de juridische vorm van een ziekenhuis-vzw[13] in de zin van artikel 135/1, §1er, 3° van de organieke wet van 8 juli 1976 betreffende de openbare centra voor maatschappelijk welzijn.[14] Het valt onder het privaatrecht, maar oefent een openbare taak uit door diensten, disciplines en uitrustingen te verstrekken die inspelen op de noden van de bevolking en de kwaliteit van de zorg verbeteren. Doel van deze vzw

12. Zie etaamb.openjustice.be/nl/koninklijk-besluit-van-30-januari-1989_n2018014674.

13. Vereniging zonder winstoogmerk in de zin van boek 9 van het Wetboek van Vennootschappen en Verenigingen; citaat ontnomen aan www.ejustice.just.fgov.be/cgi_loi/change_lg.pl?language=nl&la=N&cn=2019032309&table_name=wet.

14. Zie 20210311-maj-aide-memoire-loi-organique-8.7.1976-vf.pdf (noot van de vertaler).

15. *L'Hôpital universitaire de Bruxelles, nouvelle réference en matière de soins hospitaliers publics*, 5 oktober 2021, actus.ulb.be/fr/actus/institution-et-engagements/l«hopital-universitaire-de-bruxelles»-nouvelle-reference-en-matiere-de-soins-hospitaliers-publics.

is het strategisch en operationeel aansturen van de groep om zo 'bij te dragen aan de ontwikkeling van een nieuwe benchmark voor openbare ziekenhuiszorg op internationaal niveau: de volksgezondheid veiligstellen door aan iedereen hoogkwalitatieve zorg te garanderen, door onderwijs en door onderzoek.'[15]

In zijn huidige vorm is het HUB strikt genomen geen fusie, aangezien elke entiteit haar rechtspersoonlijkheid en haar financieringsbronnen behoudt. Het Jules Bordet Instituut blijft een bicommunautair openbaar ziekenhuis, verbonden aan het Brussels Hoofdstedelijk Gewest. Het Erasmusziekenhuis wordt nog steeds gefinancierd door de Franse Gemeenschap (de Federatie Wallonië-Brussel), want in België is geen enkel universitair ziekenhuis bicommunautair. Op HUB-niveau behield men alleen een beheerscomité en een wetenschappelijk comité. Ook werden enkele ondersteunende diensten, zoals de IT-afdeling, de apotheek en de logistiek, gebundeld om de werking van de groep, die nu 1.420 ziekenhuisbedden en meer dan 6.000 medewerkers telt, te stroomlijnen.

De ziekenhuizen behouden hun eigen naam en de mogelijkheid om onder die naam te communiceren. Volgens een reeks actoren, waaronder de Jules Bordet Vereniging (voorheen Vrienden van het Jules Bordet Instituut), en zoals reeds werd opgemerkt in het raamakkoord van 2005, is het inderdaad belangrijk, vooral om subsidies en donaties te blijven aantrekken, dat de specificiteit van het Jules Bordet Instituut behouden blijft en dat de instelling niet in een groter geheel opgaat – met dit verschil evenwel dat de naam 'Jules Bordet Instituut' voortaan niet langer alleen naar een gebouw of een site (concreet: het nieuwe gebouw in Anderlecht) verwijst, maar ruimer naar alle, over drie ziekenhuizen verdeelde, oncologische activiteiten van het HUB. Om het hele oncologische onderzoek van de HUB te kunnen financieren, moesten de Vrienden van het Jules Bordet Instituut, de belangrijkste donor en financiële arm van het onderzoek binnen het Jules Bordet Instituut, hun statuten wijzigen. Ze maakten van de gelegenheid gebruik om hun naam te veranderen en zo de band van hun vereniging met de persoonlijkheid van Jules Bordet te consolideren, hoe de merknaam 'Jules Bordet Instituut' in de toekomst ook evolueert.

16. Het Institut Gustave Roussy in Villejuif bijvoorbeeld heeft een capaciteit van 604 bedden en dagopnames.

Een nieuwe architectuur, een nieuw landschap en een nieuw beslissingsorgaan: hiermee zal het Jules Bordet Instituut zijn Europese en internationale gewicht kunnen versterken. In vergelijking met andere Europese kankercentra is de opvangcapaciteit van het Nieuwe Bordet eerder bescheiden,[16] maar door zijn nieuwe onderzoeksinfrastructuren, zijn spitstechnologieën en zijn synergieën met andere medische diensten kan het nu wegen op de opsporing en behandeling van zeldzame tumoren. Het zal met name nog slagvaardiger kunnen bijdragen aan de ontwikkeling van technieken en van specifieke, gerichte medicijnen met minder bijwerkingen en een grotere kans op remissie. En het zal uitdagingen aankunnen zoals de financiering en toegankelijkheid van zeer specifieke behandelingen met een beperkte 'afzetmarkt'.

# Een evoluerende ziekenhuis-infrastructuur

HOOFDSTUK 2

## Van prijsvraag tot oplevering: veertien jaar programma-veranderingen

Op basis van de haalbaarheidsstudie van bureau JACOBS werd in oktober 2007 een prijsvraag voor het nieuwe Jules Bordet Instituut uitgeschreven. Van de zeventien uitgenodigde project-teams werden er acht geselecteerd om mee te dingen. Na onderhandelingen met de drie uiteindelijk gekozen teams werd de opdracht toegewezen aan een consortium dat bestond uit Archi 2000, Brunet Saunier Architecture en TPF Engineering. Daarop volgde een lange periode van studies en bouwwerkzaamheden waarbij het programma steeds opnieuw moest worden aangepast – als gevolg van uitwisseling met het Erasmusziekenhuis, maar ook door ontwikkelingen in de geneeskunde, nieuwe technologieën voor de behandeling van kanker en nieuwe bouwnormen in het algemeen en in het bijzonder voor zorgruimten.

De initiële studie van JACOBS vertaalde de ambities van het Jules Bordet Instituut in het medische project, bijgestuurd met het oog op de toenadering tot het Erasmusziekenhuis, in kwantitatieve (oppervlakte) en kwalitatieve (functies) termen: er zou een complex met 250 bedden worden gebouwd op een gebruiksoppervlakte (GO) van 34.330 m², verdeeld over een medisch-technische verdieping van circa 11.206 m², een onderzoekspool van 4.850 m², een hospitalisatiedienst van 6.448 m², een bestuurlijke en logistieke pool van 7.200 m² en technische ruimten op ongeveer 4.600 m². Nog voor de start van de studies werd deze schatting naar boven bijgesteld, tot 50.000 m². Tijdens de studies gebeurde dat nog eens, zodat in oktober 2021 een gebouw van 70.000 m² (GO) in gebruik werd genomen, meer dan het dubbele van het oorspronkelijke project. Deze 35.000 m² extra oppervlakte is het resultaat van een toegenomen vertrouwen in de medische visie, verdedigd door de artsen, in het vooruitzicht dat de kankerpool zich verder zou ontwikkelen. Er werd letterlijk groter gedacht. De opdrachtgever besefte dat de in het masterplan van 2008 voorziene 50.000 m² (GO) geen ruimte voor uitbreiding bood. Nog voor de oprichting had het gebouw al zijn verzadigingspunt bereikt. Het aantal bedden lag er wel veel hoger dat in het gebouw bij de Hallepoort, maar de onderzoeksruimten waren zeer krap en men had er niet aan gedacht om plekken vrij te houden waar bij onvoorzienbare ontwikkelingen van activiteiten zou kunnen worden bijgebouwd. Daarom werd besloten om de capaciteit van het gebouw te vergroten door twee extra verdiepingen toe te voegen. De technische ruimten – die zich oorspronkelijk op het dak boven het operatiekwartier bevonden en dus niet in de totale oppervlakte werden meegeteld – werden naar binnen gehaald, want de etage van het blok moest op hetzelfde niveau blijven als die van Erasmus. Uiteindelijk kwamen er dus drie hele programmalagen bij (van elk 10.000 m²). En door de verplaatsing van het JBI met ongeveer tachtig meter om het Erasmusziekenhuis uitbreidingsmogelijkheden te geven, moesten alle logistieke functies weer in het Bordet Instituut zelf worden ondergebracht. Daarvoor werd het gebouw niet vergroot, maar 30 procent van de oppervlakte moest geherprogrammeerd worden. En toen bleek dat het Nieuwe Erasmus niet gelijktijdig met het Nieuwe Bordet zou worden gebouwd, werd halverwege de werkzaamheden een verbinding met de kelder van het Erasmusziekenhuis toegevoegd.

In de loop van de tijd, soms zelfs tijdens de werkzaamheden, moest het Nieuwe Bordet dus plaats bieden aan een aantal nieuwe functies en diensten, waaronder

- onderzoekslaboratoria op een oppervlakte van circa 10.000 m²;

- het laboratorium voor experimentele hematologie[17] van ongeveer 2.000 m², dat werkt volgens de GMP-normen (*Good Manufacturing Practices*), om de groei van de immuno-therapie te ondersteunen en het Instituut in staat te stellen om voor zijn eigen afdelingen maar ook voor potentiële academische en particuliere medewerkers de uitdaging van nieuwe celimmuuntherapieën aan te gaan;

- de afdeling pathologische anatomie, die bij operaties verwijderde tumoren analyseert en in het kader van translationeel onderzoek actief samenwerkt met de JBI-onderzoeksteams, waardoor ze binnen het Instituut echt haar plaats heeft, zoals trouwens verplicht is volgens de internationale ISO-norm 15189 uit 2012;

17. 'Het Laboratorium voor experimentele hematologie (HEMEXP) is een platform gewijd aan het omzetten van nieuwe celtherapieën in betrouwbare en effectieve behandelingen om de overlevingskans van kankerpatiënten te verbeteren door middel van innovatieve benaderingen. De werking van de eenheid gaat vooraf aan en is nauw verweven met de aferese-eenheid en ook met de verderop in het proces gelegen klinische transplantatieafdeling. Ze werkt ook samen met translationele onderzoekseenheden om nieuwe celproducten voor klinisch gebruik te ontwikkelen' (www.bordet.be/nl/celtherapie-hematologie).

- de radiofarmacie, circa 2.000 m², die werkt volgens GMP-normen. Doordat de afdeling zich op dezelfde verdieping bevindt als radiotherapie en nucleaire geneeskunde, kunnen de verschillende diagnostische en therapeutische modaliteiten perfect geïntegreerd worden: de afdelingen kunnen nauw samenwerken en de patiënten kunnen gemakkelijk van het ene apparaat naar het andere worden gebracht.

Dat de opkomst van nieuwe normen en de herschikking van de oncologische diensten tussen Bordet en Erasmus tot programmawijzigingen leidden, is niet het enige. Er moest ook rekening worden gehouden met geavanceerde behandelings- en diagnosetechnologieën die na de start van de studies voor de bouw van het Nieuwe Bordet waren ontwikkeld. Met de steun van de Vrienden van het Jules Bordet Instituut kon het Nieuwe Bordet overgaan tot de aankoop van twee nieuwe lineaire versnellers van de jongste generatie en een Elekta Unity MRI-Linac, een innovatief apparaat dat zeer nauwkeurige Magnetic Resonance Imaging (met 1,5 Tesla) combineert met adaptieve bestraling van de tumoren door een lineaire versneller (LINAC). Dat de studies en werkzaamheden veertien jaar in beslag hebben genomen (en dan spreken we nog niet over de eerdere jaren waarin het medische project vorm kreeg), heeft dus niet kunnen verhinderen dat het Jules Bordet Instituut nu is uitgerust met de meest geavanceerde technologieën en de strengst genormeerde ruimten.

# Het archetype van de monospace op de proef gesteld

De geneeskunde evolueert veel sneller dan de architectuur. Ziekenhuisprojecten zijn gespreid over vele jaren, tien of meer, zoals bij het Jules Bordet Instituut het geval is. Om te voorkomen dat ziekenhuizen al bij de oplevering verouderd zouden zijn, ontwikkelde bureau Brunet Saunier Architecture in de jaren 2000 de 'monospace', een eenvoudige en rationele typologie waarmee ziekenhuisfuncties heel flexibel georganiseerd kunnen worden. Het paste dit toe bij het Grand Hôpital de l'Est Francilien in Marne-la-Vallée, opgeleverd in 2012 en bij het Hôpital Nord Franche-Comté in Trévenans, opgeleverd in 2016, en vervolgens, in samenwerking met het Brusselse bureau Archi 2000 en TPF Engineering, in Anderlecht. De extreme modulariteit, de grote polyvalentie en de compactheid van hun voorstel trokken de aandacht van de jury. Niemand kon voorzien dat het project van het Nieuwe Bordet nog grote wijzigingen zou ondergaan, maar vanaf 2008 werd vanuit het politieke en operationele landschap van deze eersterangs geïntegreerde kankerpool duidelijk dat men zijn programmatie en organisatie niet mocht bevriezen in een architectuurproject dat strikt beantwoordde aan het programma dat in de prijsvraag was voorgesteld. De omwentelingen, toevoegingen en herconfiguraties die tijdens de studies of de werkzaamheden plaatsvonden, hebben het monospace-concept inderdaad duchtig op de proef gesteld. Bovendien was het JBI-project 'ideaal' om de relevantie en doeltreffendheid van het concept te analyseren.

DE MONOSPACE: HET ARCHETYPE, HET MODEL EN DE CONCRETE UITWERKING ERVAN

Historisch gezien kent de ziekenhuisarchitectuur slechts enkele archetypes. Ze belichamen stuk voor stuk de gezondheids- en hygiëne-idealen van een bepaald tijdperk. Het zogeheten dubbele-kamtype[18] was met zijn ventilatiesysteem een eerste uiting van het negentiende-eeuwse hygiënisme. Het paviljoenziekenhuis en de tuinwijken voor zieken waren een antwoord op het aërisme van de jaren 1860-1930. En het blokziekenhuis, naar Amerikaans model, past in het rationele denken van de jaren 1930-1960. Dit functionalisme werd ten top gedreven met de vermenigvuldiging van ruimten die nauw op een bepaalde functie waren afgestemd in all-in-one-ziekenhuizen en ziekenhuizen met voor elke eenheid een afzonderlijk blok. Aan elke visie op zorg en gezondheid beantwoordde dus een architectonisch type. Op basis hiervan werden talrijke ziekenhuizen gebouwd, waarvan het ene het archetype al getrouwer weerspiegelde dan het andere.

18. Een lange hoofdgang heeft links en rechts tanden als van een kam, waarin de diverse afdelingen zijn gevestigd (noot van de vertaler).

Het opmerkelijkste historische voorbeeld is beslist het Hôpital Lariboisière van de Franse architect Martin-Pierre Gauthier, dat in 1854 in Parijs zijn deuren opende. De plattegrond van dit gebouw gaat terug op het niet aan een bepaalde plaats gebonden 'Projet d'hôpital pour 800 malades', dat architect Dominique-Jean Du Puy exposeerde op de Salon van 1844 en dat hij nog hetzelfde jaar samen met een aantal tekeningen presenteerde in César Daly's *Revue générale de l'architecture et des travaux publics*. Met zijn perfect samengestelde architectuur was dit project de vertaling van alle programmagegevens waarover men het in die tijd in ziekenhuismiddens en in het bestuur van burgerlijke gebouwen eens was. Dit modelziekenhuis was op zijn beurt geïnspireerd door het Royal Navy Hospital in Stonehouse bij Plymouth, dat zijn deuren opende in 1765 en een voorbeeldige omgeving was voor de behandeling van virussen en besmettelijke ziekten die Engelse zeelieden meebrachten van hun ontdekkingsreizen. Met zijn uitwerking van Du Puys utopische project realiseerde Gauthier de eerste en duidelijkste concretisering van dit ideaal. Hij nam diens modelziekenhuis bijna letterlijk over in de Clos Saint-Lazare: er waren slechts wat kleine aanpassingen aan de context, en de as van het gebouw werd op één lijn gebracht met de kerk van Saint-Vincent-de-Paul, het enige gebouw dat daar in 1845 al stond.

Dit voorbeeld van een ziekenhuisarchetype laat zien dat ziekenhuisarchitectuur zelden het resultaat is van een bepaald programma in een bepaalde context. Voor ziekenhuizen kan de specifieke, gelokaliseerde, gekwantificeerde context van een opdracht inderdaad niet het uitgangspunt van het ontwerp vormen. Ziekenhuisarchitectuur steunt veeleer op de globale gezondheidscontext: normen, beleid, technologie, overtuigingen. Tegenwoordig wordt ze vooral bepaald door de veranderlijkheid van de medische, politieke en technologische normen, maar ook door de overtuiging dat architectuur duurzaam moet zijn: ze moet deze veranderlijkheid overstijgen en de tand des tijds doorstaan. De monospace belichaamt dit ideaal van een duurzaam en universeel ziekenhuis dat vanuit zijn eigen architectuur oneindig kan veranderen. Tegenover het onvaste programma dat een ziekenhuis is, stelt hij een vaste, onveranderlijke, niet-tijdgebonden vorm. Hij is als het ware een hybride tussen een werktuig dat alleen voor de huidige tijd wordt gebouwd en een tijdloos monument. Hij is aangepast aan de ziekenhuiswerking en aanpasbaar aan de evolutie hiervan. Met de monospace komt het ziekenhuis dus los van een 'primair en blind' functionalisme om te evolueren naar een 'transcendent functionalisme'.[19] In deze simpele en banale, logische en rationele architectuur kan elke functie vrij haar plek vinden, spreken of zwijgen, groter of kleiner worden zonder dat het evenwicht van het geheel op de helling komt te staan.

De monospace is veeleer een omgeving dan een vorm. Het is een doorlopende ruimte die neutraal wordt doordat alles tot het essentiële wordt gereduceerd en de differentiërende en oriënterende elementen per eenheid worden verdeeld. Vaste onderdelen (onder meer stijgpunten, brandtrappen, stromen) keren overal in het ziekenhuis terug, tot in de kleinste uithoeken. Dit generische aspect wordt verkregen door het gebruik van één structureel raster in de drie dimensies en door een strikt stromennetwerk. De patio's op elke bouwlaag zorgen voor een gelijkmatige verlichting. In dit ideale schema zijn de verblijfs-, zorg- en technische ruimten formeel niet van elkaar onderscheiden. Theoretisch is elke functiewissel mogelijk. De afdelingen kunnen om het even waar worden ingepland. Wel is het (gesloten en beschermde) technische en medische universum door het principe van de dubbele verkeersstroom onderscheiden van het (open en verlichte) universum van zorg en rust.

Door zijn flexibiliteit kan de monospace onvoorspelbare wendingen aan. Alles kan er worden verzorgd, de onzekerheid is ingecalculeerd, uitzonderlijke situaties en potentiële crisissen – zoals we met covid-19 hebben meegemaakt – kan de monospace de baas. De ruimten zijn niet berekend op of aangepast aan specifieke functies. Daarom kunnen er bij noodsituaties tijdelijk nieuwe diensten worden gehuisvest. Zo kunnen sectoren die al met ambulante chirurgie zijn uitgerust snel worden omgebouwd tot een intensivecareafdeling. Ruimten zoals de conventionele logeerkamers zijn wel op een aangepaste manier gedimensioneerd en ingericht, maar kunnen

19. Beide begrippen komen uit Jean Hélion, 'Termes de vie, termes d'espace', *Cahiers d'Art*, nr. 7-10 (december 1935).

toch eenvoudig tot zalen voor levensreddende zorg worden omgevormd. En als neutrale ruimten zoals de hal, wachtzalen en parkeerplaatsen vooraf zijn uitgerust, kunnen ze de algemene capaciteit van het ziekenhuis tijdelijk verhogen. In zijn ideale vorm is de monospace een wendbare en responsieve ziekenhuisinfrastructuur, waarmee het onzekere toch kan worden gepland.

## DE CONCRETE UITWERKING IN HET NIEUWE BORDET

De uiterste vereenvoudiging van de ziekenhuismachine door het monospace-archetype maakt het mogelijk om de eigenheden en onregelmatigheden van een concrete opdracht vlot op te vangen. Tegelijk verstoort en oriënteert de vestigingscontext onmiskenbaar de regelmaat van het schema. In reactie op een gegeven situatie wordt de onbepaalde en ideale omgeving van het archetype omgezet in een duidelijk, materieel en complexer geheel, in een uniek exemplaar waarvan de verwantschap met het archetype varieert van zeer tot weinig direct. In het boek *Phylum H: Brunet Saunier Architecture on Healthcare* (2019)[20] zijn de specifieke vormen en architecturen te zien die voortkomen uit de ontmoeting tussen archetype, programma en context: de auteurs vergelijken vijf ziekenhuizen van het bureau Brunet Saunier Architecture om hun mate van verwantschap met de archetypische figuur van de monospace in te schatten.

Het Nieuwe Bordet, een van de vijf voorbeelden die in dit boek worden bestudeerd, is heel trouw aan het archetype. Het is een parallellepipedum van 135 bij 82,5 m. Een structureel stramien van 7,5 bij 7,5 m maakt een modulaire coördinatie van al zijn elementen mogelijk. Zes patio's verlichten de verschillende lagen van het ziekenhuis; de routes en andere netwerken zorgen in het hele gebouw op een homogene manier voor de verbindingen; de ruimten zijn efficiënt en rationeel; de af te leggen afstanden zijn nooit overdreven groot. Deze vaste onderdelen dienen als stabiele ondersteuning voor de varianten, die specifieker inspelen op het Nieuwe Bordet-programma, waarin uiteraard rekening is gehouden met de vereisten inzake oppervlakten en functionaliteiten. Hierbij staat het welzijn van de verschillende gebruikers voorop, wat betekent dat de stromen van zorgverleners zo vlot mogelijk moeten verlopen, dat er ruime mogelijkheden moeten zijn voor ontmoetingen tussen disciplines en uitwisselingen tussen onderzoekers en clinici, en dat de patiënt in het parcours dat hij aflegt nergens mag worden gehinderd en elke keer 'een stap verder' moet hebben gezet.[21] Ondanks de toename in omvang en het verlaten van het stadscentrum moet het Nieuwe Bordet de familiale sfeer behouden die de instelling kenmerkt. De zorgomgeving moet uitnodigend, rustgevend, warm en geruststellend zijn. Verder moeten de laatste innovaties inzake uitrusting aanwezig zijn en moet de integratie van het onderzoek in de klinische zorg vooropstaan. Om aan deze behoeften en vereisten te voldoen en ze de juiste ruimten te bieden, stelde de groep bestaand uit Archi 2000, Brunet Saunier Architecture en TPF Engineering al in de prijsvraagfase een aantal schikkingen voor die hun inzending uniek maakten. Achter de verdiepingenhoge 'nissen' in de façade liggen salons met een ruim uitzicht op de buitenwereld. De liften komen uit op een grote, royaal verlichte galerij die doorheen het hele ziekenhuis loopt. Een grote luifel boven het plein voor de ontvangsthal doet de binnenkant van het ziekenhuis naar buiten doorlopen. De kamers zijn voorzien van een raam over de hele breedte van het vertrek, waardoor er veel licht binnenvalt en de patiënt een ruim uitzicht heeft; de borstwering kan dienstdoen als zitplaats. Aan deze ruimtelijke eigenschappen, vastgelegd in de prijsvraagfase, werd later, tijdens de verdere uitwerking van het project, nooit meer getornd – zodat ze nu zelfs de identiteit van het Nieuwe Bordet uitmaken.

Met deze vaste onderdelen, die uit de studiefase naar voren kwamen als matrijzen voor een algehele flexibiliteit, kon men niet alleen de beschreven veranderingen opvangen, maar ook, vooraleer deze werden doorgevoerd, verschillende organisatiescenario's testen. Al in de prijsvraagfase ontwikkelde de groep bestaande uit Archi 2000, BSA en TPF Engineering op basis van de flexibiliteit van de monospace stapsgewijs verschillende organisatieschema's en realisatiehypothesen. Daaruit bleek dat het rigide monospace-principe vele mogelijkheden bood. In de volgende fasen werd dieper ingegaan op varianten die de diensten van het Nieuwe Bordet bij

20. Brunet Saunier Architecture e.a., *Phylum H: Brunet Saunier Architecture on Healthcare* (Berlijn: Hatje Cantz, 2019).

21. Bij zijn aankomst in het Instituut gaat de patiënt op consult bij een zorgverlener. Die schrijft hem biologische onderzoeken voor. De patiënt wacht de uitslag af in de consultatiewachtruimten, de hal of de cafetaria. Daarna gaat hij op consult bij de arts. Die schrijft hem een behandeling voor die MTO (Make to Order) in de oncologie-apotheek wordt geproduceerd. Na een nieuwe wachttijd haalt de patiënt zijn behandeling af in het dagziekenhuis.

elkaar brachten of uit elkaar haalden. Zo werd in juni 2010 voorgesteld om de kantorenverdieping en de laboratoriaverdieping om te wisselen om de inrichting ervan uit te stellen. In een andere variant werden de hospitalisatiediensten verticaal georganiseerd, op verschillende verdiepingen aan de zuidkant, en niet op één bouwlaag, zoals tijdens de prijsvraag was voorgesteld. Ook werden de voordelen en gevolgen van een nog ingrijpender toenadering tussen het Bordet Instituut en het Erasmusziekenhuis onderzocht.

De flexibiliteit van de monospace maakt het bovenal mogelijk om het programma niet te lang van tevoren vast te leggen en het aan te passen aan de resultaten van studies inzake technische, financiële of architecturale haalbaarheid. In deze fase kunnen de afdelingen eindeloos worden gecombineerd. Ook is het mogelijk om stramienen toe te voegen en zo het gebouw uit te breiden, een hoek van het gebouw te verwijderen of zelfs een paar extra bouwlagen boven elkaar aan te brengen, wat trouwens gebeurde toen de totale oppervlakte van het Instituut werd uitgebreid van 49.135 naar 68.265 m² (GO). Na het begin van de werkzaamheden of na de oplevering werd de flexibiliteit uiteraard kleiner. Veranderingen van bestemming en herconfiguraties waarvoor te zware werkzaamheden nodig zijn, zullen zelden worden doorgevoerd. De dimensionering van de verdiepingen en de positionering van de stromen maken het mogelijk diensten in functie van nieuwe behoeften om te wisselen of te wijzigen. Het Jules Bordet Instituut was overigens een proeftuin voor zulke aanpassingen, want sommige diensten werden opnieuw geconfigureerd na de start van de werkzaamheden. Alle respect voor het doorzettingsvermogen van de teams van architecten, ingenieurs, technici en arbeiders die een model moesten aanpassen dat niets theoretisch meer had!

KLEINE CHRONOLOGIE VAN DE FORMELE VERANDERINGEN

Een precieze chronologie opstellen van de formele veranderingen van het JBI van de prijsvraag tot de oplevering, zonder iets over het hoofd te zien, is geen gemakkelijke opgave, maar maakt het mogelijk om de ruimtelijke implicaties van de eerder beschreven programmatische aanpassingen te evalueren. Die chronologie toont aan dat de globale vorm nauwelijks werd gewijzigd: in de loop van het project werd het gebouw alleen drie verdiepingen hoger. Daardoor is het algemene volume minder horizontaal en zijn de patio's dieper dan aanvankelijk gepland. Toegegeven, dit zijn geen kleine veranderingen, maar ze blijven onder controle en ver beneden wat een toename met 60 procent van het totale areaal had kunnen doen vermoeden. Ook de verplaatsing van het gebouw tachtig meter naar het westen bleef niet zonder – vooral positieve – invloed op het oorspronkelijke ontwerp. Omdat de terreinhelling op de nieuwe plek groter is, bevinden de twee laagste verdiepingen zich nu niet meer op kelderniveau – en omdat ze aan de zuidkant liggen, vangen ze veel zon. Deze chronologie biedt ook een beeld van de toevoegingen of weglatingen van bijgebouwen van het Nieuwe Bordet: toegangen, buitenruimten, verbindingen met het Erasmusziekenhuis en quenchbuizen,[22] waarvan er één nu de toegangstotem van het gebouw vormt.

22. Via deze 'ventilatiekanalen voor de verdamping van helium' zoals ze ook worden genoemd, wordt de verdamping van vloeibaar helium dat uit de magneten van de MRI's kan ontsnappen, bij gevaar snel afgevoerd.

# Zorgarchitectuur
HOOFDSTUK 3

Alleen de bewoners van huizen en boerderijen in de Domstraat in het Pajottenland kunnen in één oogopslag het nieuwe Jules Bordet Instituut in zich opnemen. In de loop van de maanden hebben ze dit monolithische parallellepipedum achter hun tuinen zien oprijzen, aan de andere kant van de korenvelden die hen scheiden van het Brussels Hoofdstedelijk Gewest – ver genoeg weg om zich erdoor beschermd te voelen, dichtbij genoeg om het te zien schitteren. De spiegelgevel reageert inderdaad zeer gevoelig op weersveranderingen. Terwijl de ramen van het Erasmusziekenhuis bij volle zon okerkleurig worden, weerkaatst het Nieuwe Bordet dan de kleuren en vormen van zijn omgeving. Op zulke momenten zie je nauwelijks nog wat werkelijkheid en wat weerspiegeling is, en in het gebouw binnenkijken kun je dan al helemaal niet. Het gebouw verschijnt als een homogeen, ongrijpbaar blok in het landschap eromheen. Vier verticale schaduwnissen in de gevel, op regelmatige afstand van elkaar, versterken dat nog en verankeren het gebouw in zijn gastland. Als gasthuis tussen andere gastvrije elementen confronteert het gebouw zijn nabije en verre omgeving met haar onmetelijkheid en haar kwetsbaarheid, haar immanentie en haar eindigheid. Het weerspiegelt ze.

Terwijl het gebouw van ver raadselachtig en eenvormig overkomt, is het van dichtbij rijk aan details. Je ziet dan sterker de horizontale gelaagdheid ervan. De helling aan de westkant maakt duidelijk dat er kelderverdiepingen werden toegevoegd; de gekleurde gordijnen verraden dat er op de eerste en de tweede verdieping hospitalisatiekamers zijn; op de borstweringen van de kantoren op de vijfde verdieping staan dossiers en planten; personeel in witte jassen brengt leven in de terugspringende salons op de eerste verdieping; de verdieping met altijd neergelaten jaloezieën zal de technische verdieping zijn. Het aluminium raamwerk is bekleed met hout; de zijkanten van de verticale openingen zijn met hetzelfde met zilver bewerkte gelaagde glas bekleed als de horizontale sierbanden; de afwisseling van transparante met zwartgekleurde glasvlakken is een subtiele verwijzing naar de verschillende functies van de ruimten erachter.

Aan de noordkant duikt het Nieuwe Bordet pas op nadat je door de campus bent gelopen. Een wandeling van enkele minuten tussen gebouwen van de ULB brengt je van het metrostation Erasmus naar het Instituut, dat je dan plots in zijn volle omvang ziet. Nochtans is het gebouw aan deze kant maar zes verdiepingen hoog en doorbreken slechts twee verticale openingen er de lineariteit van de horizontale sierbanden. Ook met de auto kom je de campus in het noorden binnen, via de weg eromheen. Er is een toegangsweg naar de drop-offzone aan de noordwesthoek van het ziekenhuis. Aan de westgevel markeert een monumentale luifel met het opschrift 'Institut Jules Bordet Instituut' de hoofdingang. Aan de noordkant biedt het voorplein eronder toegang tot het ziekenhuis, aan de zuidkant kijk je uit over het Pajottenland en kunnen patiënten en personeelsleden tot rust komen. Als beschutte openluchtruimte is dit voorplein een zone die de overgang tussen binnen en buiten vergemakkelijkt. Het moet net zo gemakkelijk zijn om het ziekenhuis binnen te gaan als om het te verlaten. De cafetaria aan de noordwesthoek brengt het voorplein de hele dag tot leven. Hij biedt het beeld van een open en levendig instituut – en ook van een zekere luxe. Hier vergeet je het ziekenhuis.

Bezoekers, patiënten en personeelsleden betreden het Instituut rechts van het restaurant, precies in het midden van de westgevel. Vanuit de hal, waar zich de receptie bevindt, heb je zowel een zijwaartse doorkijk, door het restaurant, als een frontale doorkijk, door de centrale straat die het hele ziekenhuis structureert, zodat de eenvoud van die structuur direct opvalt. Die doorkijken vormen een verrassend contrast met de ondoorzichtigheid van het gebouw van buitenaf. Dat werkt schaalverkleinend en vereenvoudigt de toegang. Drie patio's halen het daglicht in de centrale straat binnen en bieden doorkijken naar de lucht en de verschillende lagen van het Instituut. Vanuit de aanpalende salons zie je de kantoren, de spreekkamers en de patiëntenkamers en wie er in- en uitgaat. Een imposante houten gevel vóór de patio's onttrekt de verticale distributiekernen aan het gezicht. Daarachter bevinden zich de geruisloze liften voor respectievelijk zieken, bezoekers en goederen, die de op- en neergaande bewegingen van deze drie categorieën netjes van elkaar gescheiden houden.

Dat herhaalt zich op elke verdieping. De verticale stromen leiden naar een dubbele centrale verdeelas over de hele lengte van het ziekenhuis. Die ontvangt daglicht van zes patio's met uitzicht tot diep in het gebouw. De patio's worden per verdieping groter, zodat de aanpalende vertrekken steeds verderaf liggen. Ze vormen ook een adempauze in de repetitieve, lineaire opeenvolging van toegangsdeuren tot de verschillende diensten. Ook de achteruitspringende salons op de snijpunten van verschillende verkeersassen zijn uitzonderlijke plekken. Ze hebben grote buitenramen en vormen op elke verdieping ruimten van rust en ontmoeting. Ze liggen boven elkaar en vormen zo de verticale openingen die de ziekenhuisgevel ritmeren. Terwijl het met zilver bewerkte glas van de zijkanten van de verticale openingen het landschap weerspiegelt, omlijst het raamwerk andere, frontale uitzichten op datzelfde landschap.

De bewuste keuze voor het weglaten van differentiërende elementen, die hand in hand gaat met de keuze voor modulariteit en omkeerbaarheid van de ruimten, wordt gecompenseerd door de vele lengte- en breedte-uitzichten, de doorkijken door de patio's en de vluchtpunten: daardoor vindt de gebruiker gemakkelijk zijn weg naar de verschillende diensten. Alle verdiepingen en alle diensten hebben hetzelfde soort meubilair, in dezelfde materialen. De functie bepaalt dus niet de waardigheid van een ruimte. Er is gekozen voor neutrale, discrete kleuren. De muren van alle 'openbare' en gedeelde ruimten van het Instituut (voorplein, hal, centrale straat, salons) zijn bekleed met houtfineer, dat doorloopt in de plafonds en daar is opengewerkt om de verlichting harmonieus erin te kunnen verwerken. Deze ontvangst- en pauzeruimtes onderscheiden zich dus van de meer functionele en private ruimten. De matte, absorberende materialen (hout, stof) contrasteren met de technische, steriele, gladde oppervlakken. Het Jules Bordet Instituut blijft een zorgcentrum, met zijn hygiëne- en veiligheidseisen. De technische elementen van de ziekenhuismachine (ventilatie- en luchtroosters, bewegwijzering en oproepsignalen, leuningen, elektrische elementen, enzovoort) zijn zichtbaar zonder op te vallen. In de voor het overige gladde oppervlakken van muren, vloeren en plafonds onderstrepen ze het technische niveau van het Nieuwe Bordet. Deze uiting van hightech wordt vervolledigd door telescooparmen, controleschermen en andere monitoren. Net zoals het meubilair verlenen ze de ruimten een eigenheid in verband met hun functie, die door de algemene neutraliteit anders niet te onderkennen zou zijn.

Patiëntenkamers, spreekkamers, verkoeverkamers, kantoren, vergaderruimten en laboratoria, allemaal zijn ze even zorgvuldig onder handen genomen. De oppervlakte en uitrusting ervan bepaalden waar ze ingepland werden. Waar dat ook was, aan de gevelzijde of rond de patio, ze hebben allemaal veel raamoppervlakte, meestal over de hele breedte van het vertrek. 45 cm hoge banken vormen de borstweringen en dienen als zitjes of planken voor bloemen, tijdschriften en persoonlijke spullen. Zelfs de operatiezalen hebben daglicht en uitzicht naar buiten.

De vaste bezoekers van het oude Bordet waren bang van de schaalvergroting in het Nieuwe Bordet. Uiteindelijk viel het best mee: ze zagen geen breuk tussen het gebouw aan de Hallepoort en de creatie in Anderlecht. Wat het gebouw van Gaston Brunfaut en Stanislas Jasinski had, heeft ook dat van Archi 2000, Brunet Saunier Architecture en TPF Engineering: eenvoudige, vlotte parcoursen, een rationeel plan en een rationele bouw, discrete decors en versieringen, aseptische materialen en oppervlakken. De architecturale stijl is iconisch maar discreet. In het Nieuwe Bordet vind je de eigen sfeer van het Instituut terug, aangepast aan de normen van eenentwintigste eeuw. De nieuwe instelling is banaal in de positieve etymologische betekenis van het woord: 'te gebruiken door alle bewoners van een bepaald gebied'.[23] Door de genereus bewerkte genericiteit van de architectuur is het Nieuwe Bordet tegelijk eigentijds en tijdloos, gewoon en kostbaar. Het weglaten van overbodige expressiviteit en symboliek laat ruimte voor zorg in de meest algemene betekenis van het woord. Verzorgde architectuur voor zorgarchitectuur.

23. Van Dale Online (noot van de vertaler).

# Het bewoonde Instituut

HOOFDSTUK 4

# Het Instituut in cijfers

120.000 m³ puin
2.000 funderingspalen
51.000 m³ beton
2.074.317 kg stalen wapening
784.306 kg stalen profielen
12.500 m³ metselwerk
900 ton lood
8,5 km afvoerleidingen
7.500 m gangen
3.800 binnendeuren
6 patio's
20 personen- en goederenliften
6 radiotherapiebunkers
57 spreekkamers
450 kantoren
251 kamers
45 technische ruimten
33.000 m² beglazing
15.000 m² zichtbeglazing

18.000 m² ondoorzichtige beglazing
3.700 mct jaloezieën
3.500 m² lamellengevel
2.500 m gordijnroedes
3.750 m gordijnen
404.000 m² gipsplaat
50.000 m² pvc-vloeren
140.000 m² verf
208 porseleinen wastafels
329 waskommen
230 douches
469 toiletten
740 wastafelmengkranen
157 thermostatische mengkranen
20 gemotoriseerde tweerichtingsbranddeuren
10.000 deurklinken
16.324 ledlampen
1.250 stuks noodverlichting
8.034 unieke stopcontacten

# Gebruik en gebruikers

Het Jules Bordet Instituut is een leef- en zorgomgeving voor gebruikers met uiteenlopende profielen en behoeften. Je kunt die indelen in patiënten en personeel (met het Instituut als werkplek en werktuig), maar dat zijn geen twee homogene categorieën. Wat de eerste categorie betreft: bij hen varieert het aantal ziekenhuisbezoeken, naargelang van het kankertype en het kankerstadium. Van de meer dan 30.000 patiënten die er jaarlijks worden opgenomen (inclusief de dagopnames), hoeven sommigen slechts één keer te komen en anderen meerdere keren gedurende een kortere of langere periode, terwijl er ook zijn die er maandenlang verblijven. Sommigen staan aan het begin van een behandeling, anderen zijn in een remissieperiode. Ieder bekijkt de ruimten, de uitrustingen en het personeel vanuit zijn eigen situatie. Het ziekenhuis moet ook de families en de bezoekers, die zelf indirect door de ziekte getroffen zijn, zo goed mogelijk kunnen opvangen. Wat de tweede categorie betreft: het Instituut biedt werk aan 1.200 mensen, onder wie 237 artsen. Alle medisch en paramedisch personeel is ondergebracht in de zorg- en diagnosediensten: chirurgen, artsen, radio-oncologen, radiologen, verpleegkundigen, verzorgenden, spoedartsen, kinesitherapeuten, diëtisten, psycho-oncologen, tabakologen, ergotherapeuten, logopedisten enzovoort. De laboratoria en onderzoeksplatformen zijn samenwerkingsverbanden tussen de betrokken diensten, zoals het ethisch comité, de IT-dienst en de bestuurlijke dienst. Bij de 158 professionals die zich toeleggen op onderzoek, zijn er doctoren in de wetenschappen, postdoctorale studenten en doctorandi, maar ook statistici, onderzoekscoördinatoren, datamanagers, apothekers-onderzoekers, technici en administratief personeel. De algemene diensten zijn verantwoordelijk voor alle ondersteunende functies voor zorg- en onderzoeksactiviteiten. Het gaat hier om zeer uiteenlopende functies: er zijn secretarissen, receptionisten, onderhoudspersoneel, maatschappelijk werkers, bibliothecarissen, archivisten, communicatieverantwoordelijken, financieel beheer, algemeen beheer, medisch beheer, IT'ers, infrastructuurbeheer, technici, bemiddelaars, apothekers en hr-verantwoordelijken. Ook verenigingen spelen een belangrijke rol, of ze nu ter plaatse gevestigd zijn, zoals de Jules Bordet Vereniging, of het Instituut bezoeken voor specifieke acties, zoals de vzw's Volont'R en Vivre comme Avant. Deze verenigingen bestaan deels of uitsluitend uit vrijwilligers die de patiënten verwelkomen, hun een vieruurtje brengen of gewoon een praatje met hen slaan.

Al deze bewoners, elk met een eigen ritme en eigen behoeften, leven samen in een structuur die het juiste evenwicht tussen afstand en nabijheid mogelijk maakt. Terwijl de contacten en

convergenties tussen personeelsleden gestimuleerd worden, waakt men erover dat er tegenover de patiënten voldoende afstand wordt bewaard. Het samenbrengen van zorg-, onderzoeks- en diagnostische activiteiten in één infrastructuur zet onderzoekers en artsen ertoe aan om elkaar op een geplande of toevallige manier te ontmoeten en zo het primaire doel van een geïntegreerd centrum voor kankerbestrijding te belichamen. Ook moet het onderzoek snel tot bij de patiënt kunnen geraken en moet omgekeerd de informatie over de patiënten gemakkelijk tot bij de onderzoekers kunnen komen.

Doordat elke verdieping in het Nieuwe Bordet zijn eigen hoofdopdracht heeft, kunnen de verschillende diensten er zowel efficiënter als autonoom werken en het binnenkomen en weggaan onder controle houden. Anderzijds zorgen de verkeersroutes en de vele gedeelde ruimten ervoor dat de verschillende lagen van het Instituut op enkele belangrijke punten met elkaar in contact kunnen komen. Deze ruimten maken ontmoetingen mogelijk zonder dat de privacy en de rust van de patiëntenkamers of de kantoren verstoord worden. Zo is het Nieuwe Bordet zowel een zorgplatform als een interface voor uitwisselingen en een woonomgeving.

# Ingebedde technologieën

Het kankeronderzoek vordert met rasse schreden. In de afgelopen jaren ging men over van een globale strijd naar het uitwerken van gerichte behandelingen voor elk type kanker. We spreken niet meer van 'kanker', maar van 'kankers'. Er zijn bijvoorbeeld verschillende soorten borstkanker. Deze precisie-oncologie werd mogelijk door de opkomst van gerichte therapieën (waarbij gezonde cellen niet geraakt en bijwerkingen vermeden worden), door de individualisering van de behandeling volgens het pathologische en moleculaire profiel van de patiënt en door de ontwikkeling van geavanceerde technologieën en apparaten. Vooral de radiotherapie is volop in ontwikkeling: men kan bij het bestralen nu snel beelden verkrijgen die kwalitatief evenwaardig zijn aan radiologische beelden. Daardoor kunnen de positie en de intensiteit van de stralen in realtime aan de respons op de behandeling worden aangepast. Men spreekt dan van 'direct aanpasbare' radiotherapie. Met deze ongelooflijk precieze berekeningen kunnen tumorcellen heel gericht en precies met de optimale dosis worden bestraald zonder daarbij het gezonde weefsel eromheen te raken.

Met zijn geïntegreerd onderzoeksplatform en zijn nieuwe ingebedde technologieën volgt het Nieuwe Bordet het nieuwe paradigma van oncologie op maat. De eerste kelder, een half ingegraven verdieping met patio's en uitzicht op het zuiden, is volledig gewijd aan radiologie en nucleaire geneeskunde. De waaier aan door het Instituut ontwikkelde technieken zal er verder kunnen worden uitgebreid, zodat er steeds preciezer en gerichter kan worden gewerkt. Op 27 april 2022 opende het JBI zijn Excellence Center voor Radiotheranostiek. Radiotheranostiek is een fusie van (moleculaire) diagnostiek en (radionucleïde) therapie. Het centrum beschikt over vijf kamers voor kortdurige geïsoleerde ziekenhuisopname van patiënten in behandeling, speciaal gebouwd en uitgerust om de omgeving te beschermen tegen radioactieve besmetting. Om het radioactieve afval op te vangen wordt het water van hun toiletten en douches afgevoerd naar zes tanks van 12.000 liter. Een laboratorium produceert op aanvraag farmaceutische producten met radiomarkering. Ook is het centrum uitgerust met een volledig digitale SPECT/CT-camera (StarGuide) van de nieuwste generatie – voor het visualiseren van de locatie van toegediende radiofarmaceutische producten in het lichaam van de patiënt na de therapie en het berekenen van de stralingsdosissen – en met een tweede digitale PET/CT-camera, die uitsluitend zal dienen voor onderzoek naar beelden van de moleculaire kenmerken van tumoren.

Het Nieuwe Bordet beschikt over zeven radiotherapiebunkers. Ze huisvesten de Elekta Unity MRI-Linac, aangekocht kort voor de opening van het nieuwe ziekenhuis, twee nieuwe lineaire versnellers (Versa HD linear accelerators), twee bijgewerkte Elekta Infinity linac-versnellers uit het oude Bordet en een Leksell Gamma Knife® Icon™-systeem voor radiochirurgie bij hersenletsel. In een tegen straling beschermde operatiezaal in het operatiekwartier op de tweede ver-

dieping van het Nieuwe Bordet staat een lineaire versneller voor intraoperatieve radiotherapie van bepaalde borstkankers; bij deze behandeling volstaat één bestralingssessie na de chirurgische resectie van de tumor – gedaan met de vele postoperatieve radiotherapiesessies!

In de radiologieafdeling van het Instituut worden verschillende beeldvormingtechnieken gebruikt: conventionele radiologie (waaronder mammografie en botsensitometrie), computertomografie (CT), echografie en magnetische-resonantiebeeldvorming (MRI). De CT-eenheid is uitgerust met twee röntgenscanners: een ultramoderne scanner, die werkt in dubbele energie met een dubbele buis die de afgifte van zeer lage doses röntgenstralen mogelijk maakt, en een scanner die is uitgerust voor interventieradiologie. De magnetische-resonantie-eenheid is uitgerust met twee hoogtechnologische MRI-machines, één op 1,5 en één op 3,0 Tesla; alle huidige technieken zijn er beschikbaar, van hypergelokaliseerde beeldvorming met hoge resolutie tot beeldvorming van het hele lichaam. De echografie-eenheid is uitgerust met een systeem voor de co-registratie en fusie van driedimensionale CT-, MRI- en/of nucleaire-geneeskunde-beelden voor de ondersteuning van letselpunctie onder ultrasone geleiding. De twee MRI's zijn uitgerust met quenchbuizen; een daarvan mondt uit in het gazon bij het voorplein, de andere in de ingangstotem.

Deze apparatuur wordt gevoed door hydraulische, elektrische en computernetwerken waarvoor de meest geavanceerde technologieën zijn benut, zodat ze voldoen aan de ambities van het JBI op het gebied van comfort, energieverbruik en hygiëne. De sanitaire voorzieningen en het waternetwerk zijn zo aangelegd dat het risico op bacteriële proliferatie tot een minimum beperkt blijft. Het elektriciteitsnetwerk is ontworpen om de veiligheid van de patiënten en de beschikbaarheid van kritieke apparatuur te garanderen: no-breakvoeding (UPS), aggregaten, noodnetwerk enzovoort. Een toegangscontrole- en videobewakingssysteem garandeert de veiligheid van het pand. Alle plekken in het ziekenhuis zijn door een krachtig communicatiesysteem 100 procent met elkaar verbonden. Public address-, videofoon- en intercomsystemen zorgen voor een comfortabele werkomgeving voor al het personeel. De verlichting is aangesloten op een intelligent beheersysteem met aanwezigheidssensoren, tijdprogrammering, geautomatiseerd beheer om het energieverbruik te verminderen en de verlichtingsinstallaties aan te passen aan het gebruik en de bezetting van de ruimten. De zaal waar de computerservers staan, is uitgerust met een netwerk van gekoeld water, airconditioningkasten, koude batterijen en ventilatoren, zodat de gegevens niet verloren kunnen gaan. De goede werking ervan is van levensbelang voor de eenheid informatiebeheer, die het kankerregister en het datawarehouse van het JBI beheert en exploiteert.

# Zorgecologie

24. Sylvie Dolbeault, 'Quel est l'impact des facteurs psychologiques dans la période de rémission d'un cancer du sein? État des lieux', *La Lettre du Sénologue*, nr. 59 (januari/februari/maart 2013) (www.edimark.fr/lettre-senologue/quel-est-impact-facteurs-psychologiques-periode-remission-cancer-sein-etat-lieux).

25. Zie www.etymologiebank.nl/trefwoord/heel1 (noot van de vertaler).

Het ziekenhuis is een kluwen van omgevingen waarin elk element voor het comfort van de patiënt essentieel is. In verschillende studies wordt gepleit voor een globale benadering van de zorgomgeving, niet omdat die de ziekte als bij toverslag zou wegnemen – oncologen discussiëren nog steeds over de band tussen psyche en genezing –, maar gewoon omdat het verbeteren van de levenskwaliteit van de kankerpatiënt op zich een nobel doel is.[24] Het gaat dan om 'heling'. Dit woord is afgeleid van 'heel', een adjectief dat in het Middelnederlands 'gezond, ongeschonden, geheel, onverdeeld' betekende; etymologisch betekent het dus 'weer heel maken', de mens 'in zijn heelheid herstellen'.[25] Artsen proberen met hun kennis en de genoemde technologieën de kanker uit te roeien. Heling vervangt dit niet, maar is een proces waarin samen met de patiënt wordt gezocht naar antwoorden op de zinvragen die het uitbreken van de ziekte heeft opgeroepen. Het is niet bewezen dat de zo begrepen heling genezend werkt in de strikte zin van het woord, maar ze speelt beslist een rol in de strijd tegen depressiesyndromen, het beheersen van stress, het aanleren van nieuwe leefgewoonten, resocialisatie en het zoeken van antwoorden op de vraag hoe verder te leven na kanker.

Zoals we hebben gezien, speelt de materiële en technologische omgeving een belangrijke rol in het

toedienen van genezende zorgen. Daarnaast kan ze ook het sociale leven van de patiënt verbeteren. Liggend op zijn bed is hij via een aan het internet gekoppelde monitor voortdurend verbonden met de rest van het ziekenhuis en van de wereld. Zo hoeft hij niet altijd opgesloten te blijven binnen de vier muren van zijn kamer en proeft hij op zijn manier van het leven in de stad. Ook de ondersteunende zorg van de afdelingen psycho-oncologie, diëtetiek, kinesitherapie, sociale hulpverlening en socio-esthetiek draagt bij aan het scheppen van een klimaat van welwillendheid en luisterbereidheid. Terwijl dit alles vroeger bij palliatieve zorgverlening hoorde, staat het nu centraal in de zorg voor kankerpatiënten. In deze evolutie speelde het Jules Bordet Instituut een voortrekkersrol: professor Jean Klastersky, die er sinds 1977 medisch oncoloog is, publiceerde als eerste over het beheersen en behandelen van infecties bij kankerbehandelingen. Samen met Amerikaanse en Zwitserse artsen en verpleegkundigen richtte hij in 1990 de Multinational Association for Supportive Care in Cancer (MASCC) op. Hij is ook medeoprichter van de Association francophone pour les Soins oncologiques de Support (AFSOS). De vereniging Oncobulle[26] ontwikkelde RESTART, een programma voor het ondersteunen van borstkankerpatiëntes in remissie via een globale, multidisciplinaire en gepersonaliseerde follow-up van aanhoudende bijwerkingen dat de kans op hervallen aanzienlijk verkleint – en binnenkort naar andere kankerpathologieën zal worden uitgebreid. Ook wordt de naaste omgeving van de patiënt steeds nauwer bij het zorgproces betrokken. Sinds 2007 krijgen patiënten van het Jules Bordet Instituut – met name kinderen en jongeren – en hun naasten in Bordet'n Family[27] de nodige ruimte om beluisterd en gesteund te worden. De familiesalons bieden hun de kans om elkaar te ontmoeten buiten de patiëntenkamer en van gedachten te wisselen met andere patiënten en families.

De sociale omgeving in het ziekenhuis krijgt ook vorm door het personeel. De fysieke omgeving speelt hierbij een beslissende rol. Om de patiënten te verzorgen, wat meer inhoudt dan hen zorgen toedienen, moet het personeel in goede omstandigheden kunnen werken. De 'niet meegeteld'-strategie krijgt kritiek omdat ze in dienst staat van een boekhoudbeleid dat erop gericht is om meer te doen met minder zorgverleners. Toch werd ze bedacht om het zorgpersoneel zo efficiënt mogelijk te doen werken: als je minder afstand moet afleggen, kun je meer tijd aan je patiënten besteden. In elk geval gebeurde de optimalisering van de diensten van het Nieuwe Bordet in deze geest. Verder zijn er veel ontspanningsruimten; als ze in een van de verticale openingen liggen, geniet je er van een weids uitzicht. Ook beschikt het personeel over vergaderzalen van verschillende grootte en van een privérestaurant ter aanvulling van de openbare cafetaria op de begane grond.

Sinds de opkomst van de omgevingspsychologie in de jaren 1970 heeft 'heling' ook haar weg naar de architectuur gevonden. De 'kijk door het raam' heeft misschien niet de genezende kracht die sommige artsen en architecten haar toeschreven,[28] maar speelt zeker een rol in het welzijn van de patiënt en de verbetering van zijn algemene toestand. Nogmaals: dat zou een doel op zich moeten zijn. In een gezonde, aangename en mooie omgeving kan een patiënt gemakkelijker het geduld oefenen dat hij voor zijn diagnose of herstel nodig heeft. Zo'n omgeving brengt hem in contact met tastbare, materiële, zinnelijke dingen. Het is belangrijk dat hij er zelf controle over heeft. Hij moet kunnen kiezen om het licht te filteren als het te fel wordt, zich af te sluiten van uitzichten als ze te overweldigend worden, het raam te openen om verse lucht en verse ideeën te krijgen. Elke ruimte, van de hal tot de kamers, van de verkeersroutes tot de salons, is ontworpen om al deze vormen van zorgecologie te bevorderen.

# De hal en de centrale straat

De ontvangsthal bevindt zich aan de kop van de westkant van het gebouw en loopt over in een twee verdiepingen hoge, 135 m lange en 7,5 m brede centrale straat die aan de oostzijde, aan de kant van het Erasmusziekenhuis, uitloopt op de ingang van de spoeddienst. Later zal ze op de eerste verdieping worden doorgetrokken naar het Nieuwe Erasmus en een openbare verbinding vormen die buitenruimten overspant die per definitie (het gaat om de spoeddienst en om de toegang van de brandweer) privaat en beveiligd zijn.

26. www.oncobulle.eu/restart/.

27. www.bordet.be/nl/nieuws/do-06092022-0950/bordet-n-family-gaat-opnieuw-open.

28. Zo zou hoogleraar architectuur Roger S. Ulrich, auteur van een groot aantal artikelen, waaronder het beroemde 'View through a window may influence recovery from surgery' (Science, 224 [27 april 1984], p. 420; lebonheurestdanslejardin.files.wordpress.com/2019/06/ulrich-1984.pdf) wetenschappelijk hebben bewezen dat de gebouwde en de natuurlijke omgeving de duur van het genezingsproces beïnvloeden.

De centrale verkeersas verbindt de functies en doeleinden van het Instituut. Hier kruisen artsen, verplegenden, onderzoekers, familieleden en JBI-studenten elkaar. Vlakbij liggen de consultatieruimten en het dagziekenhuis, zodat deze straat voor de patiënten dienstdoet als wachtruimte vóór een consultatie of tussen twee raadplegingen. Gebruikers van de kantoren op de tweede verdieping die hun werkplek verlaten, hebben van hieruit zicht op de ingang en de begane grond. Op diezelfde verdieping geeft het einde van de mezzanine toegang tot een auditorium met honderd zitplaatsen. De foyer van dit auditorium is aan de straatzijde meestal open, maar kan worden afgesloten met grote, verwijderbare glazen wanden en gordijnen. Onlangs werd vlakbij een piano geplaatst om er voor de patiënten privéconcerten te kunnen geven.

De centrale straat dient ook voor informatie en entertainment. Hier worden ten behoeve van de patiënten de laatste nieuwtjes over het Instituut of bepaalde aankondigingen geafficheerd. Hier worden, vaak door partnerverenigingen, sensibiliserings- en screeningcampagnes en evenementen rond fondsenwerving georganiseerd. In 2021 vierde de Jules Bordet Vereniging haar vijftigjarig bestaan; ze bedankte de sponsors met het over twee avonden gespreide gastronomische evenement *101 tables pour la vie* van artistiek directeur Luc Petit;[29] de doorlopende tafel deed de buitengewone afmetingen van de centrale straat extra uitkomen.

29. Zie www.101tables.com/homepage.php.

## De patio's

In zo'n compact gebouw zijn patio's essentieel voor het binnenhalen van daglicht. Het zijn zowel binnenlandschappen als functionele componenten. Hoewel de patio's van het Nieuwe Bordet alle zes in het stramien '7,5 m bij 7,5 m' passen, worden ze, afhankelijk van hun ligging en verdieping, steeds groter, van twee stramienen op niveau -1 tot iets meer dan drie op de hoogste verdieping. In de lengte passen ze zich aan aan de functies eromheen. Door deze 'terrasaanleg' of 'omgekeerde-piramidevorm' dringt het daglicht ondanks de grote hoogte van het gebouw door tot in de kelder en tot in een zeer groot aantal ruimten.

Van de buitengevels nemen de wanden van de patio's de horizontale glasstroken, jaloezieën en met glas beklede borstweringen over, maar ze zijn volledig wit. Zo weerkaatsen ze de zonnestralen en verspreiden ze deze in het ziekenhuis. De plantenperken op de begane grond verlenen deze atria een groene toets.

De gebruikers van het Instituut hebben geen toegang tot de patio's. Toch kunnen ze hierdoor de verschillende zijden en lagen van het ziekenhuis visueel met elkaar verbinden. Of je nu in kikker- dan wel in vogelperspectief kijkt, door de uitzichten die de patio's mogelijk maken, merk je de complexe samenhang van het ziekenhuis zonder dat die dreigend op je afkomt. De grote glazen delen van de patio's fungeren als ramen op de binnenplaats, brengen leven in de aanpalende vertrekken en bieden een droste-effect-beeld van het leven in het Instituut.

## Verkeersroutes

In de ideale, archetypische versie ontvouwt de monospace zich horizontaal over een grote oppervlakte. Verticale overbrengingen zijn lastonderbrekingen en betekenen dus tijdverlies en risico op pannes. Vandaar de voorkeur voor horizontale verplaatsingen, want die zijn direct en vlot. Toch wordt soms voor verticaliteit en compactheid gekozen. De reden daarvoor ligt dan altijd bij het programma en de vestigingsplaats van het ziekenhuis. Zo bestaat het Nieuwe Bordet uit negen verdiepingen omdat het gebouw zich niet horizontaal kon uitstrekken. De hierdoor gegenereerde compactheid beantwoordt overigens aan de ambities van de opdrachtgever, die de synergieën tussen de gebruikers van het Instituut wilde maximaliseren.

Om deze convergenties te organiseren, werden de verticale verkeersstromen geconcentreerd op de ruggengraat van het gebouw en gelijkmatig over het raster verdeeld. Zo kon elke laag ruim voorzien worden van een dubbel (privaat/publiek) verkeerssysteem. Op de hoeken van de patio's werden ter aanvulling verticale verbindingen aangebracht. Op elk plateau verspreiden de horizontale

verkeersstromen zich vanaf de centrale straat en vanaf deze verticale kolommen. Dit driedimensionale circulatierooster zorgt voor een groot aantal kruisingen en – dus – potentiële ontmoetingen, terwijl stromen die apart moeten blijven, ook daadwerkelijk gescheiden blijven. Het garandeert ook de evolutiviteit van de bouwlagen omdat elke ruimte op identieke wijze toegankelijk en met de rest van het ziekenhuis verbonden is. Er zijn meerdere routes mogelijk om op dezelfde plek te komen.

Doordat de hoofdcirculaties en de circulaties van de hospitalisatieverdiepingen minimaal 2,40 m breed zijn, kunnen de verplegenden de bedden en brancards gemakkelijk hanteren, ook al staan de gangen soms vol transportkarren en andere apparaten. De brancards kunnen elkaar zelfs probleemloos kruisen en gemakkelijk in en uit de kamers worden gemanoeuvreerd. Omdat deze circulatieruimten zowel te voet als op wieltjes worden doorlopen, zijn ze bedekt met resistente, niet al te vaste en niet al te soepele materialen. Het lawaai in de gangen, dat in ziekenhuizen een belangrijke bron van ongemak is, wordt op deze manier geabsorbeerd zonder de wieltjes te vertragen.

Alle horizontale circulaties krijgen daglicht via de patio's en de openingen in de gevel. Aan de patiokant zijn er brede glasstroken. Volle, 45 cm hoge borstweringen dienen als zitplaatsen, net zoals in de kamers, kantoren en laboratoria. Zo zijn de circulaties ook wacht- en rustplaatsen. De gangen dwars op de hoofdas komen uit op de gevel en krijgen daglicht. Uitzichten op het landschap buiten wisselen af met uitzichten op de binnenkant.

In het Nieuwe Bordet vinden de gebruikers de weg via routenummers. Elke dienst wordt dus aangeduid met een nummer en niet, zoals klassiek gebeurde, met een naam. Je hoeft maar het routenummer te volgen om de gewenste dienst te bereiken. Dit systeem blijkt gemakkelijker te onthouden en universeler te zijn. Om de gangen niet met informatie te overladen zijn de aanduidingen beperkt tot het strikte minimum.

# De salons

Het Nieuwe Bordet heeft vier verticale openingen in de zuidgevel, twee in de noordgevel, één in de oost- en één in de westgevel. De laatste twee bevinden zich in het midden van het gebouw, in het verlengde van de centrale as, waar zich de verticale circulaties, de kokers en de technische ruimten bevinden. Ze markeren aan de westkant de publieksingang en aan de oostkant de ingang van de spoeddienst.

Deze openingen worden gevormd door terugspringende vertrekken tussen de patio's. De meeste van deze vertrekken, die ook 'salons' worden genoemd, dienen als collectieve ruimten voor rust en ontmoetingen. Op niveau -1 zijn ze uitgerust met een kitchenette en worden ze gebruikt als ontspanningsruimten voor het personeel. Op de lage benedenverdieping huisvesten ze de wachtruimten voor consultaties en het dagziekenhuis. In een van deze vertrekken werd onlangs een bibliotheek ingericht om de patiënten het wachten aangenamer te maken. Op de hoge benedenverdieping staan andere ontspanningsruimten ter beschikking van de gebruikers van de kantoren. Op de eerste en de tweede verdieping van de hospitalisaties worden ze salons voor de families, met fauteuils en tafels, zodat de bezoekers er rustig kunnen wachten of hun zieke familielid buiten zijn kamer kunnen ontmoeten. Op de eerste verdieping is in de westelijke opening een rokersruimte ingericht. Op de laboratoriumverdiepingen (4 en 5) wisselen vergaderzalen af met salons met uitzicht op de circulatie, waar de onderzoekers even komen ontstressen of informele vergaderingen houden.

De salons zijn ruimten waar je op adem kunt komen. Ze zijn uitzonderingen in het generieke schema van de monospace. De hoogte, de plattegrond en het volume van de salons verlenen het Nieuwe Bordet zijn specifieke karakter. Door de vaste beglazing over de hele lengte en breedte projecteren ze de binnenkant naar buiten en omgekeerd. Ze zijn volledig met hout bekleed en onderscheiden zich hierdoor van de circulaties met hun neutralere, lichtere tinten.

# De kantoren

De vele kantoorruimten van het Jules Bordet Instituut zijn verdeeld over de verdiepingen en de afdelingen. Op de lage benedenverdieping bevinden zich de diensten waar rechtstreeks contact met de patiënten nodig is. Vanuit de hal kom je direct in deze sector, gelegen in de zuidwesthoek van het gebouw, naast module 4 van de consultaties. Je vindt hier een wachtruimte, opnameboxen voor administratieve regelingen met daarnaast een polyvalent administratief kantoor, de telefooncentrale, het telefonische onthaal en de kantoren van de maatschappelijk werksters, van de dienst geschillen/invordering, van de bemiddelaars en van de polyvalente onderhoudsploeg.

De hoge benedenverdieping wordt volledig in beslag genomen door een volwaardige tertiaire sector. Een groot deel van de kantoren is bestemd voor het paramedische personeel: psychologen, diëtisten, kinesitherapeuten, artsen-hygiënisten en logopedisten. In het overige deel bevinden zich de kantoren van de Jules Bordet Vereniging, de algemene directie van het ziekenhuis en de kantoren van postdoctorale studenten.

De medische administratie bevindt zich op de derde en de vijfde verdieping, met op deze laatste voornamelijk de kantoren van de codeurs, de directie ziekenhuisinformatie en de epidemioloog en verder enkele en dubbele kantoren voor verschillende medische diensten.

Het comfort van het personeel van het Instituut is even belangrijk als dat van de patiënten, ook al stelt het niet dezelfde eisen inzake hygiëne en privacy. De kantoren zijn grotendeels open naar buiten en voorzien van veel opbergruimte. Met hun verschillende afmetingen spelen ze telkens in op de omvang en de noden van het team dat ze gebruikt. Elke eenheid beschikt over een rustruimte of een vergaderzaal met een watertappunt.

# Laboratoria

Even het onderzoek aan het Jules Bordet Instituut in jaarcijfers samenvatten: tussen 100 en 120 projecten die door het ethisch comité worden goedgekeurd; 800 nieuwe patiënten in prospectieve studies; 158 professionals die zich uitsluitend aan onderzoek wijden; 9 procent van het budget van het Instituut; ongeveer 300 wetenschappelijke publicaties. Het wordt zowel gefinancierd door internationale organisaties als met overheidsmiddelen. De Jules Bordet Vereniging is een van de belangrijkste donoren.

Er zijn vijf onderzoekspijlers:

- ontleding van de overlevingsmechanismen van tumoren en van hun micro-omgeving. Dit transversale onderzoek kan leiden tot de ontdekking van nieuwe therapeutische doelen;

- tracking en targeting van minimale restziekten om betere manieren te ontdekken om ze te diagnosticeren en te behandelen en tegelijk een rem te zetten op de groei van verborgen kankercellen, die niet alleen ontsnappen aan locoregionale therapieën, maar ook aan systemische medicamenteuze therapieën;

- moleculaire beeldvorming van de nieuwe generatie voor een betere chirurgische, radiotherapeutische en farmacotherapeutische behandeling;

- ontwikkeling van kankergeneesmiddelen in nieuwe vormen van samenwerking met de farmaceutische industrie ter versterking van de academische vrijheid en de efficiënte uitvoering van proof-of-concept klinische proeven met innovatieve concepten, met name op het gebied van de immunotherapie;

- ontwikkeling van nieuwe benaderingen voor de emancipatie en het welzijn van de patiënten tijdens de behandeling, in de overlevingsperiode en in een palliatieve context.

In het oude Bordet werkten de onderzoeksteams ver van elkaar. In het Nieuwe Bordet delen ze dezelfde verdieping – en dus ook kennis en materiaal. De meer dan 10.000 vierkante meter van deze verdieping zijn uitsluitend aan onderzoek gewijd en bieden de onderzoekers meer mogelijkheden, kansen, zichtbaarheid en aantrekkelijkheid en meer capaciteit om onderzoeksteams van buiten de JBI – van de ULB bijvoorbeeld, of van andere faculteiten en ziekenhuizen – onder te brengen. Ook kunnen laboratoria nu gemeenschappelijk gebruikt worden door bijvoorbeeld de diensten radiotherapie, nucleaire geneeskunde en radiologie, wat gunstig is voor studies over radioactiviteit. Of klinisch onderzoekers kunnen samenwerken met laboratoriumonderzoekers, wat bevorderlijk is voor het transactionele onderzoek: zo kan de medische visie direct aan de experimentele visie worden gekoppeld. En tot slot: doordat het onderzoek binnen het Instituut gebeurt, kunnen de resultaten – nieuwe behandelingen – de patiënten heel snel ten goede komen.

De vierde verdieping is onderverdeeld in drie 'vloeren': de tertiaire vloer, de cellulaire vloeren en de vloer van de moleculaire biologie. De eerste biedt plaats aan individuele en gedeelde kantoren, kantoren voor de laboratoriumhoofden en voor onderzoekssecretarissen, vergaderzalen, rustzalen en reprografieruimten. Inderdaad, onderzoek gebeurt in laboratoria, maar er moeten ook verslagen opgesteld, partnerschappen ontwikkeld en financieringsmogelijkheden gezocht worden. Bij de klinische proeven zijn niet alleen onderzoekers betrokken, maar ook de leden van het ethisch comité,[30] de Clinical Trials Conduct Unit (CTCU)[31] en de eenheid Administratief Beheer van het Wetenschappelijk Onderzoek (ABWO).[32] De andere twee vloeren bestaan uit laboratoria (sommige met luchtsluis), microscopie- en macroscopieruimten, donkere kamers, ruimten met vriezers, opslagruimten, proteomicaruimten, kweekruimten en technische ruimten. De extra onderzoeksruimte op de vijfde verdieping biedt onderdak aan een laboratorium voor pathologische en cytogenetische anatomie en aan de afdeling klinische biologie.

Sommige laboratoria liggen achter glas, zodat je er vanuit de circulaties of andere laboratoria kunt binnenkijken. Ook dit is een manier om synergie en doorstroming te bevorderen.

30. Voor een onderzoeksproject aan de patiënten wordt voorgesteld, gaat dit onafhankelijke comité na of alle ethische regels gerespecteerd zijn.

31. Deze eenheid bestaat uit onderzoeksverpleegkundigen, datamanagers en artsen-onderzoekers die instaan voor de follow-up van patiënten die deelnemen aan klinische proeven.

32. Deze gecentraliseerde eenheid voor het administratieve beheer van de onderzoeksprojecten helpt de onderzoekers op juridisch, contractueel en financieel gebied.

# Het operatiekwartier

Het operatiekwartier van het Jules Bordet Instituut beslaat 1.750 m² en telt acht operatiezalen. Het functioneert volgens het principe 'isolatie van wat vuil is' of 'enkel circuit': afval en instrumenten worden in de operatiezaal zelf verpakt in zakken die worden dichtgelast, of in hermetisch afgesloten containers, worden dan als schoon beschouwd en kunnen vervolgens de zaal verlaten via dezelfde weg als de patiënten en het personeel.

Het operatiekwartier ligt tegen de gevel en rond twee patio's. Het bestaat dus uit drie eenheden. De werking ervan wordt bepaald door de in- en uitgangen en door het beheer van de schone en vuile stromen. De meest westelijke eenheid dient voor het binnenkomen en buitengaan van het personeel. Naast de kleedkamers voor mannen en vrouwen liggen ruimtes voor de automatische verdeling van schone jassen en voor het inleveren van vuile jassen. De respectievelijk 42 m² en 46 m² grote kleedkamers beschikken elk over sanitair met wc en douches; de wasruimte voor de klompen en het dubbele luchtsluis voor schoon en vuil, waardoor het personeel het blok binnenkomt of verlaat, zijn gemeenschappelijk. De eenheid tussen de twee patio's regelt het binnenkomen en het buitengaan van de patiënten. Zowel de ruimten waar je liggend kunt wachten als de luchtsluis voor het vervoer van de zieken en de verkoeverkamer hebben daglicht. Tussen de pre- en de postoperatieve ruimten liggen de technische ruimten voor het schoonmaken en opslaan van de vloeren, het weer in orde brengen van de bedden en het opslaan van de schone en vuile benodigdheden. Tot slot zijn er het steriele arsenaal, enkele kantoren en twee opslagruimten voor schone en vuile karren, met een wascabine. Deze steriele zone heeft een luchtsluis voor binnenkomende schone goederen en een luchtsluis voor uitgaande vuile goederen.

De operatiezalen liggen naast elkaar aan de noordgevel van het Instituut. Zo zijn ze allemaal voorzien van daglicht en van een uitzicht naar buiten. Dat biedt extra comfort aan het personeel (chirurgen, anesthesisten, verpleegkundigen), dat hier vaak uren na elkaar moet doorbrengen. Elk van de acht zalen heeft dezelfde oppervlakte, afgestemd op de maximale behoeften: 49 m². Daardoor zijn ze polyvalent inzetbaar. De patiënten worden binnengebracht vanuit de hoofdcirculatie van het kwartier, waar zich ook de zones bevinden waar ze voor de ingreep worden klaargemaakt. De chirurgen komen binnen aan de zijkant, via de voorbereidings- en opslagsassen tussen de zalen. De zalen zijn bekleed met glas; niet alleen verhoogt dit de hygiëne, ook kunnen alle apparaten en controleschermen erin verwerkt worden, zodat deze het personeel niet meer in hun bewegingen kunnen hinderen. De zalen zijn uitgerust met meerdere bronnen van kunstlicht, waarvan de gebruikers van de zaal de intensiteit op hun behoeften kunnen afstemmen. De uitrusting en de organisatie van de zalen en van het kwartier in het algemeen werden gesuperviseerd door de verschillende medische teams: tijdens micro-implantatiesessies konden zij nagaan of alles functioneel was.

Dat de circulatie in het kwartier deels langs de gevel en de patio's verloopt, opent een deel van dit gesloten, beveiligde universum op de buitenwereld. Op termijn wordt deze circulatie via twee loopbruggen verbonden met het Nieuwe Erasmus, zodat het personeel snel van het ene ziekenhuis naar het andere kan.

# De kamers

De kamers zijn gegroepeerd in accommodatie-eenheden waarvan de grootte is aangepast aan de werklast van een zorgteam. Elke eenheid bestaat uit ongeveer achttien kamers. Ze voldoen aan twee tegenstrijdige eisen: zoveel mogelijk uitzicht naar buiten en zoveel mogelijk licht garanderen, en het personeel geen onnodige afstanden doen afleggen. Daarom ligt de verpleegpost dicht bij de kamers van de eenheid en bij de goederen-, zieken- en algemene liften. Om dat te verkrijgen is gewerkt met het T-model met dubbele gang, dat zeer compact is en waarmee de stromen gescheiden kunnen worden. De kamers liggen aan de rand, langs de gevels of de patio's. De zorgruimten liggen in het midden, maar krijgen licht via de grote ramen van de salons. De eenheden zijn onderling verbonden door de hoofdcirculaties en sluiten direct aan bij de verticale circulatiekernen. Vlak bij deze kernen, aan de uiteinden van de T of ertussen, liggen de kleedkamers, de ontspanningsruimten en de personeelstoiletten.

In het Nieuwe Bordet zijn acht op tien kamers eenpersoonskamers, wat aanzienlijk meer is dan in oude Bordet. De eenpersoonskamers hebben een oppervlakte van circa 18 m²; voor de tweepersoonskamers is dat circa 27 m². De plattegrond van de kamers voldoet aan de normen voor een ziekenhuiskamer. De toegankelijkheid en de circulaties rond het bed zijn geoptimaliseerd. De badkamer bevindt zich aan de gangzijde, zodat de technische kokers toegankelijk zijn vanuit de circulatieruimten. Sommige kamers hebben een luchtsluis met wasbak en ontsmettingsmiddel. De kasten staan met de rug tegen de sanitaire voorzieningen. Alle elektrische en medische apparatuur is samengebracht aan het hoofdeinde van het bed, dat in het verlengde van de kasten staat, zodat de patiënt ze vanuit zijn bed niet ziet. Een monitor op een scharnierende arm doet dienst als tv, computerscherm en communicatietoestel.

Elke kamer heeft ongeveer 7,5 m² glasoppervlakte, wat overeenkomt met 28 procent van de vloeroppervlakte van een tweepersoonskamer en 42 procent van die van een eenpersoonskamer. Het raam beslaat bijna de hele breedte en hoogte van de kamer, zodat de patiënt zelfs liggend een zeer weids uitzicht naar buiten heeft. Ze zijn grotendeels vast, maar je kunt ze beperkt openzetten om het vertrek te verluchten en de geluiden van buiten te horen. Elke kamer heeft een dubbel verduisteringssysteem. Buitenjaloezieën met intrekbare, gemotoriseerde en geautomatiseerde lamellen regelen de binnentemperatuur en werken als zonwering. Kleurige gordijnen in de raamkozijnen filteren het uitzicht en verzachten de instroom van licht. Ze geven de ruimte een huiselijke uitstraling en verhullen gedeeltelijk de medische functie ervan.

# Appendix

# Krediet

OPDRACHTGEVER
Jules Bordet Instituut

ASSISTENTIE OPDRACHTGEVER
AAMR

PROGRAMMA
Laboratoria kankeronderzoek
8 operatieblokken
7 radiotherapiebunkers
250 ziekenhuisbedden
40 dagbehandelplaatsen

BEBOUWDE OPPERVLAKTE
80.779 m²

BOUWBUDGET
€ 195 miljoen excl. btw

PERIODE
2008–2021

ARCHITECTEN
Archi 2000
Brunet Saunier Architecture

ADVISEREND ARCHITECT
ZIEKENHUISBOUW
Gerold Zimmerli

TECHNIEK
TPF Engineering

GEVELBOUW
Emmer Pfenninger Partner AG

AKOESTIEK
Venac

MICRO-IMPLANTATIE
APOR

CONSULTANT GEVAARLIJKE ZONES
Ekium (ex Air Consult)

RISICOBEHEER
SOCOTEC

COÖRDINATOR VEILIGHEID
EN GEZONDHEID
Mommaerts Safety

EPB-CERTIFICAAT IN DE UITVOERINGSFASE
M&R Engineering

RUWBOUW MET DAK
SM CFE-Brabant
CIT Blaton
Louis De Waele

HVAC
SM Cegelec
Close
Delta Thermic

ELEKTRICITEIT
Engie

SANITAIR
SM Cegelec
Danneels

MEDISCHE VLOEISTOFFEN
SM Drager
Air Liquide

LIFTEN
Schindler

PNEUMATISCH TRANSPORT
Aerocom

RENDERERING
Golem Images
Philippe Harden
Frédéric Manen

MAQUETTE
Alpha-Volumes

# Editors

Archi 2000 is een architectenbureau dat zo goed mogelijk inspeelt op de behoeften en verwachtingen van zijn klanten, en de stad en de bestaande gebouwen opneemt in zijn complexloze, onbevooroordeelde denken over projecten. Voor de niet-specifiek architecturale dimensies dragen andere disciplines aan dit denken elk hun steentje bij. Archi 2000 focust op grootschalige projecten en is actief in heel België (maar vooral in Brussel) en in Luxemburg. In de loop van de jaren heeft het bureau onder meer renovaties, reconversies en nieuwbouw uitgevoerd, zodat het team van een vijftigtal architecten nu de nodige knowhow heeft om al deze domeinen aan te pakken.

In de eerste jaren van zijn bestaan onderscheidde Archi 2000 zich door het creëren en renoveren van kantoorgebouwen met een hedendaagse, tijdloze look. De identiteit 'Archi 2000' die geleidelijk ontstond, was duidelijk herkenbaar en werd gewaardeerd. Toen zich gelijktijdig met een crisis op de tertiaire vastgoedmarkt in Brussel een belangrijke demografische expansie voordeed, greep het bureau dit aan om naar buiten te komen met kwalitatieve huisvestingsprojecten en ook in deze sector erkenning te oogsten. Nu bedenkt Archi 2000 boeiende gebouwen waarmee het de grote uitdagingen van de stad van morgen aanpakt en in zijn ontwerpen verwerkt.

Integratie met de omliggende gebouwen en een heldere, eigentijdse lijn zijn de architectonische waarden waarmee Archi 2000 het in Brussel gemaakt heeft. De projecten van het bureau ogen tijdloos en blijvend. Archi 2000 maakt er ook een erezaak van om budgetten en planningen te respecteren. En Archi 2000 is een familiebedrijf dat onderlinge relaties en het welzijn van de medewerkers hoog in het vaandel draagt.

BRUNET SAUNIER ARCHITECTURE
www.brunet-saunier.com

Het bureau Brunet Saunier Architecture werd in 1981 in Parijs opgericht door Jérôme Brunet en Éric Saunier (†). Intussen heeft het vier decennia ervaring en een veertigtal medewerkers, kan het prat gaan op meer dan honderd realisaties en is het zowel in Frankrijk als daarbuiten op verschillende domeinen actief. Het team heeft in zijn ontwikkeling van het eerste tot het recentste ziekenhuis dat het ontwierp, van het Institut Saint-Pierre in Palavas-les-Flots tot de in dit boek beschreven instelling, grondig nagedacht over de typologie van ziekenhuizen, wat leidde tot de creatie van het monospace-archetype. Die evolutie is nog steeds aan de gang in projecten zoals de universitaire ziekenhuiscentra in Rennes, Algiers, Helsinki en Parijs, waar het Nouveau Lariboisière en de Campus hospitalo-universitaire Saint-Ouen Grand Paris-Nord deel zullen uitmaken van de AP-HP (Assistance publique – Hôpitaux de Paris). Het bureau beperkt zich niet tot de gezondheidssector. Voorbeelden van andere gebouwen zijn de RER-stations van Le Grand Paris Issy en van de Porte de Thiais (beide in aanbouw), het onderzoekscentrum van het Institut de la Vision in Parijs, de universiteitscampus Condorcet in Aubervilliers en die in Staoueli (Algerije).

Het administratief centrum van Saint-Germain-en-Laye, de onderzoekslaboratoria van het Louvre, de onderzoekspool Ecotox in Alixan met zijn passieve bioklimatische gevels, het Hôpital Nord Franche-Comté in Trévenans met zijn unieke gebruik van hout in een glasgevel zijn baanbrekend op het gebied van structurele glastechniek: de door Brunet Saunier Architecture uitgewerkte contextgebonden oplossingen zijn goed doordacht. Deze toekomstgerichte en innovatieve benadering van bouwmethoden levert de opdrachtgevers unieke, iconische projecten op, die vaak in de prijzen vallen (Prix de l'Équerre d'Argent voor het Hôpital Nord Franche-Comté, een zilveren BIM voor het Spital Limmattal in Zürich) of als voorbeeld worden aangehaald (met het label 'Architecture Contemporaine Remarquable' voor projecten in Hérouville-Saint-Clair, Normandië).

Door de complexiteit van de projecten is het bureau innovatieve werkwijzen gaan gebruiken. Het was een voorloper in het gebruik van digitale tools, met name van BIM (Building Information

Modelling), en nam in het ontwerpproces ook aanverwante technologieën op, zoals 3D-printen, virtuele realiteit en datamanagementplatforms. Daarnaast helpen *generative design* en artificiële intelligentie om te anticiperen op evoluties in de architectuurbeoefening en in te spelen op de uitdagingen van de 21ste eeuw: hoe duurzaam ontwerpen, voor de lange termijn, voor de immer onzekere toekomst?

### TPF ENGINEERING
www.tpf.eu

TPF Engineering is de Belgische multidisciplinaire engineeringpool van de TPF Group, een multinationaal, multicultureel en intercultureel bedrijf met meer dan 4.200 medewerkers. De dochteronderneming, opgericht in 1948 en sindsdien voortdurend groter geworden, richt zich op de bouw en renovatie van infrastructuren en op industriële en prestigieuze gebouwen in de secundaire en tertiaire sector. Net zoals het moederbedrijf ziet TPF Engineering integriteit, uitmuntendheid, respect, openheid en teamgeest als essentiële bouwstenen van zijn succes.

TPF Engineering heeft al sinds 1999 het ISO 9001-certificaat. Daarmee is het bedrijf beloond voor zijn inspanningen om een rigoureuze werkmethode uit te werken. Die wordt toegepast op al zijn projecten, zowel die voor multinationals als die voor KMO's, en maakt het mogelijk dat het bedrijf de hele uitvoering van een project op zich neemt, van de haalbaarheidsstudie tot de oplevering.

TPF Engineering bestaat uit drie afdelingen: Stabiliteit en Civiele techniek (vooronderzoek, technische studies, stabiliteitsberekeningen, voorontwerpen en volledige ontwerpen, opmetingen en schattingen, bestekken enzovoort), Bijzondere technieken (koude, HVAC, e lektriciteit, energie, vloeistoffen, airconditioning, datamanagement, High Environmental Quality-technieken enzovoort) en Bouwen (alle diensten in verband met het technische beheer van een project, aan dit beheer voorafgaande studies en analyses, aanbestedingsfase, coördinatie en oplevering van de werken).

Door de perfecte symbiose van deze technieken heeft TPF Engineering een overzicht over het hele project en kan het een geïntegreerde, efficiënte service aanbieden, met respect voor het budget, de deadlines en het milieu.

## Auteurs

### INSTITUT PALMYRE
www.institutpalmyre.eu

Institut Palmyre, opgericht in 2017 door Julia Tournaire en Antoine Kersse, is een onafhankelijk onderzoekslaboratorium op het snijpunt van architectuur, kunst, ambacht en sociale wetenschappen. Het ondersteunt de verkenningen en zoektochten van mensen die nadenken over het gegeven 'stad' en steden vormgeven. Aan de hand van schriftuur, design en fabricatie voert het ook zelf onderzoek uit. Vier thema's staan daarbij centraal: leefwijze en leefomgeving, woningdelen en gemeenschappelijk wonen, droom en verbeelding, onderhoud en zorg.

Sinds 2018 voert Institut Palmyre voor Brunet Saunier Architecture onderzoek uit naar de productie van dit bureau op het gebied van de gezondheidszorg. Dit onderzoek, dat de naam 'Phylum H' meekreeg, leidde tot een tentoonstelling in de Galerie de l'Architecture (2018), het boek *Phylum H: Brunet Saunier Architecture on Healthcare* (2020) en een reeks artikelen en lezingen. De monografie over het nieuwe Jules Bordet Instituut zet dit onderzoek voort in de vorm van een gedetailleerde analyse van het project en zijn ontwerpproces.

# Dankwoord

Onze dank gaat in de eerste plaats naar de actoren van het nieuwe Jules Bordet Instituut die door de genereuze inzet van hun tijd, herinneringen en expertise de totstandkoming van dit werk en de reconstructie van de ontstaansgeschiedenis van dit project mogelijk hebben gemaakt:
Frédéric Coteur, Dominique de Valeriola, Martine Piccart, Philippe Close, Francis de Drée, Annemie Schaus, Ariane Cambier, Philippe Verdussen, Jérôme Verdussen, Karl Potoms, Vanessa Dourov, Jérôme Brunet, Gerold Zimmerli, Mauve Esteoule-Sibilli, Franck Courari

Wij danken ook van harte iedereen die heeft bijgedragen aan het project van het nieuwe Jules Bordet Instituut:
De medewerkers en architecten van Archi 2000:
Karl Potoms, Vanessa Dourov, Patrick Ma, Bénédicte Nef, Pascale Velghe, Sylvie Galand, Laurence Sanguinetti, Ophélie Hénault, Lucile Neyrinck, Pierre Hinkeltz, Jessica Smissaert, Thierry Descheemaecker, Philippe Verdussen, Thaï Phan, Ileana Catalin, Jean-Jacques Van Berkel, Caroline Boxus, Thibault Van Honacker, Denis James, Aude Domart, Renaud Dardenne, Michaël Flohimont, Nathan Fonteyn, Élodie Noorbergen, Natacha Camerman, Johan Wellens, Jérôme Verdussen, Sophie Burton en Stéphanie Leppert

De leden en architecten van Brunet Saunier Architecture:
Mauve Esteoule-Sibilli, Charles Bazzaz, Jürgen Fallert, Astrid Beem, Jérôme Brunet, Frédéric Alligorides, Cédric Baelde, Simon Berger, Florence Canal, Marie Chaumaz, Franck Courari, Aurélie Estorges, Myrtille Fakhreddine, Marine Leconte, Delphine Lottin, Mawari Nunez, Isabelle Redon, Julie Rosier, Mounia Saiah, Nicolas Senly, Magdalena Sroczyńska, Isabelle Vasseur, Gerold Zimmerli, Vincent Marchand, Régine Le Couteur en Véronique Brunet

De leden en ingenieurs van TPF Engineering:
Stéphan Bussing, Jean-Pierre Minne, Alain Sandron, Anass El Yakoubi, Paul Destoop, Fabian Urbain, Yves Curfs, Bernard Dhondt,

Céline Vanderheyden, Hubert Sinzogan, Patrick Biava, Jean-Michel Frenay, Yves Dieleman, Frédéric Detandt, Stefanie Debrabander

In onderaanneming: Tom Vandervorst (VENAC), Philippe Scauflaire (EPIBE), Thomas Mathieu, Badrig Baghdikian (Ekium), Pascal Froment (Be.Sure)

Onze partners bij dit project:
Raymond Puech (JACOBS), Gérard Lauret (JACOBS), Philippe Gillet (APOR), Steffi Neubert (Emmer Pfenninger Partner AG)

De perspectivisten:
Xavier Depaule (Golem Images), Philippe Harden, Frédéric Manen

De maquettisten:
Alpha Volumes

We danken in het bijzonder de burgemeester van de stad Brussel voor het schrijven van het voorwoord:
Philippe Close

De fotografen voor hun kijk op dit gebouw in zijn verschillende stadia:
Marc Detiffe, Jeroen Verrecht, Séverin Malaud, Antoine Espinasseau

Voor het vertalen van de teksten:
Michael Abbott (EN), Wouter Meeus (NL)

Voor het proeflezen van de teksten:
Claude Fagne (FR), Aaron Bogart (EN), Els Brinkman (NL)

Voor de fotogravure:
Didier Chorlet, Lionel Beaugendre (DLG Graphic)

Hatje Cantz voor haar professionaliteit en voor de zorg die aan dit boek is besteed:
Nicola von Velsen, Richard Viktor Hagemann, Thomas Lemaître, Adam Jackman

Institut Palmyre voor de leiding, redactie en de coördinatie:
Julia Tournaire, Antoine Kersse

# Colofon

EDITORS
Archi 2000, Brunet Saunier Architecture,
TPF Engineering

REDACTIE
Institut Palmyre

PUBLICATIEBEGELEIDING
Richard Viktor Hagemann

TEKST
Julia Tournaire

PROEFLEZEN
Claude Fagne (FR)
Aaron Bogart (EN)
Els Brinkman (NL)

VERTALING
Michael Abbott (EN)
Wouter Meeus (NL)

GRAFISCHE VORMGEVING
Institut Palmyre

LETTERTYPE
Arnhem Blonde
Sequel Sans

FOTOGRAVURE
DLG Graphic

PRODUCTIE
Thomas Lemaître

PAPIER
GardaMatt Art 170 gr.
Salzer Touch white 120 gr.

DRUK
Printer Trento s.r.l.

GEPUBLICEERD DOOR
Hatje Cantz Verlag GmbH
Mommsenstrasse 27
10629 Berlijn
Duitsland
www.hatjecantz.com
Onderdeel van Ganske Verlagsgruppe

ISBN 978-7757-5295-4

Gedrukt in Italië